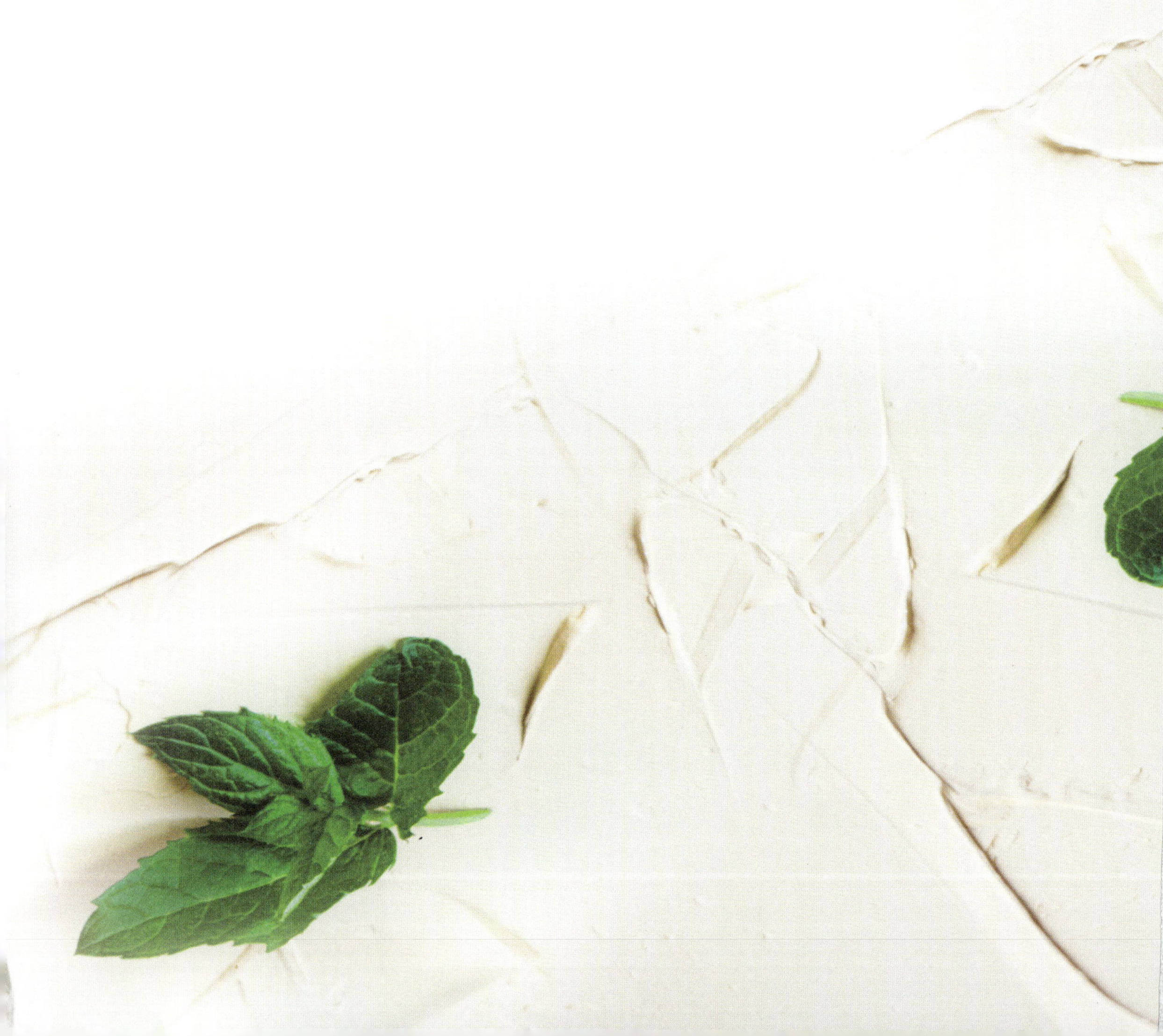

Maria L. Schasteen

DuftMEDIZIN FÜR KINDER

Ätherische Öle und ihre therapeutische Anwendung bei Babys, Kindern und Jugendlichen

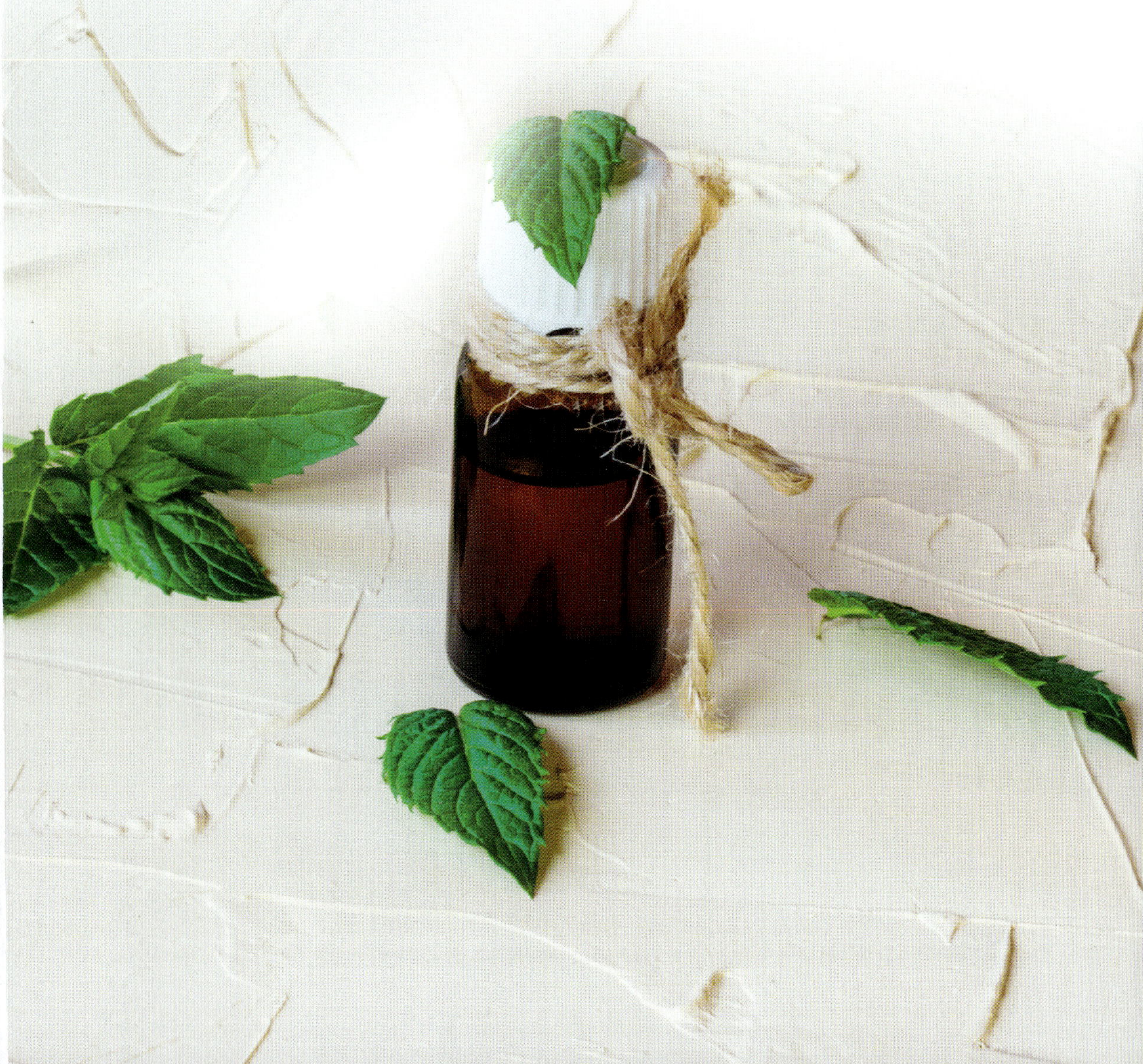

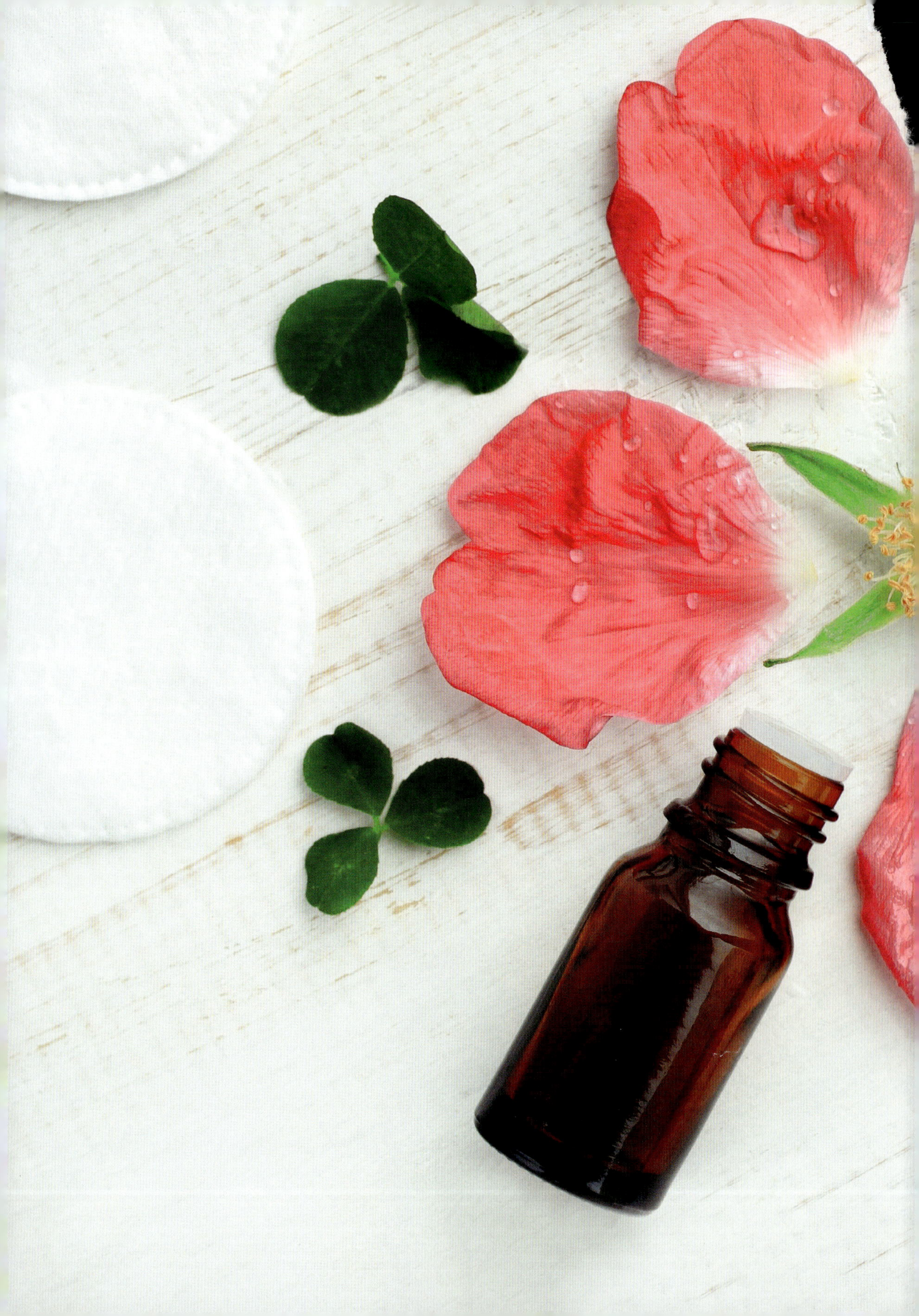

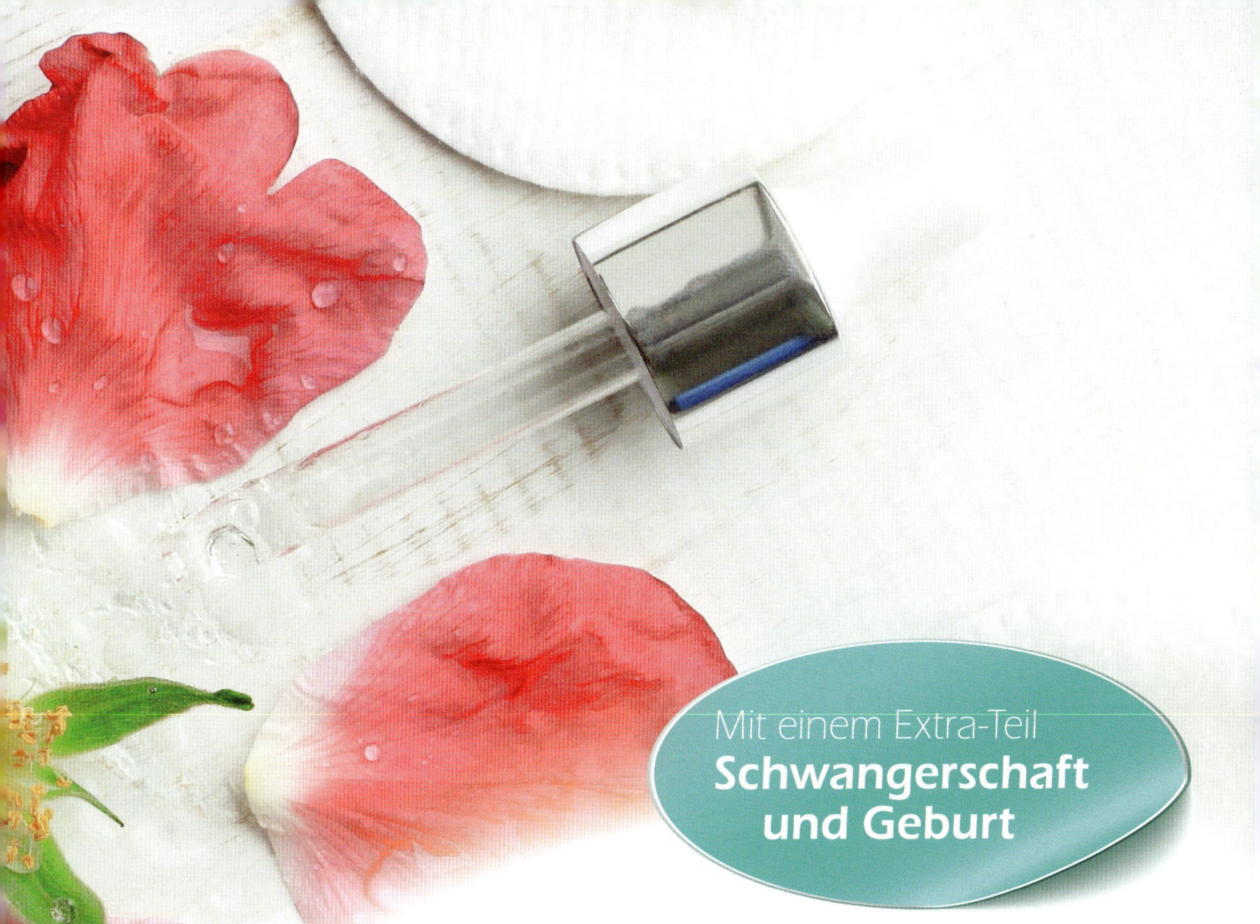

Mit einem Extra-Teil **Schwangerschaft und Geburt**

Maria L. Schasteen

Duft MEDIZIN FÜR KINDER

Ätherische Öle und ihre therapeutische Anwendung bei Babys, Kindern und Jugendlichen

Was hier gesagt und geraten wird, soll keinesfalls den Arzt oder Heilpraktiker ersetzen, sondern es will vielmehr das Allgemeinwissen und den Wert natürlicher Heilkräfte erweitern, damit man sich bei Bedarf mit einfachen, natürlichen Mitteln selbst helfen kann.
Es ist natürlich selbstverständlich, dass bei ernsthaften Erkrankungen ärztliche Hilfe unumgänglich ist. In einem solchen Fall kann eine Selbstbehandlung sogar lebensgefährlich werden.
Die Autorin und der Verlag können daher keine Haftung für Folgen aus dem richtigen oder unrichtigen Gebrauch der hier dargestellten Methoden und Rezepte übernehmen.

Das Einnehmen von nicht als *Nahrungsergänzung* gekennzeichneten ätherischen Ölen ist in der EU verboten.

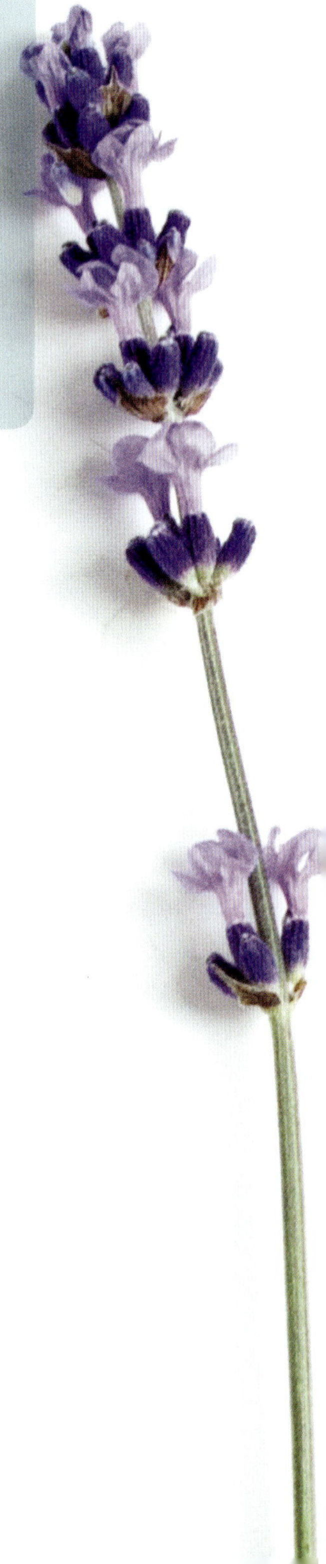

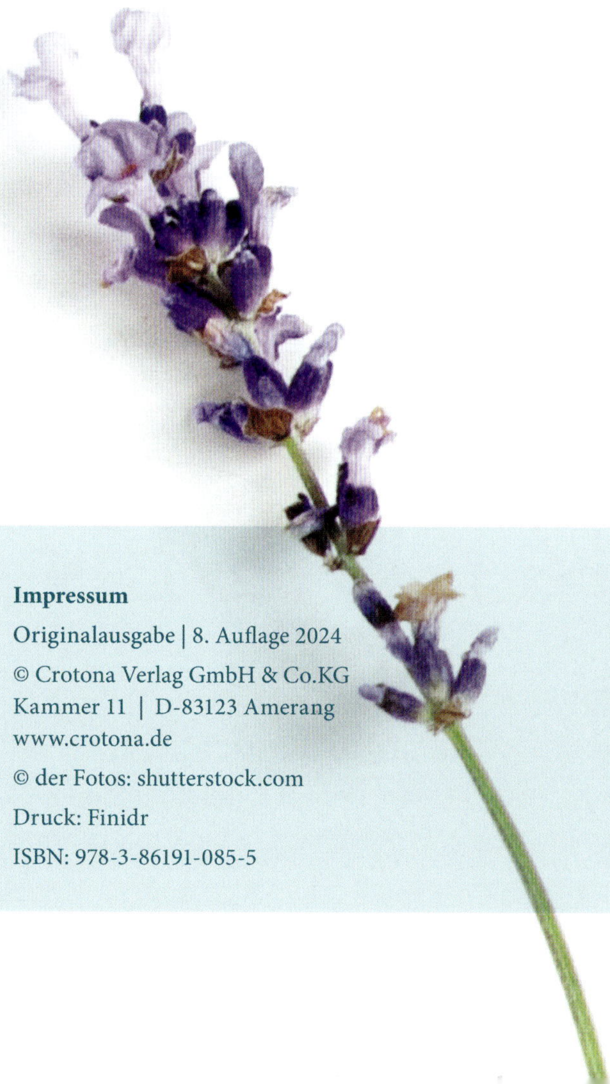

Impressum

Originalausgabe | 8. Auflage 2024

Kammer 11 | D-83123 Amerang
www.crotona.de

Druck: Finidr

ISBN: 978-3-86191-085-5

Ich widme dieses Buch mit Liebe allen Kindern dieser Welt, ihren Müttern und Vätern, ihren Großmüttern und Großvätern sowie allen Menschen, die sich um das Wohl der Kinder sorgen und die Freude, Glück und das Allerbeste für ihre Liebsten in der Apotheke der Natur suchen.

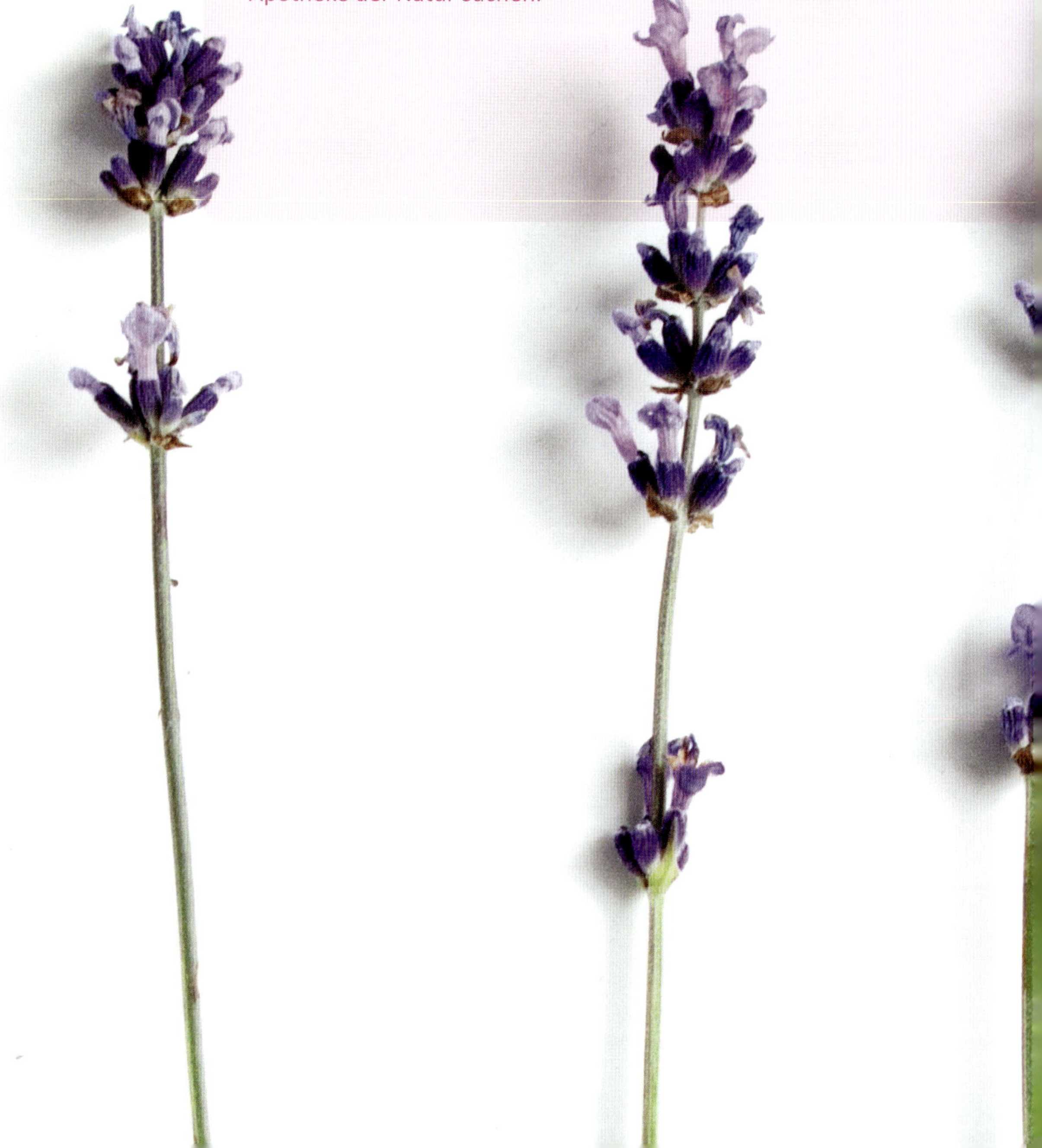

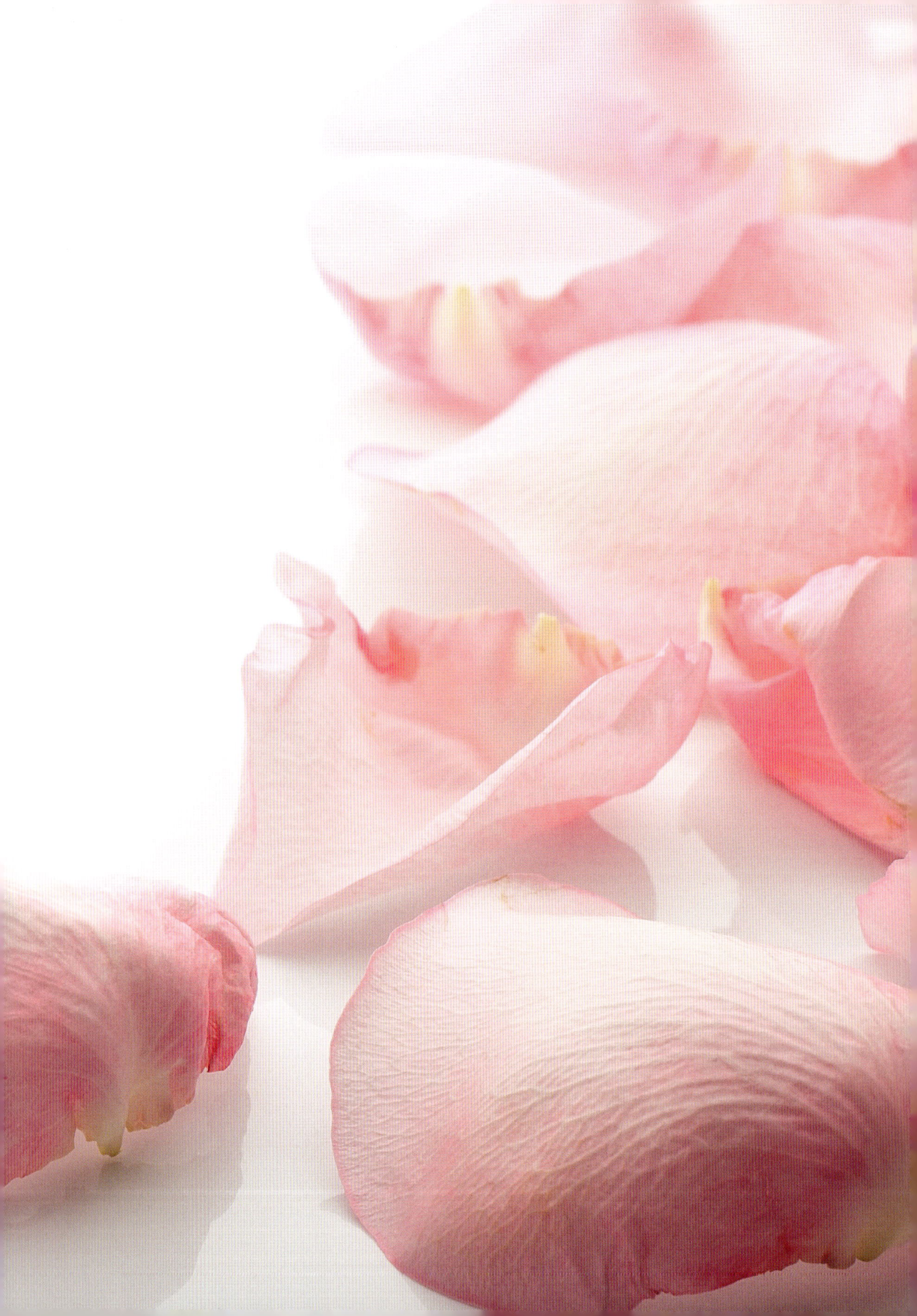

Inhalt

Das wertvollste Geschenk von Mutter Erde für dein Kind

Dieses Buch *Duftmedizin für Kinder* stellt dir das wertvollste Geschenk von Mutter Erde für deine Kinder vor: **Ätherische Öle, die Essenz der lebenden Pflanzen**. Sie sind die mächtigen Helfer der Natur, die für die körperliche, emotionale und geistige Entwicklung deiner Kinder sorgen wie kein anderes Mittel! Sie geben ihnen den besten Start ins Leben. Ihre Aufgabe ist es, deine Kinder **„gesund und glücklich"** zu machen und zu erhalten.

Ätherische Öle duften nicht nur gut, sondern sie wirken auch!

Sie wirken mit ihren innewohnenden Kräften gesundheitsfördernd und stärken unser Wohlbefinden im Alltag. Ätherische Öle sind intelligent, denn sie besitzen den Geist des Lebens. Diese unsichtbare Lebensessenz der Blumen, Kräuter, Sträucher und Bäume ist in unsere Welt gewoben und untrennbar mit unserem Wohlbefinden verbunden.

Oft lassen sie bittere Tränchen und Enttäuschungen rasch vergessen. Eine Nase voll Duft kann die Kreativität und Geisteskraft deines Kindes beflügeln. Sie können für die kleinen Wehwehchen im Alltag das richtige Mittel sein und im Notfall rasch Erste-Hilfe leisten.

Ätherische Öle sind die uralte **Hausapotheke der Natur**, rein, kräftig und hochwirksam.

Wie du mit diesem Buch vorgehen kannst

Dieses Buch ist nach Alter und Lebensstadien deines Kindes aufgebaut. Dementsprechend kannst du aus dem jeweiligen Kapitel anfangen zu lesen, das deinen Bedürfnissen entspricht. Wenn du ein Kind hast, das jetzt sechs Jahre alt ist, beginne mit dem Kapitel *Schulkinder*. Bist du schwanger oder hast ein Neugeborenes zu Hause, wirst du sicher mit dem Kapitel *Schwangerschaft* und *Baby* beginnen wollen. Wenn du Kinder hast, die an gewissen Beschwerdebildern leiden, findest du Anregungen unter *Beschwerdebilder von A bis Z*. Aber bitte überspringe das **Kapitel 2** nicht, denn es enthält wichtige ***Richtlinien zur sicheren Anwendung ätherischer Öle*** für dein Kind!

Achtung: Verwende ausschließlich ätherische Öle höchster Qualität!

Ätherische Öle sind kein Ersatz für Medizin. Sie werden als begleitende und unterstützende Maßnahme angewandt. Bei Krankheiten und dringenden Fällen bitte unbedingt immer ärztliche Hilfe suchen.

Du kannst unbesorgt **reine ätherische Öle** – in **geringen Mengen** und **stark verdünnt** – an deinen Kindern anwenden. Je jünger das Kind, desto milder sollte der Duft sein!

Die verwendeten ätherischen Öle müssen aber unbedingt **nach therapeutischem Standard hergestellt** und ein **100% reines ätherisches Öl** sein, **ganz ohne jegliches synthetisches oder minderwertiges Material!** Solche hochwirksamen Öle sind nicht toxisch wie synthetische Öle – wie etwa Maiglöckchenduft aus der Putzflasche oder der beliebte Tannenbaum-Bedufter im Auto. Vor solchen synthetischen Aromastoffen wollen wir unsere Kinder unter allen Umständen bewahren, denn sie interagieren mit dem kindlichen Organismus und können die natürliche Arbeit der Körperfunktionen wie Atmung, Hormonausschüttung, und vieles mehr massiv stören.

Leider sind heute nur **2%** der weltweit hergestellten ätherischen Öle nach therapeutischem Standard hergestellt; 98% sind unsachgemäß destillierte, verfälschte oder 100% synthetische Öle!

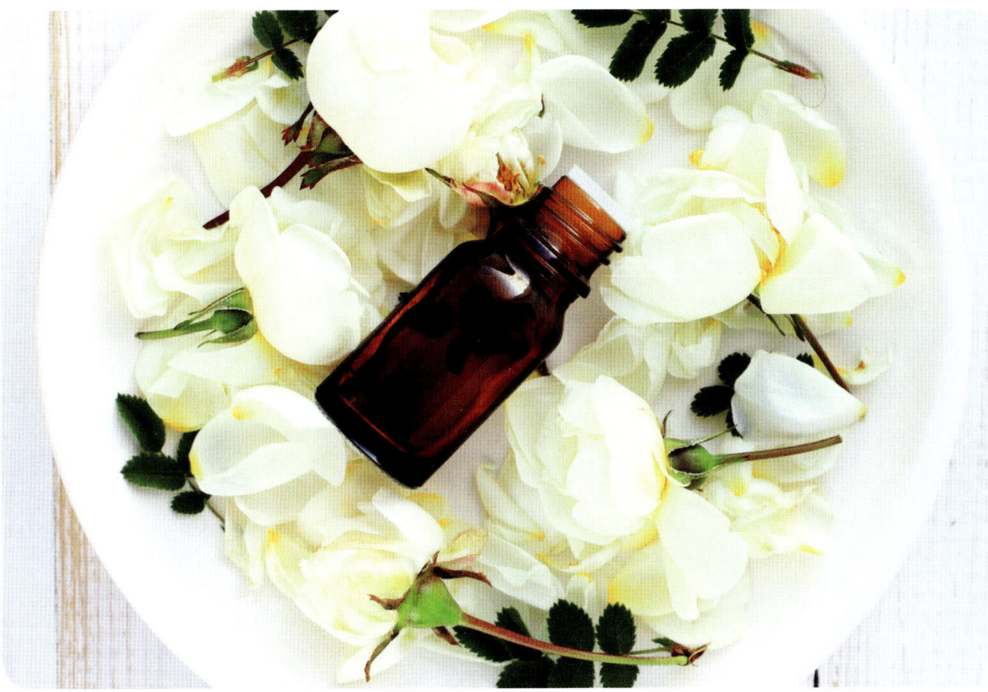

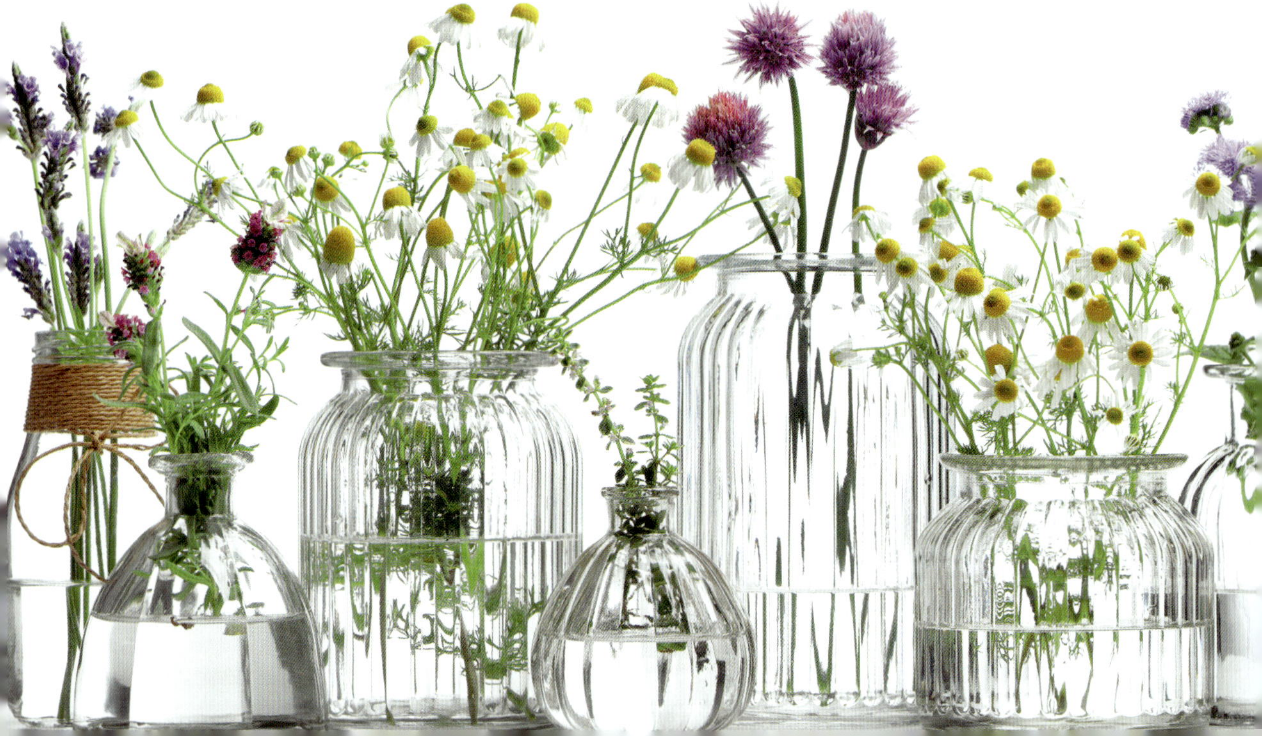

Ätherische Öle zum Wohl deiner Kinder 1

In diesem Kapitel melden sich ätherische Öle – die Hausapotheke der Natur – zu Wort. An drei beispielhaften Geschichten aus der Kinderstube führen sie dir ihre wundersamen Kräfte bei Halsschmerzen, Bettnässen und Bindehautentzündung vor Augen.

Duftmedizin für Kinder – die Hausapotheke der Natur

Was ist die Voraussetzung für ein glückliches und erfolgreiches Leben? Wie entwickelt sich ein Kind zu einem Menschen, der mit Mut und Optimismus die Herausforderungen des Lebens meistert?

Ich behaupte, es ist eine glückliche Kindheit.

Erinnerst du dich noch an die frohen Momente deiner eigenen Kindheit? Wie die gute Stube nach Orangen und Weihnachtssternen duftete und beim Trinken der heißen Schokolade ein würziger Zimtgeschmack deinen Gaumen erfreute? Oder wie der Duft von frischem Heu oder die salzige Meeresbrise die Lebensfreude in dir weckte?

Allen deinen Erinnerungen liegen Düfte zugrunde, die unauslöschlich mit deinem Leben und Denken verbunden sind. Sie haben eine direkte Verbindung zum Gehirn und begleiten dich ein Leben lang.

In den Adern der Pflanzen fließt die Lebensessenz, die Lebenskraft der Pflanze, die für die Erhaltung ihres Lebens und für Tiere und Menschen geschaffen ist. Diese lebendige Essenz ist das ätherische Öl, das uns in höchster Konzentration in einem Ölfläschchen zur Verfügung steht.

Die Kräfte und Wirkungen des Pfefferminzöls, zum Beispiel, die wir für uns nutzen können, sind vielfältig: Das Pfefferminzöl wirkt kühlend, es regt den Geist an und beflügelt die Sinne, lässt uns frei durchatmen und fördert unsere Verdauung. Das sind nur einige Wirkungen dieser wunderbaren Pflanze.

So wie in der Pfefferminze liegt in jeder anderen Pflanze – in all den Blumen, Kräutern, Sträuchern, Bäumen, Wurzeln, Harzen und Samen – eine bestimmte Wirkung, die du für die Gesundheit und das Wohlbefinden deines Kindes nutzen kannst.

Mit diesem Buch zeige ich dir, welche ätherischen Öle dir bei bestimmten Herausforderungen am besten helfen können.

Ich lade dich ein, mit mir auf eine abenteuerliche Reise zu gehen, wo du lernst, wie ätherische Öle in Zeiten der Not das aufgewühlte Herz deines Kindes beruhigen, die fiebrige Stirn kühlen, so manche Schürfwunde reinigen und dein Kind in der Schule zu Höchstleistungen anspornen. Sie stellen selbstlos ihre Lebenskraft zur Verfügung, um deinem Kind Ausdauer, Mut, Lebensfreude und eine gute Gesundheit zu schenken.

Wenn ich das „Rezeptbuch" von Mutter Natur aufschlagen und dir daraus vorlesen könnte, dann wäre es voller abenteuerlicher Geschichten. Lasse mich dir einige daraus zu Gehör bringen:

Halsschmerzen und die gerettete Chorprobe

Michael* war ein Junge, der leidenschaftlich gerne sang. Man fand ihn nie ohne ein Liedchen auf den Lippen, ob er nun Hausaufgaben schrieb oder auf seinem Fahrrad dahin radelte. Zweimal pro Woche ging er zum Chor, weil er das Singen liebte. Eigentlich war er wie ein Radio, und die Familie brauchte gar kein Gerät, weil sie den Jungen hatten.

Eines Tages stellte die Mama fest: „Gestern habe ich meinen Jungen ja gar nicht singen gehört." Sie dachte, dass er vielleicht traurig wäre. „Alles in Ordnung mit dir?", fragte sie Michael. „Ja, ja", antwortete dieser. „Du singst nicht mehr", erkundigte sie sich. „Ja, alles gut, Mama. Ich hab nur ein bisschen Halskratzen. Mir ist nicht wohl. Ich habe keine Lust zu singen."

Die Mama wunderte sich, dass ihr „Radio-Junge" keine Lust zum Singen hatte. Am nächsten Morgen stellte sie fest, dass aus dem Halskratzen eine dicke Erkältung mit entzündeten Mandeln und Halsschmerzen geworden war. Gleich machte sie heiße Milch mit Honig für die Erkältung. Ihr Junge konnte kaum sprechen. Sie beobachtete ihn sorgenvoll. „Es ist nicht die Halsentzündung, die ihm

* Sämtliche Namen im Buch wurden geändert.

zu schaffen macht. Er wirkt eher sehr traurig", dachte sie bei sich. Sie beruhigte ihn: „Schatz, das sind nur Halsschmerzen. Das geht vorüber." Da nahm Michael einen Zettel und Stift und schrieb etwas für die Mama auf, denn er konnte kaum sprechen. „Ja, aber in drei Tagen ist wieder Chorprobe, und ich will da hin. Ist es bis dahin vorbei?" Die Mama schüttelte den Kopf und sagte: „Nein, bis dahin ist es bestimmt nicht vorbei." Daraufhin schrieb er auf den Zettel: „Schade."

Da setzte sich die Mutter hin und suchte nach natürlichen Mitteln gegen Halsschmerzen im Internet. Sie stieß auf die Wirkung von **Eukalyptus, Zitrone, Pfefferminze** und **Rosmarin**, allesamt ätherische Öle, die eine besondere Wirkung bei Halsschmerzen haben sollten. Anwender berichteten sogar, diese Öle hätten eine raschere Wirkung als herkömmliche Medizin, und sie wären nach zwei, drei Tagen wie durch ein Wunder ihre Halsentzündungen losgeworden.

Schnell schrieb die Mutter eine Ölmischung aus **Zitrone, *Eucalyptus radiata*, Rosmarin, Pfefferminze** und **Zypresse** auf und notierte sich die Anwendungsmöglichkeiten. Diese Ölmischung sollte man 50:50 mit reinem Pflanzenöl verdünnen und 1 Tropfen davon auf Stirn, Hals und Brust und den oberen Rückenbereich einreiben sowie auf die Fußsohlen auftragen. Auch ein Badesalz mit dieser Ölmischung wurde empfohlen. Außerdem sollte man diese Ölmischung einatmen und als Nahrungsergänzung täglich mit etwas Honig einnehmen.

Sie erfuhr auch, dass man unbedingt ätherische Öle höchster Qualität besorgen sollte und notierte sich die Firma. „Können Sie mir die Sachen auch per Eilpost senden?", fragte sie den Kundendienst am Telefon. Ein paar Euro mehr für eine rasche Lieferung war es der Mutter auf jeden Fall wert. Als der DHL-Fahrer am nächsten Tag das Paket ablieferte, hielt die Frau ihm voll Freude einen Obstkorb entgegen und sagte: „Nehmen Sie davon! Sie haben meinem Sohn das Leben gerettet!"

Die Mutter öffnete das Paket, packte die ätherischen Öle aus und machte sich gleich in der Küche zu schaffen. Während sie die Ölmischung genau nach Rezept aus den fünf Ölen **Zitrone, Eukalyptus, Rosmarin, Pfefferminze** und **Zypresse** zusammenstellte, mit Sonnenblumenöl verdünnte und 1 Tropfen davon in Honig einrührte, sagte sie bestimmt zu ihrem Sohn: „Lass uns mal schauen, ob du es mit dieser Medizin aus der Natur schaffst, in drei Tagen vollkommen schmerzfrei und wieder gesund zur Chorprobe zu gehen!"

Dann erzählte sie ihm: „Ich habe herausgefunden, dass **Eukalyptusöl** besonders schleimlösend wirkt, **Zitronenöl** die Keime abtötet und **Pfefferminzöl** entzündungshemmend ist. Als Mischung sollen sie wohl Wunder bewirken."

Nach zwei Tragen der wiederholten Anwendung – einatmen, einreiben und einnehmen – stand Michael am nächsten Morgen glücklich auf und sang vergnügt eine Melodie, als er von seinem Zimmer die Treppe herunterkam.

Für die Mama klang dieses Erlebnis und das Trällern ihres Kindes immer noch wie ein Wunder. Sie setzte ihren Jungen ins Auto und fuhr ihn glücklich zur Chorprobe.

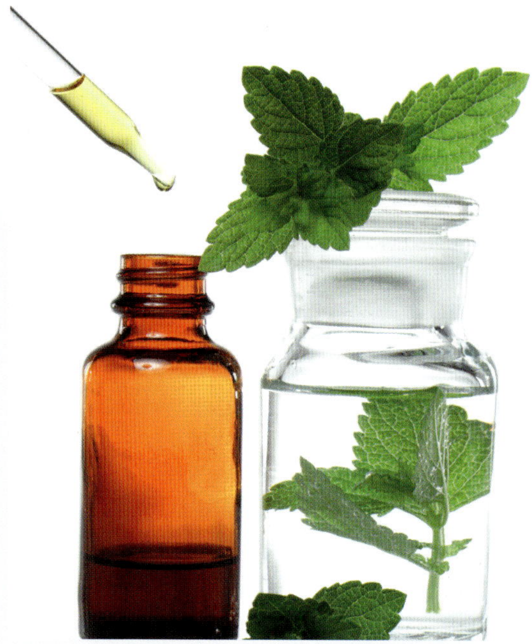

Anwendung ätherischer Öle bei Halsschmerzen:

Ein Rezept bei Halsentzündung:

- 2 Tr. Zitrone
- 4 Tr. *Eucalyptus radiata*
- 5 Tr. Rosmarin
- 4 Tr. Pfefferminze
- 3 Tr. Zypresse

- 1 Tropfen dieser **Ölmischung** wird mit 15-30 ml reinem Pflanzenöl je nach Alter des Kindes verdünnt auf Stirn, Hals und Brust und den oberen Rückenbereich eingerieben sowie auf die Fußsohlen aufgetragen. (Siehe *Kapitel 2* für die *Richtlinien zur sicheren Anwendung ätherischer Öle* und das Mischungsverhältnis für Kinder.)
- Als **Badezusatz** füllt man Meersalz in einen Glasbehälter mit Schraubverschluss, gibt einige Tropfen dieser Ölmischung für Halsschmerzen bei und schüttelt vor Gebrauch gut. Man kann auch Kaiser Natron, Sahne, Honig oder neutrales Badegel verwenden, um ätherische Öle zu emulgieren, bevor man sie dem Badewasser zufügt.
- Als **Nahrungsergänzung** nimmt man täglich 1 Tropfen eines der oben angeführten ätherischen Öle oder 1 Tropfen der Ölmischung für Halsentzündung mit etwas Honig oder Tee zu sich. (Es werden nur Öle verwendet, die als Nahrungsergänzung gekennzeichnet sind.)
- Mittels eines **Aroma-Diffusers** vernebelt man je 1 Tropfen der ätherischen Öle (unverdünnt) mehrmals über den Tag verteilt im Raum oder man riecht an dem Fläschchen. (Siehe *Kapitel 7* für Information zum *Aroma-Diffuser*.)

Bettnässen: Wie du mit Zypressenöl das Bett deines Kindes für immer trocken bekommst

Sarah hatte ein Problem mit ihrem siebenjährigen Sohn. Obwohl sie abends an alles dachte – wenig trinken, vor dem Schlafengehen noch einmal auf die Toilette – war das Bett des Jungen jedes Mal nass, wenn er morgens aufwachte. Oft wachte der Junge sogar mitten in der Nacht in einem nassen, kalten Bett auf. Er wollte die Mutter aber nicht rufen, weil er sich schämte. Am liebsten hätte er sich versteckt. Seine verweinten Augen verrieten seine Not.

Die Mutter hatte schon alles versucht, um ihrem Sohn zu helfen, aber nichts brachte Besserung. Sie wurde immer wieder mitten aus dem Schlaf gerissen und musste aufstehen, um die Bettwäsche zu wechseln und dem Jungen frische Wäsche zu geben. Sarah war total übermüdet. Diese kurzen Nächte wirkten sich auf ihren Arbeitstag negativ aus. Ihr Kopf war wie in einer dumpfen Wolke. Sie konnte nicht klar denken oder sich konzentrieren. Manchmal fielen ihr bei der Arbeit die Augen zu, und sie nickte für eine Sekunde ein, nur um verwirrt wieder hochzufahren und sich zu fragen, wo sie eigentlich war. Sie war weder wach noch schlief sie.

Sarah war verzweifelt und begann im Internet zu recherchieren. „Es muss doch eine natürliche Hilfe geben!", schrie sie innerlich. „Ich kann schon nicht mehr!" Da las sie, dass **Zypressenöl** die Eigenschaft besitzt, Sicherheit und Erdung zu vermitteln. Mit ihrem Haupt kerzengerade himmelwärts gerichtet, steht sie mit den Füßen im Boden fest verwurzelt da. „Die Zypresse ist ein Symbol für Standhaftigkeit und Sicherheit. Ihr Duft schenkt das Gefühl, behütet, beschützt und geborgen zu sein", stand da zu lesen.

Plötzlich erinnerte sich Sarah an eine Episode vor zwei Wochen, als ihr Sohn ganz verwirrt und mit hochrotem Kopf nach Hause kam. Erst dachte sie, er hätte Fieber, und fasste an seine Stirn, doch er riss sich los und rannte in sein Zimmer. Besorgt fragte Sarah nach: „Was ist denn passiert? Was war in der Schule?" Aber er schwieg und wollte allein sein. Überlastet wie die Mutter war, schob sie diesen Gedanken damals beiseite. Jetzt erinnerte sie sich daran.

„Kann es sein, dass mein Junge verunsichert ist?", überlegte sie. „Hat er schulische Probleme? Hat er Stress?" Da fiel es ihr wie Schuppen von den Augen: „Die Lehrerin geht in die Babypause." Sie wusste, wie sehr er an seiner Lehrerin hing. Sie war wie eine Freundin für ihn. „Kann es sein, dass das der Grund für sein Problem ist, das ihn unbewusst beschäftigt?" Sie fasste neuen Mut.

„Wenn Zypresse also Eigenschaften wie Stabilität, Sicherheit und Geborgenheit vermittelt, dann könnte sie doch auch die Lösung für diese Phase der Trennung und des Umbruchs für meinen Jungen sein?", fragte sich Sarah.

Sie recherchierte weiter, wie man Zypressenöl für diesen Zweck einsetzen kann, und fand eine Webseite, auf der sie reine ätherische Öle bekam. So bestellte Sarah das ätherische Öl der Zypresse und erwartete voll Spannung die Postsendung.

Als das Päckchen ankam, riss sie es auf und hielt das kleine, unscheinbare Fläschchen mit Zypressenöl in der Hand. „So ein kleines Ding soll beim Bettnässen helfen?", zweifelte sie plötzlich. Aber sie öffnete das Fläschen. Ein wunderbarer Duft entströmte ihm.

Sie mischte 3 Tropfen Zypressenöl mit 1 Esslöffel Sonnenblumenöl, genau wie auf der Webseite beschrieben, und rieb ihrem Sohn vor dem Schlafengehen diese Ölmischung auf die Fußsohlen und auf das Herz. Dann legten sie sich schlafen. Das Zimmer duftete wunderbar nach Wald und frischem Holz.

Am nächsten Morgen lachte die Sonne bereits zum Fenster herein, als Sarah erwachte. Entsetzt sprang sie aus dem Bett. Sie dachte, sie hätte in ihrer Müdigkeit den Jungen diese Nacht überhört. Sie selbst hatte wie ein Murmeltier geschlafen. „Endlich eine Nacht durchgeschlafen. Mein Kopf ist wieder hellwach", dachte sie, als sie sich den Morgenmantel überwarf und in das Kinderzimmer eilte. Zu ihrer Verwunderung schlief das Kind noch und reckte sich schließlich genüsslich, als es den Lärm an der Tür hörte.

„Mama, mein Bett ist trocken", sagte der junge Mann stolz und sprang aus den Federn. Sarah konnte es nicht glauben. Sie fühlte das Leintuch ... Es war tatsächlich trocken! „Na, das war vielleicht Zufall", dachte sie bei sich, um sich nicht zu früh zu freuen. Doch auch am nächsten Tag und am Tag danach blieb das Bett trocken.

Anwendung ätherischer Öle bei Bettnässen:

- Man mischt 3 Tropfen **Zypressenöl** mit 1 Esslöffel reinem Pflanzenöl (z.B. Olivenöl). Von dieser Ölmischung nimmt man 1 Tropfen und reibt einige Zeit lang jeden Abend die **Fußsohlen** damit ein.
- **Bei organischen Beschwerden**, wie einer schwachen Blase, wird 1 Tropfen der **Zypressen**-Ölmischung auch auf den Unterbauch gerieben. Das Einreiben hilft dabei, die Blase zu erwärmen, damit der Muskel das Wasser besser halten kann. Auch **Salbeiöl** ist für diesen Zweck sehr hilfreich.
- **Für seelische Probleme** wie Verlustängste, Unsicherheit, Stress und Trennungsängste ist das Einreiben von Zypressenöl und anderen erdenden Ölen wie **Weihrauch** und **Sandelholz** – immer verdünnt in reinem Pflanzenöl – auf die Herzgegend ein wirksamer Seelentröster.
- Andere ätherische Öle, die bei Blasenproblemen helfen, sind **Salbei**, **Lavendel, Zitronengras, Kamille** oder **Thymian**, die eingerieben oder in Wasser getrunken werden können. Ein einziger Tropfen eines dieser als Nahrungsergänzung gekennzeichneten Öle pro Wasserglas – gut verrührt – genügt.

Bindehautentzündung: Wie du mit Zitronenöl eine Augenentzündung rasch beheben kannst!

Ella stieg aus ihrem Kinderbett und nahm den großen Teddybären mit, den sie hinter sich herzog, während sie ins Schlafzimmer der Eltern stapfte. Sie rieb das rechte Auge mit ihrem Handrücken immer wieder kräftig. „Hast du geweint?", fragte die Mutter besorgt, als ihre kleine Tochter ins große Bett der Eltern stieg. Ellas Auge war rot und geschwollen.

Während sie ihr Kind fest an sich drückte, um es zu beruhigen, schwirrten wilde Gedanken durch ihren Kopf: „Heute kann das Kind nicht in den Kindergarten gehen. Ich muss den Termin verschieben. Der Chef wird erneut missmutig dreinschauen, wenn ich heute schon wieder nicht zur Arbeit kommen kann."

Die Mutter brachte Ella zum Kinderarzt. „Konjunktivitis, eine Entzündung der Bindehaut", erklärte er ihr und verschrieb Augentropfen. „Eine Woche kein Kindergarten", sagte er noch, „denn eine Bindehautentzündung ist ansteckend."

In ihrem Kinderratgeber las die Mutter später: „Konjunktivitis ist eine hochansteckende Krankheit, die oft bei Babys und Kleinkindern vorkommt und durch einen verstopften Tränenkanal oder durch Bakterien verursacht werden kann. Die Krankheitsdauer beträgt meist eine Woche, und Bindehautentzündung wird mit antibiotischen Tropfen behandelt. Durch das ständige Reiben der juckenden Augen sind diese rot und oft schmerzhaft."

„Ich kann also eine Woche nicht zur Arbeit", überlegte die Mutter, und ein flaues Gefühl breitete sich in ihrer Magengrube aus. „Wieder krankheitsbedingter Ausfall – wie lange spielt der Chef da noch mit?" Das Klingeln des Telefons riss die Mutter aus ihren Gedanken.

„Wie geht es Euch?", fragte Claudia, eine Freundin. „Ach, hör mir auf, wir waren gerade beim Kinderarzt. Ella muss eine ganze Woche vom Kindergarten zu Hause bleiben, weil sie ein entzündetes Auge hat." „Du, da gibt es ein gutes Hilfsmittel, das die Entzündung schnell abklingen lässt. Unser Jonas hatte letztes Jahr dasselbe Problem und war nach zwei Tagen bereits wieder fit", erzählte die Freundin.

„Was waren das für Augentropfen", wollte die Mutter gleich wissen. „Es waren keine Augentropfen. Ich verwendete unseren Aroma-Diffuser mit ein paar Tropfen **Zitronenöl** im Kinderzimmer. Der Duft des Zitronenöls ist sehr reinigend, auch für bakterielle Infektionen." Bei dieser Nachricht ließ die Mutter die Schultern mutlos sinken. „Bis ich einen Diffuser und ein Öl bestellt habe und es geliefert wird, ist die Woche um", dachte sie bei sich. Claudia lachte, denn sie musste die Gedanken ihrer Freundin erraten haben: „Ich komme heute Nachmittag vorbei und bringe dir alles, was du brauchst, mit!"

Als Claudia kam, hatte sie den versprochenen Aroma-Diffuser und das Zitronenöl dabei. Ein Aroma-Diffuser ist ein elektrisches Gerät, das ätherische Öle in den Raum verteilt, ohne sie dabei zu erhitzen. (Siehe *Kapitel 7, Aroma-Diffuser.*)

Als Mama ihre Ella am dritten Tag zum Kindergarten brachte, rief sie ihre Freundin aus dem Auto an und sagte: „Ich danke dir so sehr. Du hast mein Leben gerettet. Ich war statt einer ganzen Woche nur zwei Tage von der Arbeit abwesend. Mein Chef war überhaupt nicht sauer und meinte sogar: 'Nehmen Sie sich die Zeit, die Sie für Ihr Kind brauchen.' Aber ich habe nur zwei Tage gebraucht. Dieser Diffuser ist ja so ein tolles Gerät."

Sie fügte dankbar hinzu: „Ich bringe dir dein Gerät zurück, aber sei so lieb, bestelle mir einen Aroma-Diffuser und ein paar wunderschöne Öle dazu, die du mir empfehlen kannst."

Der Aroma-Diffuser – flüchtig und hilfreich wie der Geist aus der Flasche

Der Aroma-Diffuser wird mit Wasser und ein paar Tropfen eines ätherischen Öls befüllt. Für kleine Kinder nimmt man je nach Alter 2-5 Tropfen (für Erwachsene 10-15 Tropfen) und vernebelt mehrmals am Tag jeweils etwa 15 Minuten lang.

- Der Aroma-Diffuser bläst mikrofeine Duftpartikel in den Raum und reinigt die Luft von Bakterien, Viren und anderen Krankheitskeimen.
- Er filtert Chemikalien und Schwermetalle aus der Luft.
- Er bringt negative Ionen in den Lebensraum herein, so rein und klar, als würde der Wind die frische Meeresgischt ins Gesicht sprühen. Oder man fühlt sich wie in lichten Bergeshöhen, wo die reine Atemluft fast greifbar ist.
- Unangenehme Gerüche von angebrannten Töpfen aus der Küche, lästigen Windeleimern oder Zigarettengeruch sind für einen Aroma-Diffuser ein Kinderspiel.

Die Anwendung des Aroma-Diffusers im Kinderzimmer:

Der Aroma-Diffuser kann für Kinder morgens und abends verwendet werden. Bei bestimmten Herausforderungen kann er mehrmals am Tag, jeweils 15 Minuten lang, eingeschaltet werden. Man beginnt mit dem Vernebeln zur Eingewöhnung langsam.

Anwendung ätherischer Öle bei Bindehautentzündung:

- **Lavendel, Rosmarin, Teebaum, Zitrone** und eine ***Antimikrobielle Ölmischung*** (siehe *Kapitel 2*) sind wirksame Helfer bei geschwollenen und entzündeten Augen.
- Man vernebelt eines der Öle in einem Aroma-Diffuser, um Viren und Bakterien aus dem Kinderzimmer zu verbannen.
- Häufiges Händewaschen und Sauberkeit ist notwendig, um diese ansteckende Krankheit in den Griff zu bekommen.
- Man reibt 1 Tropfen eines der Öle oder einer Mischung daraus verdünnt in weitem Bogen um das Auge (Nicht ins Auge bringen!) oder entlang des Nasenrückens. Bei kleinen Kindern werden die Öle aus Sicherheitsgründen gerne statt um die Augen auf die Fußsohlen gerieben.
- Man reibt das Öl auf die Fußsohlen, besonders auf die Fußreflexzonen der Augen, die sich auf der Unterseite der 3. und 4. Zehe befinden. Kleinkinder tragen zum Schutz Söckchen oder Schuhe.

Im Verlauf dieses Buches wirst du noch viele weitere Geschichten und Erfahrungsberichte wie diese lesen. Du fragst dich vielleicht: „Kann das sein? Das ist ja zu schön, um wahr zu sein." Im folgenden Abschnitt erzähle ich dir, was hinter dem Geheimnis der Wunderkräfte der ätherischen Öle steckt und warum sie deinem Kind auf oft unglaublich rasche Weise Erleichterung bringen können.

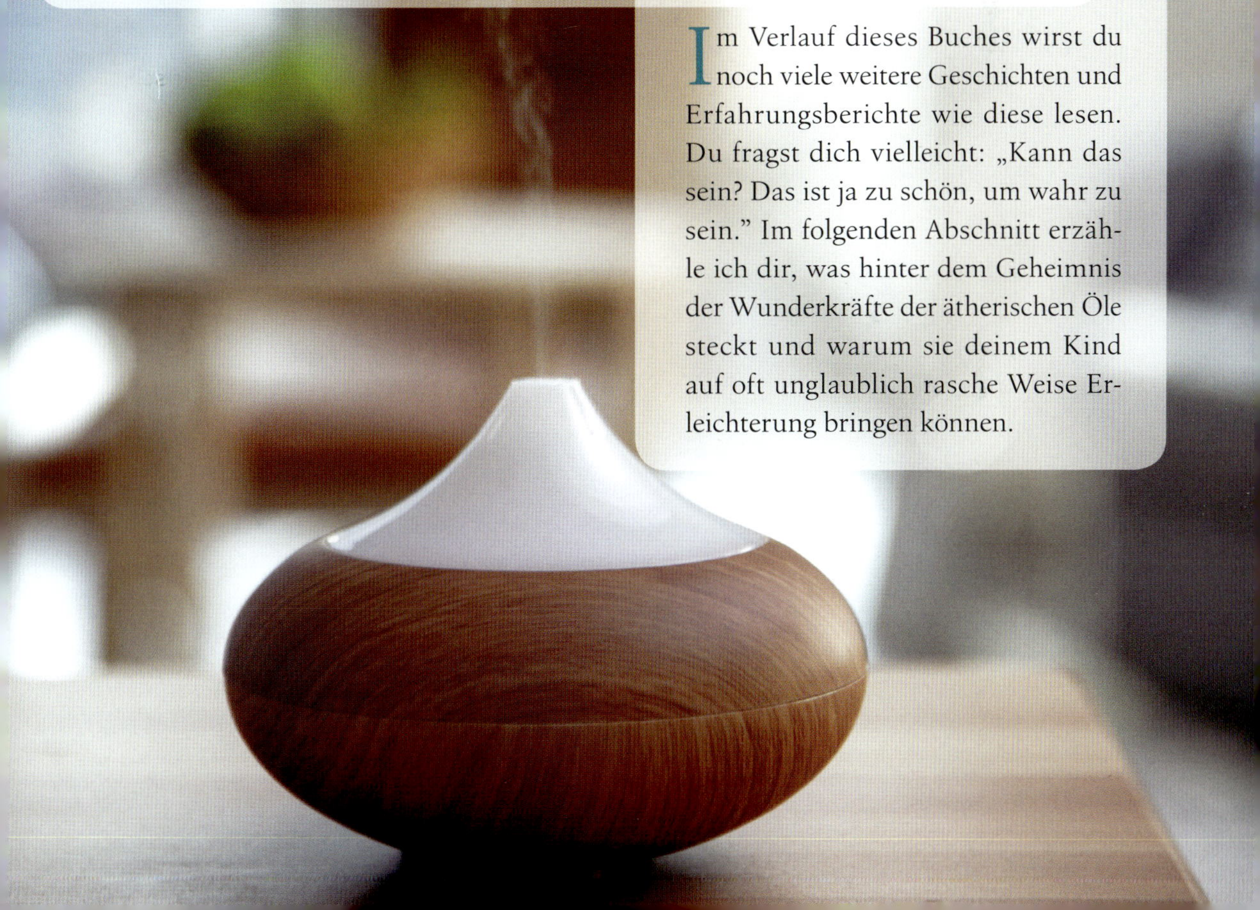

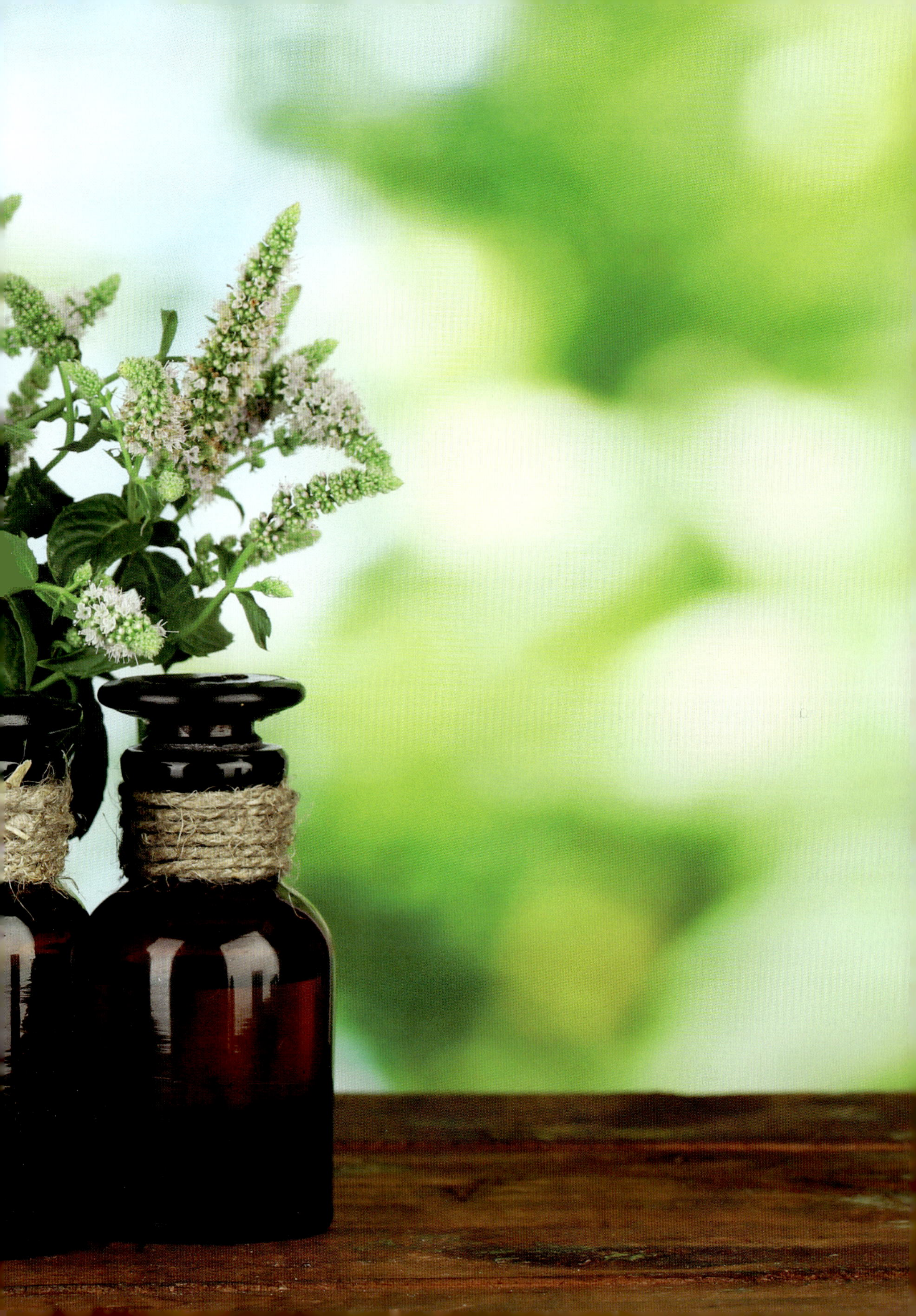

Die kleine Hausapotheke 2

In diesem Kapitel stelle ich dir deine kleine Hausapotheke aus sechs ätherischen Ölen sowie vier hilfreichen Ölmischungen vor, ihre Wirkweisen, wie du sie sicher anwenden kannst und wie sie dein Leben und das Leben deines Kindes ungemein bereichern können.

Was sind ätherische Öle und wie wirken sie für dich und dein Kind?

Wie wäre es, wenn ich dir ein einfaches Mittel zu zeigen vermag, das dein Kind zu jeder Zeit ausgeglichen und glücklich stimmt, kleine Wehwehchen rasch und unkompliziert wegnimmt, den Körper stärkt und den Geist hellwach macht? Ätherische Öle sind solche wunderbaren Mittel aus der Natur.

Was sind ätherische Öle?

Ätherische Öle sind die Lebensessenz der Pflanzen. Wie das Blut in unseren Adern fließt, so sind ätherische Öle die lebendige Substanz, die Pflanzen am Leben erhält. Sie ernähren die Pflanze, indem sie Sauerstoff und Nährstoffe zu jeder Zelle bringen und eine bessere Aufnahme der Nährstoffe gewährleisten. Sie transportieren Schadstoffe ab. Sie schützen den Organismus vor Viren, Bakterien und Pilzen und wehren lästige Parasiten ab. Ist die Pflanze verletzt, eilen ätherische Öle zu Hilfe, um die Blutung zu stillen, die Wunde zu reinigen und zu desinfizieren und die Wundheilung einzuleiten. Sie haben hormonähnliche Wirkung und unterstützen den Organismus dabei, ausgeglichen und harmonisch seine Aufgaben erfüllen zu können.

Genau das können ätherische Öle auch für dein Kind leisten. Sie sind einfach anzuwenden und werden entweder eingeatmet, einmassiert oder stark verdünnt als Nahrungsergänzung eingenommen. Ihre Molekularstruktur ist so klein, dass die Öle direkt durch die Haut in das Blut gelangen und sofort mit ihrer Arbeit beginnen können.

Wie wirken ätherische Öle für dich und dein Kind?

- Werden ätherische Öle eingeatmet, gehen sie direkt in das limbische System, das Erinnerungszentrum des Gehirns, und schaffen **emotionale Balance**. Dein Kind weint nicht mehr so oft oder tobt sich nicht bei jeder Kleinigkeit aus. Es ist ausgeglichen und empfänglicher für Veränderungen.
- Ätherische Öle aktivieren die Zentren im Gehirn, indem sie vermehrt Sauerstoff zu den Zellen bringen. Dadurch können sie das **Gedächtnis stärken** und kreative Prozesse in Gang setzen – dein Kind gähnt nicht mehr in der Klasse, sondern macht sich begierig an die Schulaufgaben, um sie genial zu lösen. Es ist ein gutes Gefühl, der Klassenbeste zu sein!
- Ätherische Öle bringen Nährstoffe in die Zellen, binden sich an schädliche Chemikalien und Schwermetalle, die durch Umwelteinflüsse und Ernährung in den Körper gelangt sind, und **leiten die Schadstoffe aus**. Dein Kind hat mehr Energie und überflügelt seine Altersgenossen spielend.
- Ätherische Öle stürzen sich auf die **freien Radikalen** im Körper und wandeln sie in Vitamin A um. Dein Kind fühlt sich wie Superman – und sieht dabei auch klarer.
- Ätherische Öle sind natürliche Antibiotika, die deinem Kind helfen, **gesund zu bleiben** oder rasch wieder gesund zu werden, wenn die anderen Kinder in Kindergarten und Schule krank sind und gewöhnlich eine Woche das Bett hüten müssen. Wenn dein Kind gesund bleibt, kannst du deinem Beruf unbesorgt nachgehen und musst wegen längerer Abwesenheit nicht jedes Mal fürchten, den Job zu verlieren.
- Während in Deutschland 42,9% aller Kinder bis sechs Jahren Antibiotika nehmen müssen, ein kompromittiertes Immunsystem haben, die gesunden Darmbakterien abgetötet bekamen und dadurch zusätzlich unter Darmproblemen leiden, erfreut sich dein Kind eines starken und gesunden **Immunsystems** und bester Gesundheit.
- Sollte dein Kind sich einmal verletzt haben und mit einer blutenden Wunde nach Hause kommen, gehen ätherische Öle für dich ans Werk. Augenblicklich beginnen sie, die Blutung zu stoppen. Dann reinigen und desinfizieren sie die Wunde. Sie leiten den **Wundheilungsprozess** ein und schließen die Wunde, ohne eine Narbe zu hinterlassen.

Ätherische Öle – die Urmedizin der Menschheit

Ätherische Öle sind keine neue Erfindung oder gar Modeerscheinung. Sie sind die Urmedizin der Menschheit, die über 5.000 Jahre in den alten Hochkulturen praktiziert, studiert und aufgezeichnet wurde. Kennst du die Ikonen, die Heiligenbilder aus dem Osten? Sie zeigen die uralte **Heilergeste**. Das ätherische Öl wurde in die linke Hand getropft und mit Zeige- und Mittelfinger der rechten Hand mit dreimaliger Rechtsdrehung aktiviert und dem Kranken aufgelegt, um ihn zu heilen.

Ätherische Öle waren von alters her Heilöle.

Über Jahrhunderte vergessen, kommt diese „Duftmedizin" heute wieder in das Bewusstsein der Menschheit zurück. Vielleicht erscheint es dir noch fremd, dass Heilen so einfach gehen soll, doch für deine Kinder und Kindeskinder wird es eine Selbstverständlichkeit sein. Gewöhne sie daher schon jetzt an die Hausapotheke der Natur.

Ich zeige dir nun, wie du eine allgemeine Hausapotheke zusammenstellen kannst, die zehn der gebräuchlichsten ätherischen Öle und Ölmischungen für die ganze Familie enthält. In den nachfolgenden Kapiteln gehen wir dann auf spezielle Öle ein, die bei Schwangerschaft, Geburt oder bei Kinderkrankheiten häufig Anwendung finden. Die hier vorgestellten zehn ätherischen Öle und Ölmischungen sollten jedoch deine Grundausstattung sein.

Wie du dir eine duftende Hausapotheke zusammenstellst

Die zehn wichtigsten ätherischen Öle griffbereit

Für die Zusammenstellung einer Duftmedizin-Hausapotheke mit großer Wirkung ist die wichtigste Voraussetzung die richtige Auswahl der gebräuchlichsten Öle. Zudem sollte man rasch und gezielt wissen, welches Öl für welches Problem angewendet werden kann.

Die Hausapotheke enthält die folgenden Öle und Ölmischungen: **Lavendel, Zitrone, Pfefferminze, Weihrauch, Copaiba, Wintergrün;** das ***Verdauungsöl, Reinigungsöl, Atmungsöl***, und die ***Antimikrobielle Ölmischung***.

Wenn deine Hausapotheke diese zehn Öle enthält, dann hast du einen Rundumschutz, der es dir ermöglicht, mit Vertrauen und Zuversicht den großen und kleinen Wehwehchen deiner Kinder zu begegnen und sie meisterlich zu bewältigen. Bald werden andere Mütter aus dem

Kindergarten und der Schule dich um Rat fragen, wenn sie sehen, wie einfach und effektiv Kinderpflege mit ätherischen Ölen sein kann. Teile die Geheimnisse der ätherischen Öle großzügig mit anderen. Aber bedenke immer, dass ätherische Öle hochkonzentriert sind und man davon nur eine geringe Menge braucht. Weniger ist mehr!

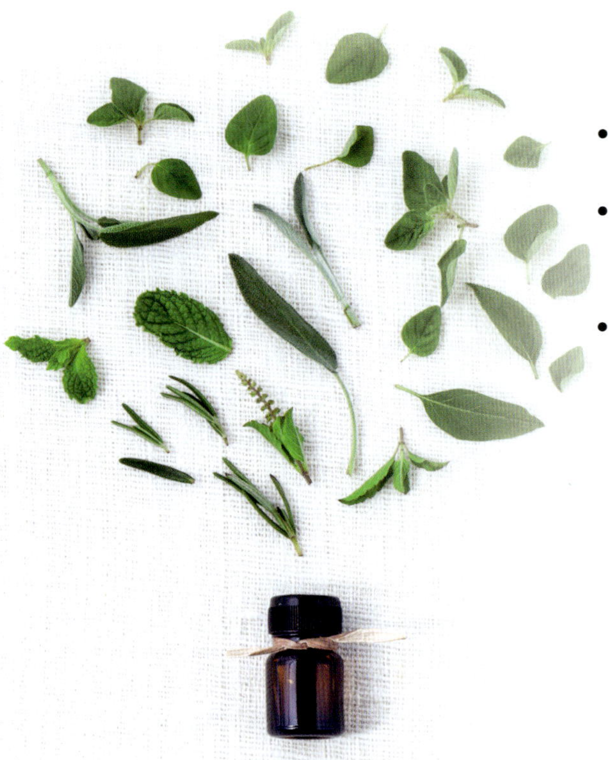

Reine hochwertige Pflanzenöle zur Verdünnung ätherischer Öle

Ätherische Öle werden immer mit einem reinen Pflanzenöl sehr stark verdünnt! Folgende nährende, antioxidative Pflanzenöle eignen sich als Massageöle zur Verdünnung.

- **Jojobaöl** enthält viele Vitamine und wird in der Hautpflege traditionell für alle Hauttypen zur Vorbeugung vor Austrocknung verwendet. Es wird von der Haut rasch aufgenommen, wirkt rückfettend und schützt den delikaten Hautmantel.
- **Kokosöl** ist in der Naturkosmetik ein beliebtes, feuchtigkeitsspendendes Pflanzenöl. Es wirkt antimikrobiell und antiviral auf der Haut, hat einen kühlenden Effekt und riecht mild nach Kokosnuss. Es ist auch ein beliebter und effektiver Mückenschutz.
- **Mandelöl** ist reich an Vitamin E und Pflanzennährstoffen. Es pflegt die Haut und schützt die Zellmembran vor oxidativen Schäden.
- **Sesamöl** enthält kraftvolle Pflanzennährstoffe für eine gesunde Haut.
- **Sonnenblumenöl** ist mit seinen natürlichen Ölen besonders gut hautverträglich.
- **Weizenkeimöl** ist reich an Lecithin sowie E- und B-Vitaminen. Es schützt die Haut vor den Schäden freier Radikale, spendet Feuchtigkeit und verstopft die Poren nicht.

Die sechs beliebtesten ätherischen Öle

Lavendelöl: Das „Notfallöl" in jeder Situation

Ist ein kleiner Unfall passiert – zum Beispiel ein Schnitt am Fuß, eine Beule am Kopf oder ein aufgeschürftes Knie – steht das Kind in jedem Fall unter Schock. Das lieblich duftende Lavendelöl beruhigt die Nerven, lindert Schmerzen, desinfiziert Wunden und regt die Wundheilung an.

Lavendelöl (*Lavandula angustifolia*) ist bei Hautirritationen immer die erste Wahl. Es ist mild und gut verträglich. Ist dein Kind nervös, gereizt oder aufgeregt, lasse es am Lavendelöl-Fläschchen riechen. Kann es nicht einschlafen, legt Lavendelöl seinen Duft wie eine tröstende Hand auf seine Schulter. Es schenkt Ruhe und Gelassenheit und lässt die Äuglein fast wie von selbst zufallen. Außerdem ermöglicht es einen gesunden und erholsamen Schlaf und sorgt für gute Träume.

Lavendel (*Lavandula angustifolia*) ist:

- Der **Wundheiler** zur Unterstützung der Hautregeneration – auf die Stelle auftragen.
- Das natürliche **Desinfektionsmittel** zur Reinigung von Wunden – auftragen.
- Das effektive Mittel bei **Verbrennungen** – auftragen, aufsprühen.
- Das starke **Beruhigungsmittel** in allen Lebenslagen, das die Nerven unterstützt – einatmen, auf Fußsohlen reiben.
- Die wirksame **Einschlafhilfe**: Wenn Kinder überdreht sind und nicht schlafen wollen – im Aroma-Diffuser im Kinderzimmer vernebeln, Fußsohlen einreiben.
- Die Erste-Hilfe bei **Atemwegserkrankungen** – einatmen, vernebeln.
- Das wirksame Mittel gegen **Allergien** – einatmen, einreiben, auf Fußsohlen reiben.
- Der beste Freund bei jugendlicher **Akne** – auf die Stellen auftragen.

Zitronenöl: Bringt die Sonne ins Herz und spornt das Immunsystem an

Zitronenöl hat einen freundlichen, aufmunternden Duft, der beim Einatmen so manche kleinen Kinderprobleme leichter ertragen lässt. Um den Durst zu stillen, reicht man einen Tropfen Zitronenöl (Nahrungsergänzung) gut eingerührt in Wasser oder in den Kindertee. Ein solches Getränk erfrischt und ist zugleich gesund. Der Geschmack ist so anregend, dass das Kind sogar das übermäßige Süßen vergisst.

Sollte das Kind etwas Schlechtes gegessen oder eine Darminfektion vom Kindergarten mit nach Hause gebracht haben, reicht man sofort einen Tropfen Zitronenöl in Wasser oder Honig. Oft stoppt der Durchfall augenblicklich. Ob es nun die Nerven sind, die den Darm vom Schulstress rebellieren lassen, oder ein unverträgliches Essen, Zitronenöl geht sofort an die Arbeit. Es sucht die aufrührerischen Bakterien, macht sie unschädlich und beruhigt zugleich die Nerven.

Zitronenöl besteht zu 68% aus d-Limonen, einem kräftigen Antioxidans. Es unterstützt das Immun- und Lymphsystem und wirkt antimikrobiell. Nach Dr. Jean Valnet eliminiert Zitronenöl, das in den Raum vernebelt wird, Meningokokken-Bakterien in fünfzehn Minuten, Typhusbazillen in einer Stunde, *Staphylococcus aureus* in zwei Stunden und Pneumokokken innerhalb von drei Stunden. Das heißt, ein Diffuser im Kinderzimmer ist hilfreich! Und Zitronenöl gehört unbedingt in eine Hausapotheke. Hier sind nur einige Anwendungen:

Zitronenöl (*Citrus limon*) ist:

- Der **Durststiller** – 1 Tropfen als Nahrungsergänzung in Wasser trinken.
- Die Erste-Hilfe bei **Darminfektion**, Durchfall, Verdauungsproblemen – 1 Tropfen in Wasser trinken (Nahrungsergänzung).
- Die Unterstützung des **Immunsystems** – mittels eines Aroma-Diffusers vernebeln.
- Der **Stimmungsaufheller** – einatmen (Aroma-Diffuser).
- Die **Konzentrationssteigerung** bei Hausaufgaben, Prüfungen – einatmen.
- Das Gegenmittel zur **Angst** – einatmen, vernebeln, Fußsohlen und Herz einreiben.

Pfefferminze: Der starke Held für den Kopf

Wenn der Körper durch das Herumtollen **überhitzt** ist und das Kind schwitzt oder die Sommerhitze erbarmungslos herunterbrennt, dann greift man zum erprobten Pfefferminzöl. Man gibt 1 Tropfen in ein großes Glas Wasser, verteilt das Öl gründlich (auch mittels Quirl), und serviert es kühl, aber nicht kalt. Es ist ein köstlich erfrischendes Getränk, das zugleich die Körpertemperatur reguliert.

Wenn **Fieber** den Körper schüttelt, ist Pfefferminzöl temperatursenkend und schenkt kühle Linderung. Dazu trägt man das Pfefferminzöl verdünnt auf die Fußsohlen auf. Für größere Kinder kann man auch ein kühles, feuchtes Tuch mit Pfefferminzöl auf die Stirn legen. (Aber Vorsicht, nicht in die Augen bringen!) Bei kleinen Kindern ist die Verwendung von Pfefferminzöl im Brustbereich zu unterlassen, denn der starke Geruch der Pfefferminze könnte den Kleinen den Atem verschlagen!

Zur **Abkühlung** können einige Tropfen Pfefferminzöl in einer mit Wasser gefüllten Glasflasche versprüht werden, um das Kind und sich selbst abzukühlen, die Luft zu erfrischen oder die lästigen Insekten in Schach zu halten.

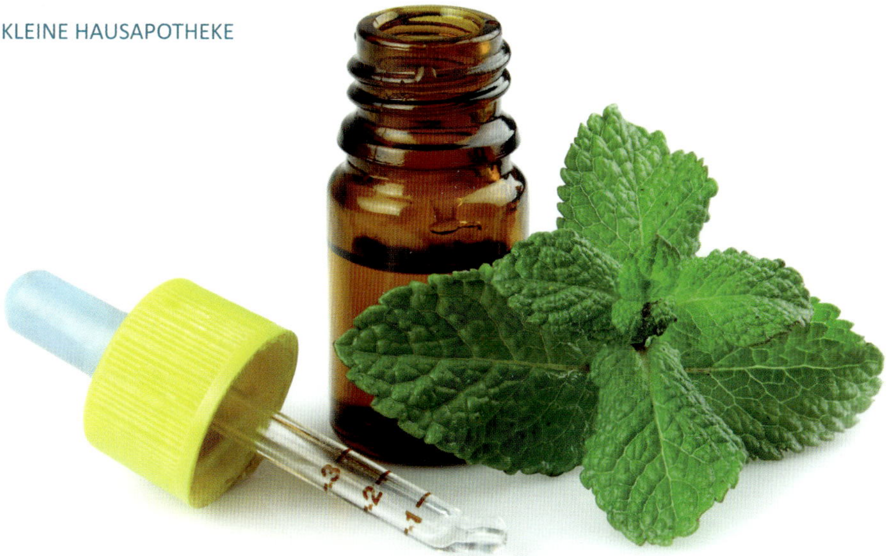

Auch für **Magen-Darm-Probleme** ist Pfefferminze wie geschaffen. Hat sich das Kind einmal beim Essen zu viel zugemutet oder der Bauch rebelliert, dann schafft dieses Öl Erleichterung. Man reibt Pfefferminzöl verdünnt auf Fußsohlen und die Magengegend.

Pfefferminze steht auch bereit, wenn **Konzentration** und ein klares Denken für das Studium vonnöten sind, um den Lernstoff leichter zu behalten und bei der Prüfung das Gelernte besser abrufen zu können. Keine Hausapotheke kann ohne Pfefferminzöl auskommen! Die Anwendungen dieses Öls sind vielfältig:

Pfefferminzöl (*Mentha piperita*) ist:

- Die Erste-Hilfe bei **Überhitzung**, Sommerhitze, Herumtollen – ein kühlendes Pfefferminzwasser trinken (1 Tropfen genügt!).
- Das erprobte Mittel zur **Fiebersenkung** – Pfefferminzöl auf die Fußsohlen reiben.
- Der Helfer bei **Magen-Darm** Problemen – 1 Tropfen verdünnt auf den Bauch reiben, Pfefferminzwasser trinken.
- Der natürliche **Luftreiniger** – Pfefferminzspray. (Ein paar Tropfen in Wasser geben und versprühen, aber nicht ins Auge bringen.)
- Das effektive Mittel gegen **Insekten** – sich selbst und die Arbeitsflächen damit einsprühen.
- Der Duft, der **Konzentration** beim Lernen um 50% steigert – einatmen, vernebeln.

Weihrauchöl: Der Alleskönner von A bis Z

Weihrauchöl beruhigt mit seinem weichen, balsamischen Duft das Herz in Stresssituationen, bei Nervosität und Ängstlichkeit. Es unterstützt den Schlaf und die guten Träume. Auch fördert es das Immunsystem des Kindes, wirkt entzündungshemmend und schmerzlindernd und hat zudem antibakterielle Eigenschaften.

Schon im Altertum wurde das universelle Weihrauchöl 'vom Schädelbruch bis zur gebrochenen Zehe' für alles verwendet. Man sagt, dass Weihrauchöl bei jeder auch noch so ausweglosen gesundheitlichen oder seelischen Situation hilft.

Die Weisen aus dem Morgenland haben schon gewusst, warum Weihrauch ein königliches Geschenk für das Christuskind und wertvoller als Gold war. Hier sind einige Anwendungsmöglichkeiten:

Weihrauchöl (*Boswellia carteri*) ist:

- Das natürliche **Anti-Stress** Mittel bei seelischer Überbelastung, körperlichem, emotionalem und mentalem Stress, inklusive Schulstress – einatmen, vernebeln.
- **Der Mutmacher:** Nervosität oder Ängstlichkeit haben gegen die erdende, aufrichtende Kraft des Weihrauchöls keine Chance – einatmen, vernebeln.
- Das **spirituelle Öl** auf der Suche nach dem Friedvollen, Himmlischen – einatmen, vernebeln.
- Die Unterstützung für das **Immunsystem** – einatmen, vernebeln, 1 Tropfen in Honig oder Saft einnehmen.
- Der Schutz und die Hilfe bei **Entzündungen** – einreiben, einnehmen.
- Das Mittel zur **Schmerzlinderung** – einreiben.

Copaiba: Das milde Öl gegen Entzündungen

Kinder lieben Copaibaöl, weil es so sanft ist. Bei jeder Art von Entzündung hilft es rasch und höchst effektiv. Wenn die Haut juckt oder der Zahn schmerzt, ist Copaiba das starke, entzündungshemmende Öl mit einem exotischen Duft. Es ist mild und samtweich und daher wohltuend anzuwenden. Copaiba ist nachweislich antiseptisch, schleimlösend und schützt wie ein Magenschutzmittel.

Es ist ein erstaunlich liebliches ätherisches Öl, das aus dem Harz des Copaiba Baumes destilliert wird, der tief im Herzen des tropischen Regenwaldes beheimatet ist. Von der Zivilisation unberührt, entfaltet das Copaibaöl die Lebenskraft der Urwälder, die mit feuriger Macht jeder Entzündung entgegen tritt.

Copaiba (*Copaifera reticulata*) hilft bei:

- **Entzündungen** und Jucken der Haut – verdünnen und einreiben.
- **Zahnfleischentzündung** – verdünnt auf Gaumen und Zahnfleisch reiben.
- **Mandelentzündung** – verdünnt auf den Halsbereich einreiben, 1 Tropfen in Honig essen.
- **Entzündungen aller Art** – verdünnen und einreiben.

Entzündung, eine Hauptursache jeder Krankheit
Wissenschaftler vermuten, dass Entzündungen der Haupftauslöser bei der Entstehung von Krankheiten ist. Das Kind stößt sich an oder fällt hin, isst zu viel Zucker oder steht unter enormem Stress. All das erzeugt Säuren im Körper, die Entzündungen hervorrufen. Mit Copaiba im Gepäck kann man all diesen Entzündungen erfolgreich begegnen. Das Öl fragt nicht, ob es eine Mandelentzündung oder eine Blasenentzündung oder eine Entzündung der großen Zehe ist. Copaiba versteht sich als das Universalmittel gegen Entzündungen.

Wintergrün: Das Öl gegen Schmerzen

Hat sich das Kind angeschlagen, einen blauen Fleck davongetragen oder sportlich überanstrengt, dann nimmt man 1 Tropfen Wintergrünöl in reichlich reinem Pflanzenöl und reibt die Stelle damit ein. Das Öl reduziert den Schmerz. (Dieses Öl niemals in eine offene Wunde geben und immer stark verdünnen!)

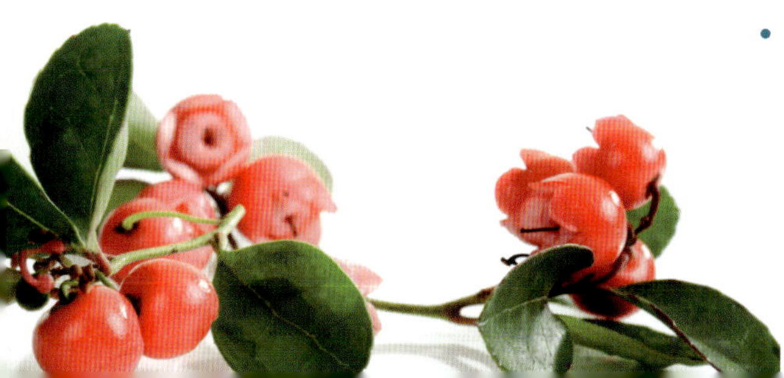

Das nach Minze süß duftende Öl von Wintergrün enthält den aktiven Wirkstoff *Methylsalicylat* (Salicylsäuremethylester), der bei rheumatischen Beschwerden sehr wohltuend wirkt, Linderung von Verspannungen in Nacken- und Schulterbereich bringt und nach sportlicher Betätigung und bei strapazierten Muskeln erfolgreich eingesetzt wird. Sollte das Kind kalte Füße haben, trägt man Wintergrün auf die Fußsohlen auf. Wintergrün regt die Durchblutung an und heizt den Füßen richtig ein. Hat man einen Zug bekommen, reibt man Wintergrün auf die betroffene Stelle, um einem steifen Genick vorzubeugen. Wintergrün zeigt antimikrobielle und antioxidative Wirkung und ist ein Freier-Radikalfänger.

Wintergrün (*Gaultheria procumbens*) ist:

- Das **Schmerzöl** bei Knochen- und Muskelverspannungen – 1 Tropfen vermischt in reichlich reinem Pflanzenöl auf die Stelle reiben (nicht in offene Wunden!)
- Hilfreich bei **Verspannungen** in Nacken und Schulterbereich – einreiben.
- Nach sportlicher Betätigung und Überstrapazierung der **Muskeln** wohltuend – einreiben.
- Bei kalten **Füßen** angenehm wärmend – auf die Fußsohlen reiben.

Die vier handlichen Ölmischungen

Die *Antimikrobielle Ölmischung*: Der Rundumschutz

Eine *Antimikrobielle Ölmischung* kann die ätherischen Öle von **Zimt, Nelke, Zitrone, Eukalyptus** und **Rosmarin** enthalten. Atmet das Kind diese kraftvolle Ölmischung (Aroma-Diffuser) ein, dann legt sich der Duft wie ein schützender Mantel um seine Schultern, um es vor Bakterien, Viren und Pilzen aller Art zu schützen. Diese Ölmischung unterstützt das Immunsystem und schützt vor Erkältungen, Nasennebenhöhlenentzündungen, Bronchitis und Halsschmerzen, um nur einige zu nennen.

Diese Schutzmischung aus ätherischen Ölen wurde einst zur Zeit der Pest von dreisten Pesträubern und Dieben benutzt, um gegen die Ansteckungsgefahr immun zu sein.

Die *Antimikrobielle Ölmischung*:

- **Zimt, Nelke, Zitrone, *Eucalyptus radiata*** und **Rosmarin**
- Man vernebelt diese *Antimikrobielle Ölmischung*, besonders zur **Grippezeit** – mehrmals am Tag jeweils für etwa eine Viertelstunde.
- Zur **Vorbeugung** wird morgens vor der Schule und nach dem Heimkommen der Aroma-Diffuser eingeschaltet. Vor der Schule wird zum Schutz vor Bakterien und Viren das Immunsystem gestärkt. Nach der Schule werden etwaige Keime, die von der Schule an der Kleidung haften könnten, abgetötet.
- Man reibt die Fußsohlen mit dieser Ölmischung, verdünnt in reinem Pflanzenöl, ein, um das **Immunsystem** zu stärken und vor Ansteckung gewappnet zu sein.
- Dieses Öl ist sehr stark und kann empfindliche Haut reizen. Daher ist eine starke **Verdünnung** für Kinder nötig.

Das *Verdauungsöl*: Zur Unterstützung von Magen und Darm

Jedes der Öle in einer *Verdauungsöl*-Mischung – **Estragon, Ingwer, Pfefferminze, Wacholder, Fenchel, Zitronengras, Anis** und **Patschuli** – unterstützt das Verdauungssystem und trägt als Mischung zu einer mächtigen synergetischen Wirkung bei. Man wählt eines dieser Öle oder macht sich eine Mischung aus einigen oder allen der angeführten Öle, um Magen und Darm zu unterstützen.

Diese Ölmischung für die Verdauung steht zur raschen Hilfe bereit:

- Wenn Kinder nicht essen wollen
- Kinder zu viel gegessen haben
- Sie etwas Schlechtes gegessen haben
- Der Bauch zwickt
- Es ihnen übel ist
- Bei all diesen Herausforderungen wird 1 Tropfen des *Verdauungsöls* verdünnt auf Fußsohlen und Bauch gerieben.
- Das *Verdauungsöl* kann eine Mischung

aus folgenden Ölen sein: **Estragon, Ingwer, Pfefferminze, Wacholder, Fenchel, Zitronengras, Anis** und **Patschuli**

Das *Reinigungsöl*: Zur äußeren und inneren Reinigung

Zum Reinigen der Haut sowie von Spielsachen, Gegenständen und Arbeitsflächen wählt man eines der folgenden Öle oder eine Mischung daraus als natürliches *Reinigungsöl*: **Zitronengras, Rosmarin, Lavendel** und **Teebaumöl**

Das *Reinigungsöl*:

- **Zitronengras, Rosmarin, Lavendel** und **Teebaumöl**
- Auf die **Haut** aufgetragen, wird es mit einem reinen Pflanzenöl stark verdünnt.
- Man kann das Öl auch in eine Sprühflasche geben und damit die **Raumluft** reinigen, Zigarettengeruch neutralisieren und vieles mehr.
- Diese Ölmischung reinigt die Arbeitsfläche in der Küche gründlich und **desinfiziert** zugleich. Wissenschaftliche Untersuchungen bestätigen die hervorragende antibakterielle Wirkung der Öle gegen pathogene Bakterienstämme wie *Escherichia coli*, Listeria und Salmonellen.

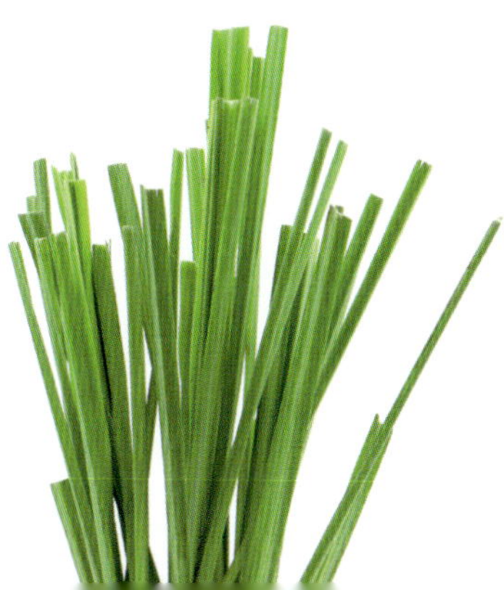

Das *Atmungsöl*: Zur Unterstützung der Atemwege

Wenn die Nase verstopft ist, bringen Eukalyptusöle rasche Erleichterung. Eine Mischung aus verschiedenen Eukalyptusölen wie ***Eucalyptus citriodora*, *Eucalyptus globulus*** und ***Eucalyptus radiata*** sowie **Majoran, Zypresse** und **Lavendel** unterstützt die Atemwege ideal. Aber auch eines der Öle aus dieser Liste ist schon hilfreich, um dem Kind die verstopften Nasenwege rasch zu öffnen.

Das Atmungsöl macht die Atemwege frei:

- ***Eucalyptus citriodora*, *Eucalyptus globulus*, *Eucalyptus radiata*, Majoran, Zypresse, Lavendel**
- Zur Unterstützung der **Atmung** lässt man das Kind aus dem Fläschchen riechen.
- Bei kleinen Kindern wird ein 15 ml Fläschchen mit reinem Pflanzenöl gefüllt und je 1 Tropfen der oben genannten Öle beigefügt, um sie direkt aus dem Fläschchen riechen zu lassen.
- Man kann ein 15 ml Fläschchen auch mit Meersalz füllen, je 1 Tropfen der Öle beifügen, gut schütteln und es als **Riechfläschchen** verwenden.
- In eine **Wasserschale** je 1 Tropfen beifügen und auf den Heizkörper stellen.
- Oder 1 Tropfen der Mischung auf ein **Taschentuch** tropfen und riechen lassen.
- Ein **Aroma-Diffuser** im Kinderzimmer mit ein paar Tropfen dieser Ölmischung ist ideal und ohne großen Aufwand zu nutzen. Ätherische Öle im Diffuser werden

immer pur in Wasser, ohne Verdünnung, verwendet! (Kokosöl sowie jedes Pflanzenöl würden den Diffuser verstopfen.)

Diese Mischung unterstützt die Atmung wirkungsvoll. In wissenschaftlichen Studien wurde nachgewiesen, dass diese Ölmischung den gefährlichen Antibiotika-resistenten Krankenhauskeim MRSA zu 100% hemmt.

Warum gibt es Ölmischungen?

Während einzelne Öle, wie etwa **Lavendel, Zitrone** und **Gewürznelke**, eine Vielzahl an chemischen Bestandteilen aufweisen, die alle eine wunderbare Heilqualität entfalten, so können fachkundig zusammengestellte Ölmischungen die potenzielle Wirkung der einzelnen Öle noch vervielfachen. Je nach dem gewünschten Ergebnis kann ein Aromaexperte eine Mischung so gekonnt zusammenstellen, das eine ganze Bandbreite von Wirkungen zur Anwendung kommt.

Es ist so, als würde man eine einzelne Rose riechen, die das Herz schon hoch erfreut. Wie hoch muss unser Herz erst schlagen, wenn wir nicht nur Rosenduft, sondern auch Rosengeranie, Jasmin, Rosenholz und Kamille in einem ganzen Blütenbouquet einatmen? Da klingt nicht nur das Solo der Rose lieblich mit, sondern ein ganzes Orchester von Violinen, Harfen und sphärischen Klängen ertönt. Es ist ein Duftkonzert, das von einer einzelnen Pflanze nicht hervorgebracht werden kann. Wie in einer Firma ein einziger Kopf nicht alle Wissensbereiche alleine abdecken kann, so ist auch hier in der Heilarbeit mit Blütenessenzen Teamarbeit von Vorteil.

Ölmischungen kann man fertig kaufen. Man kann sich auch selbst eine Ölmischung aus den einzelnen Ölen zusammenstellen oder die einzelnen Öle nacheinander auftragen, um die Wirkung zu verstärken.

Ein kleiner Tipp zur Anwendung: Trage Pfefferminzöl zum Schluss über ein Öl auf, das du eingerieben hast. Das Pfefferminzöl hat die einzigartige Eigenschaft, jedes beliebige Öl noch zu verstärken.

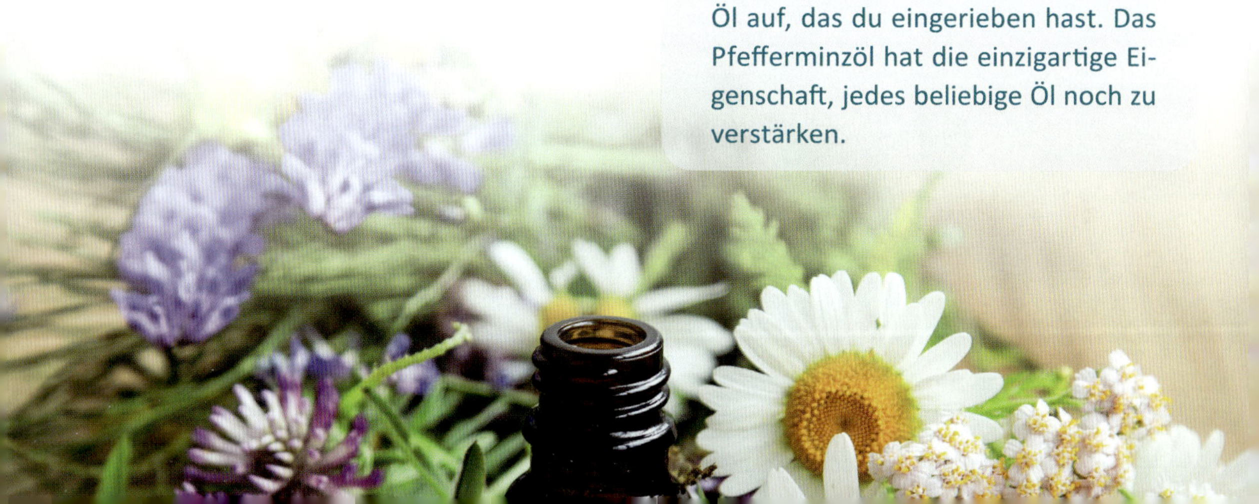

Die Hausapotheke auf einen Blick

Hier ist die Übersicht über die zehn gebräuchlichsten Öle und ihre Anwendungsgebiete:

1. Lavendel – das Wunderöl für die Haut
2. Zitrone – für den Magen-Darm-Trakt
3. Pfefferminze – für das Gehirn
4. Weihrauch – für die emotionale Balance
5. Copaiba – das Entzündungsöl
6. Wintergrün – das Schmerzöl
7. *Antimikrobielles Öl* – für den Rundumschutz
8. *Verdauungsöl* – für die Darmfunktion
9. *Reinigungsöl* – zur Desinfektion
10. *Atmungsöl* – für die Atmung

Stelle dir deine Hausapotheke jetzt zusammen, damit du sie bei Bedarf gleich zur Hand hast.

Wie du deine Hausapotheke einsetzt

- Wenn du in den Park gehst und dein Kind kommt schreiend mit einem aufgeschlagenen Knie zu dir, dann hast du dein Lavendelöl zur Wundreinigung und Desinfizierung zur Hand.
- Weint das Kind, weil es eine Biene gestochen hat und der Stich schmerzt, reibst du das *Reinigungsöl* auf die Stelle. Auch Lavendel oder Pfefferminze hilft.
- Hat sich dein Liebling einen Schiefer eingezogen, lasse ihn am Lavendelöl Fläschchen riechen. Er wird sich beruhigen, damit du den Schiefer mit der Pinzette problemlos entfernen kannst.
- Kommt das Kind überhitzt zu dir gelaufen, um einen Schluck zu trinken, gib ihm die Flasche mit Pfefferminz- oder Zitronenwasser anstatt handelsübliche Süßsäfte, die dick machen.
- Zahnt das Baby, reibe Copaiba auf den Gaumen.
- Stampft das Kind trotzig auf und will nicht folgen, lasse es an dem Zitronenöl schnuppern.
- Ist dein Schatz missmutig und schlecht gelaunt, öffne das Weihrauch-Fläschchen.
- Quengelt das Baby, weil es müde ist, aber du musst noch dein Schulkind von der Schule abholen und einkaufen gehen, gib einen Tropfen Lavendelöl auf ein Taschentuch und lege es in den Kinderwagen. Das Kind wird bald einschlafen.

Du merkst schon, ätherische Öle sind dazu da, dir und deinem Kind das Leben in allen Lebenslagen zu erleichtern.

Mit der folgenden raschen Übersicht der zehn Öle in deiner Hausapotheke findest du zielsicher das richtige Öl für die richtige Situation. Kopiere dir diese Liste und lege sie in deine Hausapotheke, damit du sie im Notfall rasch zur Hand hast.

Die zehn hilfreichen Öle der Hausapotheke im Überblick:

Haut	Verdauung	Gehirn	Reinigung	Emotionen
Lavendel	Zitrone	Pfefferminze	Reinigungsöl	Weihrauch
Entzündung	**Magen/Darm**	**Atmung**	**Abwehr**	**Schmerz**
Copaiba	Verdauungsöl	Atmungsöl	Antimikrob. Öl	Wintergrün

Richtlinien zur sicheren Anwendung der ätherischen Öle

Ein Tropfen eines Öls genügt oft schon!

Solltest du gerade erst mit ätherischen Ölen beginnen, bitte beginne langsam und behutsam. Ein einziger Tropfen eines ätherischen Öls genügt oft und sollte besonders für Kinder stark verdünnt werden. Ätherische Öle besitzen wunderbare Kräfte, die sofort für uns an die Arbeit gehen. Beginne also mit 1 Tropfen eines Öls und beobachte seine Wirkung. Meist ist die gewünschte Wirkung nach der Anwendung dieses einen Öls schon erreicht. Wenn nicht, füge ein zweites Öl hinzu und beobachte. Kinder sind sehr intuitiv. Sie nehmen die Wirkungen ätherischer Öle sehr schnell an und reagieren oft unmittelbar.

Ätherische Öle und die Haut

Bei der Verwendung ätherischer Öle sollte immer eine Flasche reines Pflanzenöl griffbereit sein. Bei Hautirritationen können somit sofort die ätherischen Öle mit Pflanzenöl verdünnt und gemildert werden. Im Notfall verwendet man das Speiseöl aus der Küche.

Es genügen 1-2 Tropfen eines ätherischen Öls für eine Anwendung. Je mehr es verdünnt wird, desto milder und für die empfindliche Haut verträglicher ist es. Man vermeidet das direkte Auftragen sogenannter 'heißer' Öle wie Oregano, Zimt und Nelke auf die zarte Kinderhaut.

Richtlinien zur Verdünnung ätherischer Öle für Babys und Kinder			
Milliliter		Esslöffel	
0,5%	3 Tropfen ÄÖ per 30 ml Pflanzenöl	0,5%	1½ Tropfen ÄÖ per EL Pflanzenöl
1%	6 Tropfen ÄÖ per 30 ml Pflanzenöl	1%	3 Tropfen ÄÖ per EL Pflanzenöl

Wie bekommt man ½ Tropfen ätherisches Öl aus dem Ölfläschchen? Man steckt einen Zahnstocher durch den Tropfer ins Fläschchen und rührt diese geringe Menge mit dem Zahnstocher in Öl oder Speisen ein.

Augen und Ohren

Man vermeidet den Augenkontakt mit ätherischen Ölen. Wenn ein ätherisches Öl versehentlich in die Augen gelangt, sollte es **nicht** mit Wasser, sondern mit reinem Pflanzenöl behandelt werden. Ätherische Öle werden außen auf die Ohren und rundherum aufgetragen, aber nicht direkt in den Ohrkanal gegeben.

Allergieanfälligkeit

Man testet ein ätherisches Öl immer zuerst an der Innenseite des Unterarmes oder in der Armbeuge, bevor es großflächig aufgetragen wird, um allergische Reaktionen zu vermeiden. Sollte sich die Haut röten, mit reinem Pflanzenöl verdünnen und dieses Öl vorerst nicht oder nur an den Fußsohlen verwenden.

Die sicherste Anwendung: Fußsohlen

Die Fußsohlen sind eine der sichersten und effektivsten Körperstellen, an denen Öle aufgetragen werden können. Wenn man nicht weiß, wo ein ätherisches Öl angewandt werden soll, dann bieten sich immer die Fußsohlen an. Das Öl, auf die Fußsohlen aufgetragen, geht direkt über die Blutbahn zu der Stelle im Körper, wo es benötigt wird. Babys tragen nach dem Einreiben Söckchen, um das ätherische Öl nicht direkt in den Mund zu bekommen.

Direkte Sonnenbestrahlung und Zitrusöle

Zitrone, Bergamotte, Limette und andere Zitrusöle können eine Hautreaktion oder Pigmentierung hervorrufen, wenn die Haut nach dem Auftragen dieser ätherischen Öle dem Sonnenlicht oder UV-Bestrahlung ausgesetzt wird. Daher sollte man die Haut mindestens einen bis drei Tage lang nach dem Auftragen eines Zitrusöls vor direkter Bestrahlung schützen. Um Zitrusöle trotz Sonnenschein zu nützen, könnte man sie auf die Fußsohlen auftragen.

Photosensitive ätherische Öle:		
Angelika	Bergamotte	Bitterorange
Grapefruit	Limette	Zitrone
Petitgrain	Raute	

Kinder und ätherische Öle

Man bewahrt ätherische Öle außerhalb der Reichweite von Kindern auf. Obwohl und weil Kinder ätherische Öle lieben, sollte man bei der Anwendung besondere Aufmerksamkeit walten lassen. Für Kinder werden ätherische Öle immer mit reinem Pflanzenöl stark verdünnt. Öle, die einen hohen Mentholgehalt aufweisen, wie etwa Pfefferminze, dürfen bei Kindern unter sieben Jahren nicht im Halsbereich angewendet werden, damit es nicht

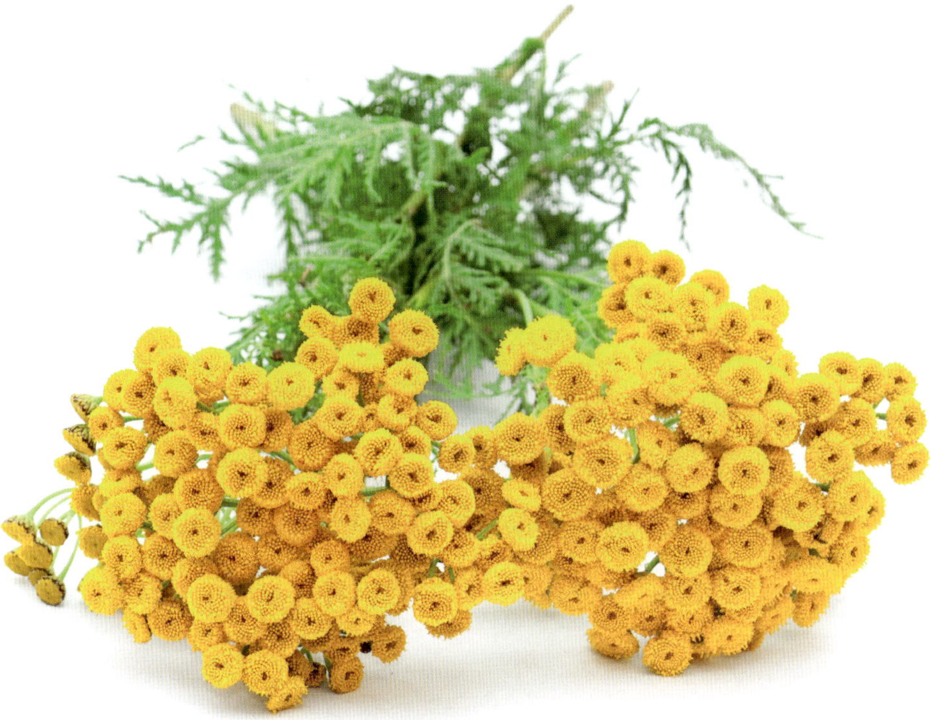

zu Atemnot kommt. Besonders milde Öle für Kinder sind Copaiba, Teebaum und Elemi. Muskatellersalbei ist milder als Salbei. Mandarine ist ein Öl, das Kinder absolut lieben.

In der Schwangerschaft

Frauen, die ätherische Öle gerade erst kennenlernen, sollten während der Schwangerschaft keine Experimente mit ätherischen Öle machen. **Ätherische Öle wirken mitunter reinigend, eine Eigenschaft, die man während der Schwangerschaft nicht unbedingt wünscht.** Außerdem besitzen sie eine hormonähnliche Wirkung, wie unter anderem Muskatellersalbei, Salbei, Rainfarn, Wacholder und Fenchel. **In der Schwangerschaft sollte man prinzipiell immer vor der Anwendung ätherischer Öle mit dem behandelnden Arzt sprechen.**

Ätherische Öle werden gerne zum Vermeiden von Schwangerschaftsstreifen, zur Unterstützung während Schwangerschaft und Geburt und für die Pflege von Mutter und Kind nach der Entbindung verwendet.

Körperliche Beschwerden

Bei Krampfanfällen, Epilepsie und hohem Blutdruck sollte man vor der Anwendung ätherischer Öle immer mit dem behandelnden Arzt sprechen. **Basilikum, Birke oder Wintergrün, Estragon, Fenchel, Muskatnuss, Rainfarn, Rosmarin, Salbei** oder **Ysop** sollten bei Epilesie **nicht** verwendet werden.

Ein Emulgator für ätherische Öle

Ätherische Öle sollten nicht unverdünnt direkt ins Badewasser gegeben, sondern immer vorher mit einem natürlichen Badegel, mit Salz, Honig oder Sahne zum Emulgieren vermischt und so verwendet werden. Dabei setzt man das ätherische Öl erst kurz vor dem Baden dem Badewasser zu, damit durch die Wärme das ätherische Öl seine volle Wirkung entfalten kann und nicht vorzeitig verdampft. Das Emulgieren ist deshalb notwendig, weil sich die ätherischen Öle mit Wasser nicht verbinden und an der Oberfläche schwimmen würden. Setzt man ein Baby oder Kleinkind in ein solches Badewasser, würde die zarte Kinderhaut gereizt werden.

Ätherische Öle und unsere Haustiere

Mensch, Tier und Pflanze haben denselben Lebensraum. Daher profitieren auch Haustiere von ätherischen Ölen. Weil Tiere einen viel ausgeprägteren Geruchssinn haben, müssen ätherische Öle wie für Babys extrem stark verdünnt werden. Synthetisches Teebaumöl kann für Katzen tödlich sein. Daher achtet man unbedingt auf die Qualität der verwendeten Öle.

Aufbewahrung ätherischer Öle

Die Öle sollten immer fest verschlossen und lichtgeschützt in dunklen Glasfläschchen bei Zimmertemperatur aufbewahrt werden. So können ätherische Öle ihre Kraft über viele Jahre bewahren. Wurde ein Ölfläschchen einmal im heißen Auto vergessen, sollte es nicht geöffnet werden. Die kostbaren Lebensessenzen würden sich beim Öffnen verflüchtigen. Man lässt es auf Raumtemperatur abkühlen, bevor man es verwendet.

Während dampf-destillierte Öle nahezu unbegrenzt haltbar sind, haben Ölmischungen mit einem Pflanzenölanteil eine kürzere Lebensdauer, obwohl die ätherischen Öle die Lebensdauer des Pflanzenöls stark verlängern. Kalt-gepresste Zitrusöle sind nach dem Öffnen des Fläschchens etwa ein Jahr lang haltbar und werden dann ranzig.

Zum Schutz deines Kindes solltest du die *Richtlinien zur sicheren Anwendung ätherischer Öle* kennen und beherzigen, *bevor* du mit der Arbeit mit ätherischen Ölen beginnst.

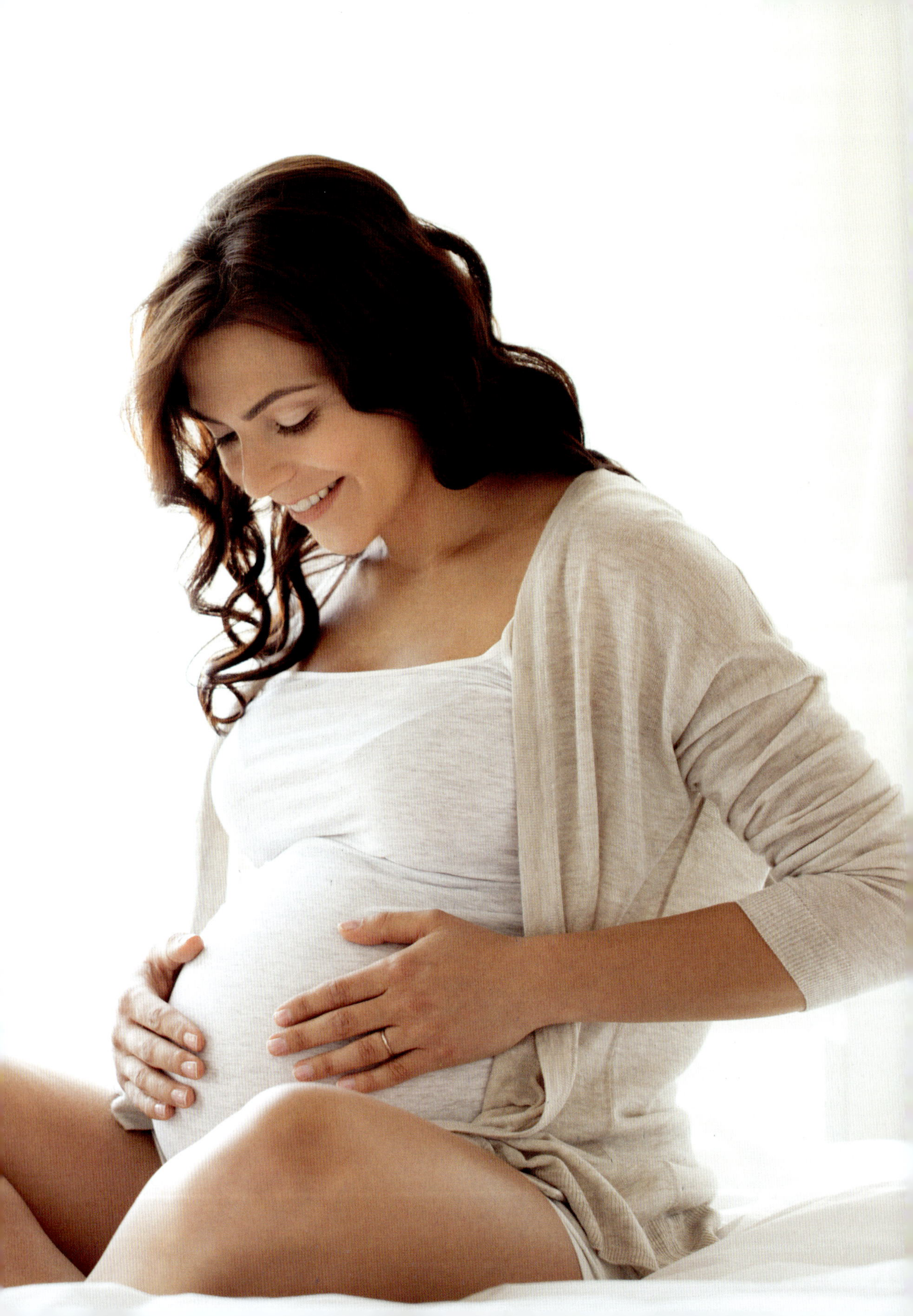

Schwangerschaft

3

In diesem Kapitel tauchen wir ein in das Wissen um das wunderbare Geschenk, das ätherische Öle für die werdende Mutter bereithält. Rezepte und Anregungen zu den gebräuchlichsten Schwangerschaftsölen von der Empfängnis bis zur Geburt geben einen Einblick in ihr Wirken zum Wohl von Mutter und Kind.

Die Schwangerschaftsplanung

Phytohormone in ätherischen Ölen, die dir dabei helfen, schwanger zu werden

Unter den ätherischen Ölen gibt es einige, die dafür bekannt sind, die Produktion von Östrogen, dem Fruchtbarkeitshormon, anzuregen. Diese natürlichen Öle, die die Östrogen-Produktion unterstützen, sind u.a. **Fenchel** (*Foeniculum vulgare*), **Salbei** (*Salvia officinalis*), **Spanischer Salbei** (*Salvia lavandulifolia*) und **Muskatellersalbei** (*Salvia sclarea*). Statt einer synthetischen Hormontherapie mit ihren gravierenden Nebenwirkungen wie Brustkrebsrisiko, erhöhte Anfälligkeit für Schlaganfall, Herzinfarkt oder Thrombosen, kannst du mit deinem behandelnden Arzt mit Phytohormonen wie Fenchel- und Salbeiöl arbeiten.

Neben der gesunden Hormontätigkeit spielen natürlich noch weitere Faktoren wie die Ernährung, Umwelteinflüsse und die Entgiftung von Schadstoffen im Körper eine wichtige Rolle, um sich den ersehnten Kinderwunsch erfüllen zu können.

Die Entgiftung chemischer Schadstoffe im Körper

Wir werden heute mit über 80.000 toxischen Chemikalien in unserer Umwelt bombardiert, die wir über Luft, Nahrung und Wasser aufnehmen. Weltweit werden jede Sekunde 310 kg giftige Chemikalien durch Industriebetriebe in Luft, Land und Wasser freigesetzt. Davon sind zwei Millionen Tonnen pro Jahr anerkannte Krebserreger. Bei Tests fanden sich rund 100-300 künstlich hergestellte Chemikalien im menschlichen Organismus. Immer wieder werden gefährliche Chemikalien in der Muttermilch entdeckt.

Täglich nehmen wir toxische Chemikalien von Pharmazeutika, Pestiziden und Herbiziden, Lebensmitteln sowie Haushalts- und Pflegeprodukten in den Körper auf. Sie verursachen chronische Erkrankungen wie Krebs, Herzprobleme, Ermüdungserscheinungen, chemische Empfindsamkeit, Autismus-Spektrum-Störungen, ADS, ADHS, Autoimmunerkrankungen, Parkinson, Alzheimer und – Unfruchtbarkeit.

Was in deinem Körper ist, das trägt auch dein Kind in sich. Daher sollte die bewusste Schwangerschaftsplanung neben gesunder Ernährung ein Entgiftungsprogramm beinhalten.

Die Entgiftung für Sie und Ihn

Die Frau reduziert potenziell giftige Lebensmittel, inklusive Fisch, der mit Schwermetallen belastet sein könnte, und trinkt reines Trinkwasser. Eine faserreiche Ernährung, die den Darm reinigt, indem die Ballaststoffe die Gifte absorbieren und ausscheiden, sowie ein Probiotikum ist angeraten. Eine Leber- und Gallenreinigung mit den ätherischen Ölen **Ledum, Immortelle, Mandarine, Kardamom, Geranie, Karottensamen** sowie **Deutscher** und **Römischer Kamille** unterstützen die lebenswichtigen Organe.

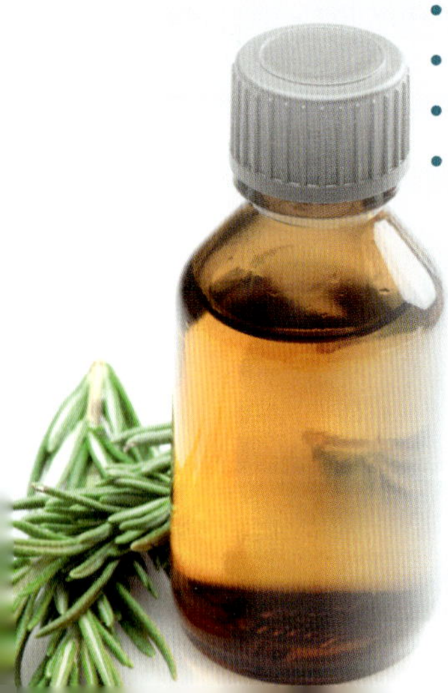

Eine Lebermischung:

- 2 Tr. Deutsche Kamille
- 3 Tr. Immortelle
- 10 Tr. Orange
- 5 Tr. Rosmarin CT cineol

Anwendung:

- Verdünnt einnehmen, entweder in Kapseln oder in einem Getränk (z.B. Mandelmilch).
- Täglich eine warme Kompresse über die Leber legen.
- Die Fußreflexzonen der Leber mit den ätherischen Ölen massieren.
- Vor der Schwangerschaft entgiften. Während der Schwangerschaft sind entgiftende Maßnahmen zum Schutz des Kindes absolut untersagt.

(Quelle: Essential Oils Integrative Medical Guide)

Der Mann kann sich auch aktiv in die Schwangerschaftsplanung einbringen. Selen hilft, die Gene zu stärken, Zink unterstützt Testosteronausschüttung für die Spermienproduktion, und ätherische Öle wie **Salbei, Lavendel, Pfefferminze** und **Fenchel** unterstützen die Hormonproduktion effektiv. Unfruchtbarkeit und niedrigere Spermienanzahl und -beweglichkeit stellen heute wegen der Vielzahl von chemischen Giften in unserer Umwelt ein großes Problem dar.

Die Unfruchtbarkeit des Mannes

Gemäß einer alarmierenden Studie an der Universität Kopenhagen aus dem Jahre 2010 beträgt die Spermienanzahl bei jungen Männern im Alter von sechzehn Jahren sogar nur noch ein Zehntel, verglichen mit der Anzahl fruchtbarer Spermien bei fünfzigjährigen Männern. Das ist alarmierend! Diese Wissenschaftler berichten auch davon, dass Übergewicht das Erbgut in den Spermien eines Mannes verändert.

Die Entgiftung von Schadstoffen

Der Androloge Prof. Uwe Paasch und sein Team am Universitätsklinikum Leipzig konnten nachweisen, dass das Rauchen der Mutter während der Schwangerschaft einen erheblichen schädlichen Einfluss auf den entstehenden Hoden eines männlichen Nachkommens hat. Eine Entgiftung vor der geplanten Schwangerschaft ist daher eine gute Maßnahme, um dem Kind bestmögliche Chancen für sein Leben zu bieten.

Empfehlenswert wäre auch das Entgiften mittels einer Infrarot-Sauna, um all die Xenoöstrogene, das sind hormonell aktive, synthetische Substanzen, die mit unserem Hormonsystem kollidieren sowie Schwermetalle und andere Chemikalien auszuschwitzen. (NICHT für schwangere Frauen, denn Babys können sich im Uterus nicht abkühlen.)

Mitochondriale Gifte sind Arsen, Aluminium, Zinn, Cäsium und Thallium. Thallium ist ein Benzin-Additiv, das zehnmal giftiger als Quecksilber ist. Cäsium, ein starkes Mitochondriengift, ist durch die Reaktorkatastrophe in Fukushima, Japan, in unserer Umwelt allgegenwärtig. Von Aluminiumvergiftung ist auch jeder von uns betroffen, da Aluminium in der Luft, im Wasser, in Soda-Dosen und im Deo zu finden ist. Diese Toxine vergiften unsere Enzyme, deren Aufgabe es wäre, Nährstoffe in unsere Mitochondrien zu transportieren.

Zur Schwangerschaftsvorbereitung (*vor* der Empfängnis) empfiehlt sich also eine Entgiftung des Körpers sowie der Aufbau durch vitamin- und mineralstoffreiche Ernährung unter Einbeziehung von Probiotika. (Die Wichtigkeit von Probiotika vor der Geburt wird im Kapitel *Geburt* näher beleuchtet.)

Ätherische Öle entgiften den Körper und unterstützen alle Körpersysteme bei ihrer Arbeit:

- Das **Zitronenöl** entgiftet und leitet Plastik aus dem Körper aus.
- Das ätherische Öl von **Koriander** kann den Körper von Aluminum reinigen.
- **Immortelle** erweitert die Leberkanäle und erleichtert die Freisetzung von Toxinen und Giften aus dem System.
- **Grapefruit** bindet Gifte in den Fettzellen und leitet sie aus.

Eine einfache Entschlackungs- bzw. Entgiftungsmethode:

1. **Zitronenöl** – 1 Tropfen in ½ -1 Liter Wasser geben und am Vormittag trinken. (Zitronenöl unterstützt die Körperzellen bei der Reinigung und Entgiftung.)
2. **Pfefferminzöl** – 1 Tropfen in 1 Liter Wasser geben und am Nachmittag trinken (Pfefferminzöl unterstützt die Ausleitung der von der Zitrone gelösten Schadstoffe.)

Ätherische Öle – wertvolle Wegbegleiter in der Schwangerschaft

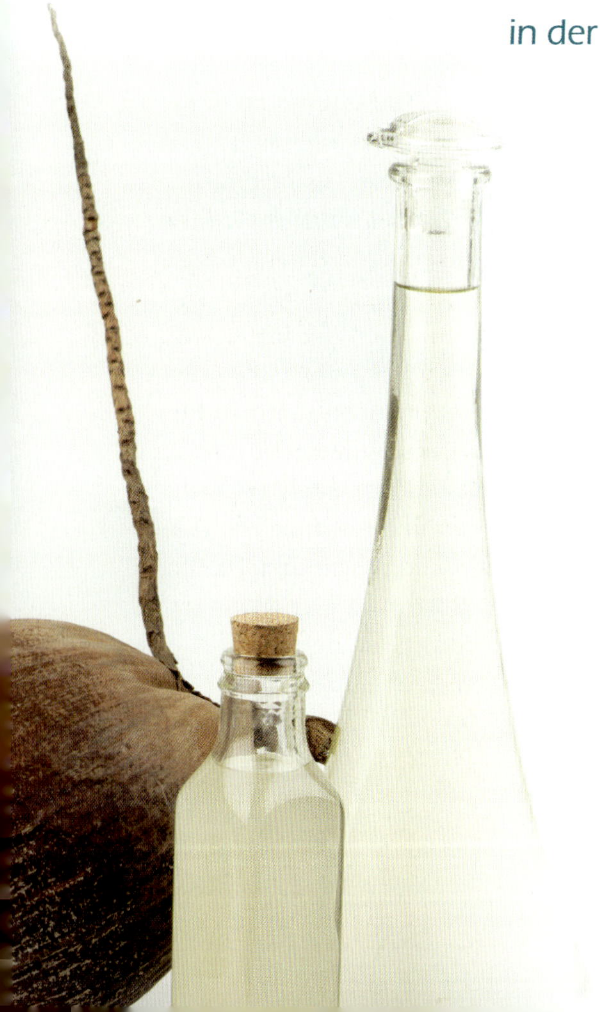

Die Anwendung der Aromatherapie für Schwangerschaft und Geburt ist eine jahrtausendealte Methode, die, richtig angewendet, sehr viel dazu beitragen kann, diese besondere Zeit im Leben einer Frau überaus glücklich und angenehm zu machen.

Ätherische Öle werden immer und besonders in der Schwangerschaft mit einem reinen Pflanzenöl sehr stark verdünnt, denn das Baby schnuppert mit! Eine Beschreibung der *reinen Pflanzenöle* wie Oliven-, Jojoba- oder Kokosöl findest du im *Kapitel 2*.

Die Düfte von ätherischen Ölen fördern das allgemeine Wohlbefinden und eine tiefgehende Entspannung. Sie unterstützen eine freie und tiefe Atmung und verschaffen Erleichterung bei allen möglichen kleinen Unannehmlichkeiten, die während einer Schwangerschaft auftreten können.

- **Beruhigende Massage:** Zur Entspannung, Regeneration und Steigerung des Wohlbefindens während der Schwangerschaft ist eine Massage mit ätherischen Ölen meistens sehr beruhigend und beglückend; denn die duftenden Öle regen nicht nur den Körper zu erhöhter Leistung und gesteigerter Vitalität während der Schwangerschaft an, sie besänftigen auch das Gemüt und verbreiten Ruhe und Gelassenheit in einer hektischen und oft ungewissen, erwartungsvollen Zeit.

- **Angenehme Atmosphäre:** Ätherische Öle in die Raumluft zu versprühen, hat einen reinigenden, erfrischenden und entspannenden Effekt und ist die einfachste Art der Luftreinigung:
  - 2-6 Tropfen eines Öls in eine Sprühflasche mit Wasser geben und im Raum zerstäuben.
  - Oder 5-10 Tropfen in einen mit Wasser gefüllten Aroma-Diffuser geben, um ein angenehmes Raumklima zu schaffen.

Achtung: Diese ätherischen Öle sind in der Schwangerschaft zu meiden

In der Schwangerschaft zu meiden sind bestimmte hormon-modulierende ätherische Öle. Das sind Öle, die hormonähnliche Aufgaben im Körper unterstützen. Hormone regulieren den geordneten chemischen Ablauf im Körper, unterstützen den Stoffwechsel und kontrollieren den Energieausgleich. Sie helfen dem Körper, Infektionen abzuwehren, traumatische Erinnerungen aus dem Zellgedächtnis zu löschen und emotionalen Stress zu befrieden. Sie fördern das Wachstum und die Entwicklung sowie die Versorgung des Embryos im Mutterleib und sind zuständig für die Geburt sowie die Ernährung des Neugeborenen.

Daher sind alle hormonähnlichen, stark durchblutungsfördernden sowie weheneinleitenden ätherischen Öle, die dabei helfen, den Geburtsvorgang zu unterstützen, zu meiden:

Diese Öle sind in der Schwangerschaft zu meiden:		
Anis und Fenchel	Nelke und Zimt	Rosmarin
Basilikum	Rainfarn	Wacholder
Calamus	Muskatellersalbei und Salbei	Wintergrün
Estragon	Muskatnuss	Ysop, u.a.

Außerdem meidet man ätherische Öle zur **Reinigung** der Körpersysteme, denn jetzt ist nicht die Zeit des Aufräumens gekommen, sondern eine Zeit, um eine gesunde und ausgeglichene Balance aller Organe zu unterstützen. Also vermeidet man:

Reinigende Öle sind ebenfalls zu meiden:	
Majoran	Rosmarin
Oregano	Thymian, u.a.

Beliebte Schwangerschaftsöle

Man verwendet ausschließlich milde, liebliche Düfte, die der werdenden Mutter angenehme Aromen schenken. Hydrolate sind in dieser Zeit besonders beliebt, denn sie umhüllen die Sinne mit einem feinen **Hauch von Duft**. Dadurch stören sie das delikate Gleichgewicht der Hormone und anderer Botenstoffe nicht, das in einer beginnenden Schwangerschaft erst gefunden und gefestigt werden muss. Zu diesen Ölen zählen vor allem ätherische Öle, die die seelische Stabilität, Sicherheit und Geborgenheit hilfreich unterstützen.

Alle ätherischen Öle werden in der Schwangerschaft immer mit einem reinen Pflanzenöl stark verdünnt!

Die beliebtesten Schwangerschaftsöle	
Deutsche **Kamille**, die duftende Blumenwiese	Betörender **Rosen**duft
Beruhigender **Mandarinen**duft	Duftendes **Sandelholz**
Klärender **Pfefferminz**duft	Erdender **Weihrauch**duft
Beschwingter **Zitronen**duft	Lieblicher **Lavendel**duft

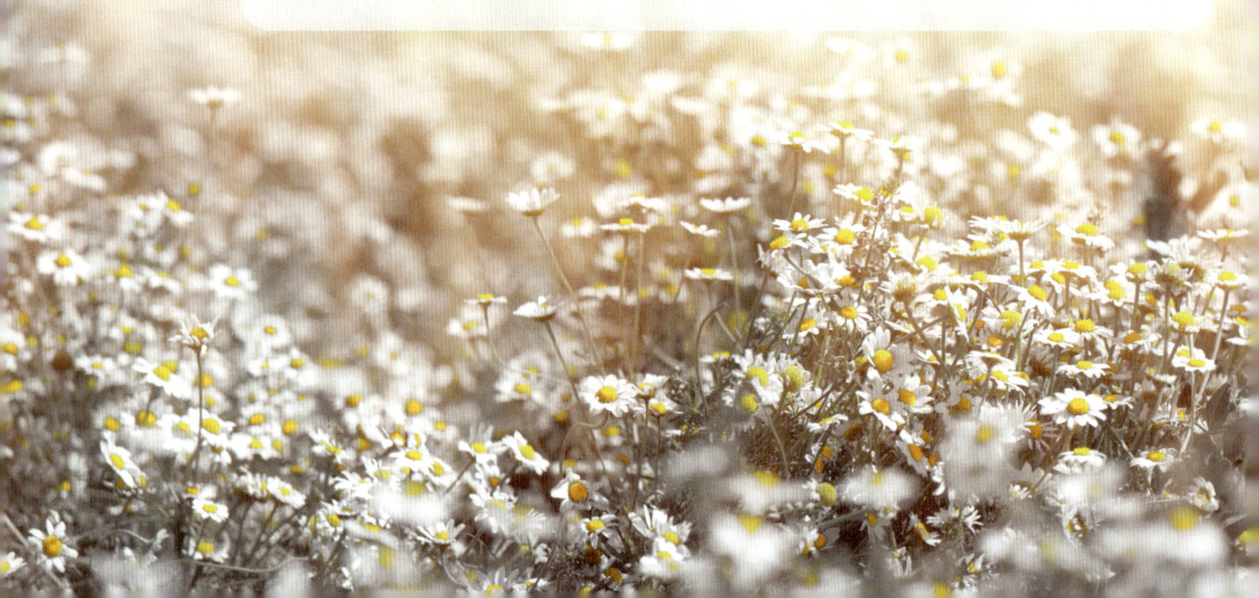

Besondere Pflege in der Schwangerschaft

Wie man Schwangerschaftsübelkeit mit Pfefferminze in Schach hält

Während sich der Körper der Frau hormonell neu ausrichtet, kann es bei manchen Frauen besonders in den ersten drei Monaten – oft morgens – zu Übelkeit kommen. Dem begegnet man mit dem verlässlichen **Pfefferminzöl**.

Pfefferminze – das Verdauungsöl

Es beruhigt die Magennerven, indem es enzymatische Prozesse im Verdauungsapparat unterstützt und gestresste Magennerven beruhigt, die durch Reizüberflutung oder seelische Unruhe aus der Balance geworfen wurden. Sich dem geänderten Lebensrhythmus des Körpers und der neuen Hormonsituation anzupassen, kann die sensiblen Magennerven belasten.

Anwendung des Pfefferminzöls für Schwangerschaftsübelkeit:

- Das **Pfefferminzöl** aus dem Fläschchen oder aus der Hand einatmen.
- Zur Kühlung auf Stirn und Nacken auftragen.
- 1 Tropfen auf den Handrücken geben und ablecken (Nahrungsergänzung).
- 1 Tropfen in ein Glas Wasser verrühren und trinken (Nahrungsergänzung).
- Auf die Fußsohlen auftragen und einreiben.
- Auch **Zitronenöl** wird von manchen Schwangeren bevorzugt und wie Pfefferminzöl angewendet.
- Man kann auf das Pfefferminz-Ölfläschchen statt dem Tropfer einen Roll-On-Aufsatz aus Edelstahl aufsetzen. So steht das Pfefferminzöl immer handlich zum Auftragen zur Verfügung.

Die gesunde Ernährung während der Schwangerschaft

Nach Absprache mit dem Arzt, der Hebamme oder deiner Ernährungsberaterin werden sich deine Essgewohnheiten nun vielleicht etwas ändern. Du wirst sensibilisiert für die Notwendigkeit, gesund zu essen. Vielleicht suchst du im Supermarkt nach Bio-Produkten. Nahrungsergänzungen könnten deine Vitamin- und Mineralstoffreserven aufstocken. Dabei ist **Vitamin D** in der Schwangerschaft besonders wichtig, um die gesunde Entwicklung des Fötus zu sichern. Früher herrschte die allgemeine Meinung: „Jedes Kind ein Zahn." Man glaubte, dass das Ungeborene zu seinem Wachstum dem Körper der Mutter die letzten Vitamine und Mineralstoffe entzieht. Heute wird mit Nahrungsergänzungen vorgesorgt. Frage deinen behandelnden Arzt.

Für ein gesundes und glückliches Kind ist die gesunde Ernährung, schon im

Mutterleib, Voraussetzung! Der Embryo nimmt bereits im Mutterleib die Gerüche, Vorlieben und Abneigungen der Mutter an bestimmten Aromen wahr. So beginnt schon lange vor der Geburt der Prozess der „Konditionierung". Das Kind lernt mit jeder Zelle seines Körpers, dass das, was die Mutter denkt und tut, „Gesetz" ist. Das heißt, es wird sich bemühen, ebenso zu denken und zu schmecken, zu riechen und zu fühlen wie die Mutter. Schließlich will es ja überleben. Schon in diesem frühen Stadium wird die Veranlagung zu Übergewicht, Fresslust, Suchtmitteln, zu ungesunden Lebensgewohnheiten oder zu einer gesunden Lebensweise anerzogen.

Ätherische Öle als Nahrungsergänzung unterstützen eine gesunde Lebensweise, indem sie unserem Magen-Darm-Trakt bei seiner Arbeit behilflich sind, Enzyme herbeischaffen, die zur Nahrungsaufspaltung nötig sind, Sauerstoff heranbringen und die Energiegewinnung aus der Nahrung gewährleisten.

Anwendung ätherischer Öle als Nahrungsergänzung:

- Man fügt Getränken und Speisen ein als Nahrungsergänzung gekennzeichnetes ätherisches Öl zu. Ein einziger Tropfen genügt meist. Bei sehr starken Ölen, wie beispielsweise Oregano im Pesto, genügt oft ein halber Tropfen. Dazu wird ein Zahnstocher in das Ölfläschchen gesteckt und mit dem Zahnstocher die Speisen umgerührt, um das Öl als Gewürz zu dosieren. Es ist zu beachten, dass ätherische Öle niemals mitgekocht, sondern stets der fertigen Speise untergerührt werden.
- Beliebte warme und kalte Getränke mit Zugabe von 1 Tropfen ätherischem Öl sind Tees, wie Pfefferminz-, Kamillen- oder Salbeitee und Kaltgetränke wie Limonaden, die mit den Zitrusölen **Zitrone, Orange, Mandarine** oder **Limette** eine einzigartige Geschmackspalette bieten. Dieser Hinweis könnte leicht überlesen werden. Nur wenn du selbst das einzigartige Geschmackserlebnis von ätherischen Ölen auf deinem Gaumen kennst, wirst du fortan auf chemisch geschönte Softdrinks gerne verzichten.

Schwangerschaftsstreifen, nein danke!

Will man sich vor Schwangerschaftsstreifen schützen, dann sollte man schon frühzeitig mit der gezielten Hautpflege beginnen. Man will ja künftig nicht wie ein Berg mit tiefen Furchen und Gräben aussehen, die einen oft jahrelang begleiten und manchmal nie mehr zurückgehen. An einen Bikini ist dann nicht zu denken! Also beginnt man schon ab dem vierten Schwangerschaftsmonat mit der Pflege von Bauch und Brüsten.

Dabei mischt man ein nährendes Massageöl aus reinem Pflanzenöl und hautschützenden ätherischen Ölen wie **Weihrauch** oder **Sandelholz** zusammen und trägt es täglich auf, um die Elastizität der Haut zu erhöhen und dadurch Schwangerschaftsstreifen zu vermeiden. Man kann auch eine einfache selbstgemachte Hautcreme zubereiten, die garantiert ohne chemische Zusatzstoffe ist und mit natürlichen Inhaltsstoffen die Haut pflegt. Ein Rezept findest du nachstehend in diesem Kapitel.

Anwendung ätherischer Öle gegen Schwangerschaftsstreifen:

- Ätherische Öle wie **Weihrauch** und **Sandelholz** legen nicht nur einen weihevollen Duftmantel um die Mutter, sie sind auch besonders hautregenerierende, entspannende Öle.
- Es können auch alle anderen Schwangerschaftsöle wie **Kamille, Mandarine** oder **Rose** verwendet werden.
- Man gibt in 250 ml Pflanzenöl (Kokosöl oder Mandelöl) 15-20 Tropfen eines ätherischen Öls und mischt gründlich vor Gebrauch.
- Statt Pflanzenöl kann auch eine Creme bereitet werden (Rezept siehe unten).
- Man reibt diesen nährenden, schonenden Hautschutz morgens und abends auf Bauch, Brüste und Gesäß.

Wie du empfindliche Brustwarzen abhärtest

Um die empfindlichen Brustwarzen langsam an ihre Aufgabe heranzuführen, das Baby zu säugen, kann man rechtzeitig damit beginnen, sie abzuhärten. Das macht man mittels einer kalten Wasserabreibung und durch das gezielte Bürsten oder vorsichtige Kneten der Brustwarzen. Dabei verwendet man eine milde Ölmischung (viel Pflanzenöl, 1 Tropfen ätherisches Schwangerschaftsöl).

Dadurch kann man vermeiden, dass das Anlegen des Babys nach der Geburt zu schmerzhaft wird. Auch **Entzündungen der Brustwarzen**, die oft zu Beginn der Stillzeit auftreten können, kann man dadurch vermeiden.

Anwendung ätherischer Öle zur Abhärtung empfindlicher Brustwarzen:

- Eine Ölmischung aus 1 Tropfen eines der Schwangerschaftsöle wie **Weihrauch, Sandelholz** oder **Kamille** in viel reinem Pflanzenöl auf die Brustwarzen auftragen und leicht massieren, kneten oder bürsten.
- Eine kalte Wasserabreibung machen.

Die Pflege der Beine und Füße

Die Füße der Schwangeren tragen eine schwere Last. Das Blut muss stärker pumpen. Es können Schwellungen durch Wasseransammlungen um die Knöchel herum auftreten. Da wird die Pflege der Beine und Füße wichtig.

Dabei helfen lindernde ätherische Öle wie **Kamille, Zitronengras, Zypresse** oder **Grapefruit** im angenehmen Fußbad. Sie entlasten schwere Füße und Beine und pflegen sie zugleich. Nach dem Fußbad empfiehlt sich eine stärkende, pflegende Beinmassage mit den Lieblingsölen. So gepflegt, kann die werdende Mutter, die

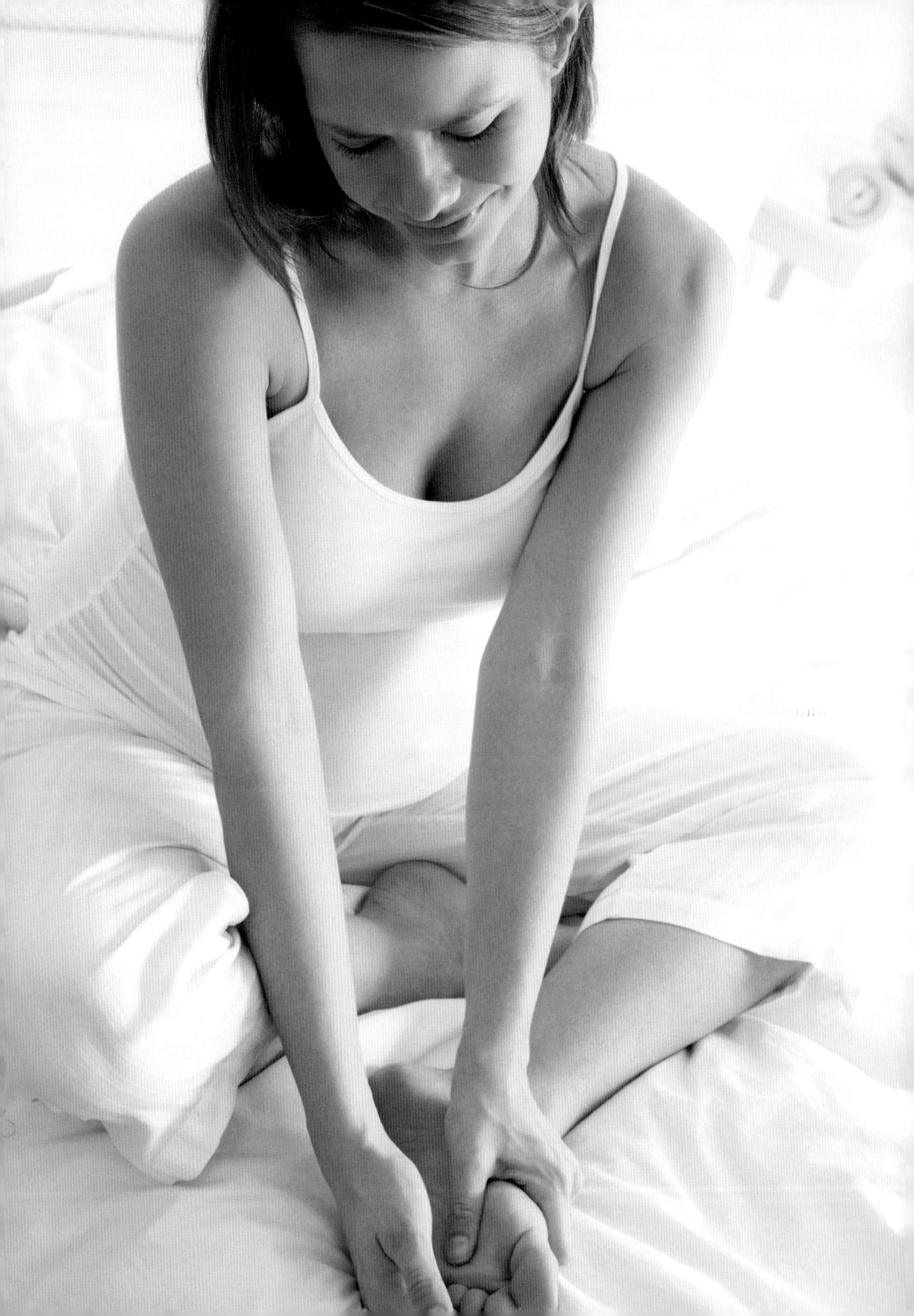

oft sehr schwer trägt, wenigstens zwischenzeitlich wie „auf duftenden Wolken" gehen. Stützstrümpfe helfen, dem Lymphsystem und den Venen den nötigen Halt zu geben.

Anwendung ätherischer Öle für die Pflege der Beine und Füße:

- Ätherische Öle wie Kamille oder Grapefruit werden in ein wenig Salz emulgiert und in ein Fußbad gegeben.
- Nach dem Fußbad reibt man stärkende Öle wie Zitrone, Zitronengras und Zypresse in Füße und Beine ein.

Wenn der Rücken schmerzt und man nicht einschlafen kann

Ätherische Öle, die für Schwangere sicher sind, wie **Weihrauch** oder **Sandelholz**, kann man stark verdünnt in Massageöl oder in einer selbstgemachten Pflegecreme auf den unteren Rücken reiben oder, noch besser, sich vom Partner verwöhnen lassen.

Jede Schwangere weiß, wie schwierig es oft ist, die richtige Lage im Bett zu finden, um einschlafen zu können. Neben den körperlichen Beschwerden kommt oft noch die Angst vor dem Ungewissen – der Geburt – dazu. Gedanken kreisen unaufhörlich im Kopf, und das Einschlafen kann jedes Mal zur Qual werden.

Als liebevolle Einschlafhilfe, die nicht nur die müden Augen zufallen lässt, sondern auch die nimmermüden Gedanken in der Schwangerschaft zur Ruhe bringt, hat sich der beruhigende Duft von **Rosen**wasser oder ein schützender **Mandarinen**duft, der erdende **Weihrauch**- oder ein inspirierender **Sandelholz**duft bewährt.

Anwendung ätherischer Öle bei Rücken- und Einschlafproblemen:

- **Ein Blütenwasser,** wie etwa **Rosenhydrolat**, auf Gesicht (Achtung Augen!), Herz und Pulsstellen aufgetragen, hüllt die werdende Mutter in Liebe und Dankbarkeit ein. Die Natur unterstützt das Leben, und die Mutter als Hüterin des Lebens steht unter ihrem besonderen Schutz!
- **Ätherische Öle**, die sicher in der Schwangerschaft sind – **Kamille, Rose, Sandelholz, Weihrauch** – in Massageöl, Creme oder Körperlotion mischen und vor dem Zubettgehen großzügig auftragen. Die Öle beruhigen und nähren die Haut, doch gleichzeitig beruhigen sie auch die Nerven und das ängstliche Herz. Sie glätten so manche Sorgenfalte und tragen uns auf leichten Flügeln in eine lichte Traumwelt.
- **Pfefferminze und Immortelle** sind die schmerzstillenden Öle während der Schwangerschaft.
- **Ein Aroma-Diffuser** neben dem Bett ist auch hilfreich. Dazu stellt man die Zeitschaltung des Diffusers auf die gewünschte Länge des Vernebelns ein. Man schaltet das Licht des Apparats aus, damit man ungestört einschlafen kann. Nach Ablauf der Zeituhr schaltet sich der Aroma-Diffuser von selbst ab.

- **Bei unruhigem Schlaf oder Anspannung:** 2 Tropfen eines beruhigenden Öls – wie **Weihrauch** oder **Mandarine** – auf ein Baumwolltuch geben und dieses auf das Kopfkissen legen. Oder 1 Tropfen Öl auf das Kissen tropfen.
- **Bei Müdigkeit:** Einer 250 ml Flasche mit reinem Pflanzenöl 15 Tr. **Sandelholz**, 2 Tr. **Orange** und 2 Tr. **Geranie** beifügen, gut mischen und den Körper einmassieren.

Wie Hämorrhoiden während der Schwangerschaft erträglich werden

Im letzten Drittel der Schwangerschaft leiden 50% aller werdenden Mütter an Hämorrhoiden, wenn das Baby mit seinem Körpergewicht auf kleine Blutgefäße drückt. Auch das Pressen beim Geburtsvorgang wird dieses Problem fördern. So können Hämorrhoiden noch einige Monate nach der Geburt lästig, manchmal sogar schmerzhaft sein, bis sich alles wieder reguliert.

Milde ätherische Öle, die hier Linderung verschaffen, sind **Zistrose, Immortelle**, **Weihrauch** und **Zypresse**. Die Öle können in Wasser aufgelöst als Spray (gut schütteln!) oder in Massageöl oder Creme verwendet werden.

Anwendung ätherischer Öle bei Hämorrhoiden:

- Ätherische Öle wie **Zistrose, Immortelle**, **Weihrauch** und **Zypresse** erweisen sich hier als hilfreich.
- **Ein angenehmes Bad** mit ätherischen Ölen kann den Juckreiz lindern und den Schmerz beruhigen. Dazu gibt man ein wenig Badegel, Honig oder Sahne in ein kleines Glas, fügt einige Tropfen eines ätherischen Öls bei, mischt gründlich, um das Öl zu emulgieren, und fügt das Gemisch knapp vor dem Badevergnügen dem Badewasser zu.
- **Eine Waschung**, sanft und gründlich, wirkt desinfizierend und beruhigend. Man kann jedes für Schwangere geeignete ätherische Öl dazu verwenden, denn sie alle haben eine desinfizierende und beruhigende, hautaktive Wirkung. Nach der Waschung vorsichtig mit unparfümiertem weichen Papier oder einem Handtuch abtrocknen.
- **Ein aufblasbarer Ring** erleichtert das Sitzen. Oft wird dieser nach der Geburt verwendet, um das Sitzen zu erleichtern, das durch einen Dammschnitt Schmerzen bereitet. (Der Dammschnitt kann durch ätherische Öle während der Vorbereitung auf die Geburt auf ein Minimum reduziert werden. Siehe dazu *Kapitel 4 – Geburt*.)

Der bakterielle Fingerabdruck und das gesunde Verdauungssystem der Mutter

Es ist wissenschaftlich belegt, dass ein Kind beim Eintritt in die Welt zur Zeit der Geburt einen bakteriellen Fingerabdruck erhält. Das ist das bakterielle System in seinem Darmtrakt, die Bakterienkolonien, die es fortan in sich tragen wird. Diejenigen Bakterien, denen das Baby ausgesetzt ist, während es im Geburtsprozess durch den Geburtskanal tritt, bevölkern von nun an den Verdauungstrakt des Kindes. Daher ist es wichtig, dass die Mutter mit einem **Probiotikum** vor der Geburt für ein gesundes Verdauungssystem sorgt.

Babys, die durch Kaiserschnitt zur Welt kommen, werden Bakterien in ihrem Darm haben, die sie von ihrer Mutter mitbekommen, aber zusätzlich Bakterien, die an den Händen der Krankenschwester und in der Krankenhausumgebung sind. Das ist der Grund, warum durch Kaiserschnitt Geborene ein viel größeres Risiko haben, an Diabetes, Fettleibigkeit, ADHS oder Autismus zu erkranken.

Ein Aroma-Diffuser mit duftenden ätherischen Ölen im Geburtszimmer ist nicht nur eine seelische Stütze für die Mutter, sondern die antibakteriellen Öle versehen unbemerkt und unbeachtet den besonderen Dienst, im Geburtsprozess schädliche Bakterien, die dem Kind wie ein Stempel aufgedrückt werden und mit denen es ein Leben lang wird leben müssen, zu eliminieren!

Weihrauch und Myrrhe – eine 5.000 Jahre alte Geburtstradition

Es ist daher kein Zufall, dass bereits vor Tausenden von Jahren ätherische Öle von Weihrauch und Myrrhe gezielt eingesetzt wurden, um Mutter und Baby zu schützen. Die moderne Wissenschaft bestätigt heute, dass **Weihrauch** starke antibakterielle Eigenschaften besitzt und das Immunsystem kräftig anregt. Auch **Myrrhe** ist ein hoch anti-infektiöses Öl und wurde nach der Geburt umgehend pur auf die Nabelschnur aufgetragen, um zu verhindern, dass eine Infektion in das Baby oder zurück zur Mutter stattfindet.

Weihrauch, Myrrhe und Balsam wurden einst in der Stadt Od destilliert. König Od war der Großenkel von Noah.

Ein gesundes Verdauungssystem der Mutter vor der Geburt ist also wichtig, und Probiotika in Form von Joghurt, fermentierten Nahrungsmitteln und Probiotika-Nahrungsergänzungen mit ätherischen Ölen sind angebracht.

Unterstützende Öle für die Gefühlswelt

Gemischte Gefühle von Vorfreude und Angst wechseln sich oft im Herzen der Schwangeren ab. Einserseit schwelgt sie in der freudigen Erwartung auf ihr Baby, und die neuen Babysachen lassen das Herz der werdenden Mutter singen, andererseits kommen die Stunden der Unsicherheit und des bangen Wartens.

In diesen Stunden kommen ätherische Öle von **Lavendel, Kamille, Rose** und anderen Seelentröstern zu Hilfe. Sie beruhigen, machen Mut, schenken Kraft und Stärke und heben ein bedrücktes Herz zu lichteren Höhen empor.

Anwendung ätherischer Öle zur Unterstützung der Gefühle:

- **Kamillenöl** hilft, unangenehme Gefühle zu neutralisieren und Ärger loszuwerden.
- **Patschuli** hat eine erdende Wirkung. Es bündelt die inneren Kräfte und schenkt ein Gefühl von Ausgeglichenheit und ruhiger Gelassenheit.
- **Mandarinenöl** wirkt mit seinem lieblichen Aroma sehr entspannend und vertreibt nervöse Gedanken und Gefühle von Ängstlichkeit und Unsicherheit.
- **Orangenöl** bringt Freude und Zuversicht in ein beklommenes Herz und hebt die Stimmung. Es unterstützt das Immunsystem und löst Angstgefühle in Zuversicht und Freude auf.
- **Rosenöl** ist wie ein himmlisches Versprechen, dass alles gut ist. Es berührt das Herz und lässt negative Gefühle schmelzen. Sein Duft schenkt Hoffnung und Zuversicht.
- Ätherische Öle zur Unterstützung der Emotionen werden eingeatmet. Man riecht entweder am Fläschchen oder tropft einen Tropfen in die Hand, verreibt gründlich und atmet den Duft aus der Hand ein. Man kann auch einen Aroma-Diffuser verwenden und das Öl in den Raum vernebeln.
- Gerne wird das Öl auch auf Schultern und Füße aufgetragen.

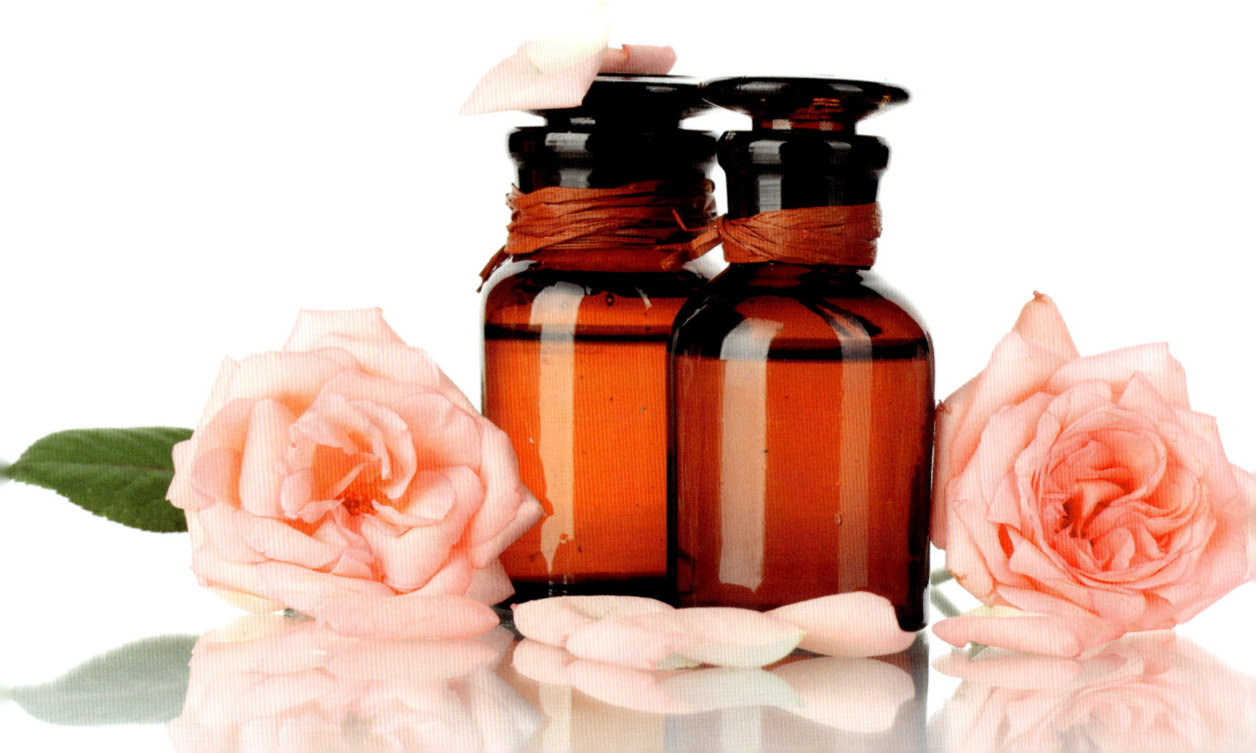

Rezepte: Pflegende Hautcremes und Massageöle

Ein Massageöl-Rezept für die gesamte Schwangerschaft

- 8-10 EL Jojoba- oder Kokosöl (oder ein anderes reines Pflanzenöl)
- 2 Tr. Mandarine
- 1 Tr. Zitrone
- 4 Tr. Zypresse
- 4 Tr. Lavendel
- 3 Tr. Geranie

Anwendung:

Ätherische Öle mit dem Massageöl vermischen und 1 Tropfen davon auftragen. Dieses Massageöl kann während der gesamten Schwangerschaft verwendet werden. Man fängt bei den Fußsohlen und Füßen an und massiert die Ölmischung weiter über die Knöchel und Beine in Richtung Herz sanft ein. Am besten bequem mit hoch gelagerten Beinen auf das Sofa legen und sich vom Partner verwöhnen lassen.

Das nährende Massageöl

- 250 ml reines Pflanzenöl
- 15-30 Tropfen ätherische „Schwangerschaftsöle" wie **Kamille, Mandarine, Pfefferminze, Weihrauch, Sandelholz** oder **Rose**

Anwendung:

In das Pflanzenöl 15-30 Tropfen eines ätherischen Öls oder einer Mischung daraus beifügen und vor Gebrauch gut mischen. Zur Hautpflege und Vorbeugung von Schwangerschaftsstreifen morgens und abends 1 Tropfen auf Brust, Bauch und Gesäß auftragen und einmassieren.

Die schützende Hautcreme

- Kokosöl
- Olivenöl
- Bienenwachs (gerieben)
- Vitamin E
- Ätherisches Öl (**Myrrhe, Weihrauch** oder **Sandelholz**)

Anwendung:

Kokosöl, Olivenöl und Bienenwachs im Wasserbad flüssig werden lassen. Vom Herd nehmen und etwas abkühlen lassen. Vitamin E-Kapsel und einige Tropfen eines pflegenden ätherischen Öls unterrühren, in Tiegel abfüllen und die nicht verwendete Menge bis zum Gebrauch kühl lagern.

Massageöl bei Hautjucken während der Schwangerschaft

- 5 EL Jojoba- oder Kokosöl
- 2 Tr. Mandarine
- 2 Tr. Zitrone
- 2 Tr. Zypresse
- 2 Tr. Lavendel
- 2 Tr. Geranie

Anwendung:

Diese Ölmischung enthält dieselben Öle wie die vorhin genannte Mischung, nur in einem anderen Verhältnis. Sie wird nach dem Duschen auf die noch feuchte Haut aufgetragen. Sie hilft gegen Juckreiz und beugt zugleich auch Schwangerschaftsstreifen vor.

Die Venen-Ölmischung

- 250 ml Kokosöl
- 15 Tr. Zitrone
- 15 Tr. Zitronengras
- 15 Tr. Zypresse

Anwendung:

Ätherische Öle in Kokosöl mischen, gut schütteln und ein paar Tropfen dieses Massageöls auf Beine und Füße auftragen und in Richtung Herz einmassieren.

10 ätherische Öle für die Füße

Ätherisches Öl	Wirkung
Lavendel (*Lavandula angustifolia*)	ausgleichend, desodorierend, wundheilend, pilzabtötend
Palmarosa (*Cymbopogon martinii*)	pilzabtötend, desodorierend, sehr hautpflegend, das Lymphsystem entstauend
Pfefferminze (*Mentha piperita*)	desodorierend, erfrischend, kühlend, pilzabtötend
Narde (*Nardostachys jatamansi*)	Phlebotonisch (Krampfadern pflegend), hautpflegend, wundheilend
Neroli (*Citrus aurantium*)	sehr hautpflegend, ausgleichend, phlebotonisch (Krampfadern pflegend)
Rosengeranie (*Pelargonium graveolens*)	sehr hautpflegend, wundheilend, entspannend, ausgleichend, pilzabtötend, adstringierend
Sandelholz (*Santalum album*)	sehr hautpflegend, venös und lymphatisch unterstützend
Weihrauch (*Boswellia carteri*)	stark antiphlogistisch (entzündungswidrig), beruhigend, sehr hautpflegend
Zitronengras (*Cymbopogon flexuosus*)	gefäßerweiternd, pilzabtötend, desodorierend
Zypresse (*Cypressus sempervirens*)	adstringierend, phlebotonisch, die Lymphe entstauend, schweißhemmend

Ätherische Öle zur Geburtsvorbereitung

Anwendung ätherischer Öle zur Geburtsvorbereitung im Dammbereich

Etwa zwei bis drei Wochen vor der Geburt kann der Dammbereich mit einer Massageöl Mischung aus **Myrrhe, Geranie** oder **Lavendel** in reinem Pflanzenöl auf die Geburt vorbereitet werden. Sie macht den Muttermund weich und schützt vor Dammriss.

Vor der Geburt:

- 30 ml reines Pflanzenöl
- 8 Tr. Geranie
- 5 Tr. Lavendel

Anwendung:

Ätherische Öle mit Jojobaöl oder Kokosöl oder einem anderen reinen Pflanzenöl vermischen und zur Geburtsvorbereitung dreimal täglich sanft auf den Damm auftragen. Eine Woche vor der Geburt zusätzlich 5 Tropfen Fenchelöl beifügen.

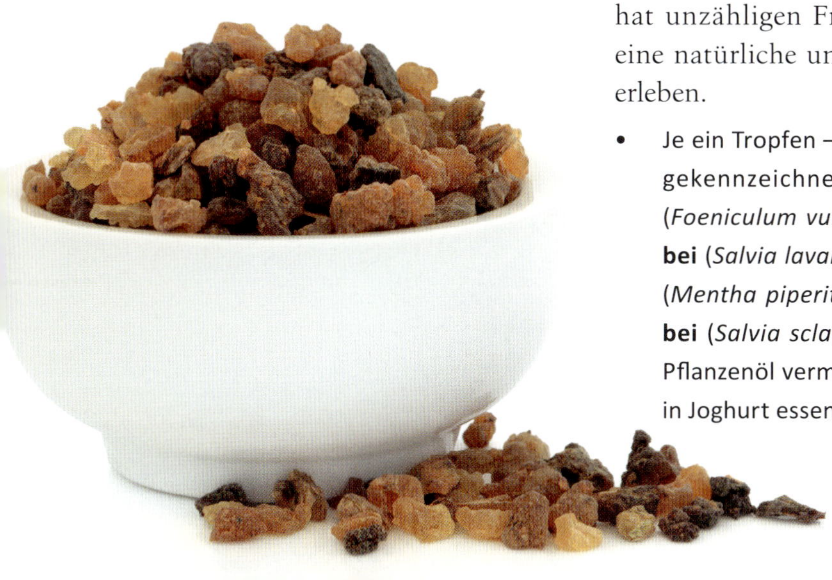

Myrrhe, das Öl der Mütter

In alten Zeiten war Myrrhe das Öl für die Geburtsvorbereitung und die Geburt. Myrrhe ist reich an Sesquiterpenen und erhöht die Sauerstoffzufuhr. Damals wurde Myrrhenöl schon mehrere Wochen vor der Geburt auf den Dammbereich massiert, um die Elastizität des Dammes zu erhöhen und so den Dammriss zu verhindern.

Anwendung ätherischer Öle als Nahrungsergänzung zur Geburtsvorbereitung:

Dr. LeAnne Deardeuff, eine Alternativmedizinerin, empfiehlt als Vorbereitung in der letzten Woche vor der Geburt ein paar Tropfen einer Mischung aus **Muskatellersalbei, Pfefferminze, Spanischem Salbei** und **Fenchel** als Nahrungsergänzung einzunehmen. Diese Ölmischung, die Öle enthält, die allesamt während der Schwangerschaft zu meiden sind, bereitet die Mutter nun auf die Geburt vor. Sie leitet keine vorzeitige Geburt ein, sondern hat unzähligen Frauen dabei geholfen, eine natürliche und raschere Geburt zu erleben.

- Je ein Tropfen – als Nahrungsergänzung gekennzeichnete – Öle von **Fenchel** (*Foeniculum vulgare*), **Spanischem Salbei** (*Salvia lavandulifolia*), **Pfefferminze** (*Mentha piperita*) und **Muskatellersalbei** (*Salvia sclarea*) in reichlich reinem Pflanzenöl vermischen und zum Beispiel in Joghurt essen.

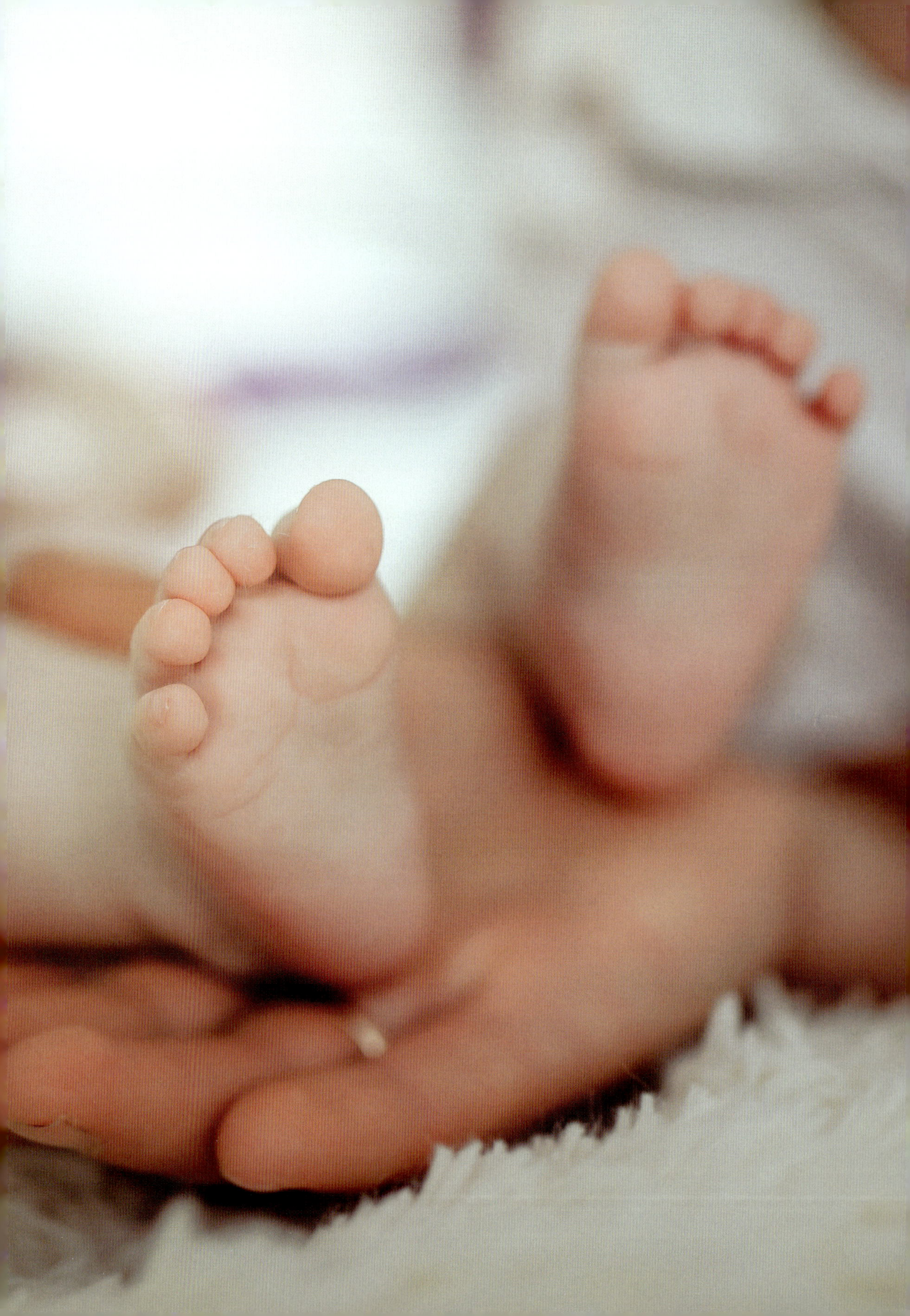

Wehen und Geburt

4

In der Stunde der Geburt stehen ätherische Öle als verlässliche Stützen bereit. Sie kühlen die heiße Stirn, fächeln der Mutter reine, duftende Atemluft zu, während sie gleichzeitig Krankheitskeime beseitigen, um dem Neugeborenen den besten Start in ein gesundes Leben zu ermöglichen. Sie lindern Schmerzen und unterstützen eine raschere, sanftere Geburt. Mit ihrem anhebenden Duft nehmen sie den neuen Erdenbürger in Empfang und überschütten ihn mit den kostbarsten Geschenken, die Mutter Natur für das Kind bereithält.

Der Blasensprung

Das Schlafen in den letzten Tagen vor der Geburt ist eine regelrechte Kunst. Man dreht und wendet sich im Bett, das Kreuz schmerzt, der große Bauch ist überall im Weg.

So ging es auch mir, einer jungen und unerfahrenen Mutter. Zwar war ich bereits mit meinem zweiten Kind schwanger, aber Schwangerschaften sind nicht gerade alltägliche Dinge, und man muss immer auf Überraschungen vorbereitet sein. Welchen Herausforderungen muss eine Mutter begegnen? Was muss sie im Laufe der Zeit alles lernen? Damals waren noch keine Baby-Ratgeber an jedem Kioskstand erhältlich, und Aufklärungsabende, wie man sie heute kennt, gab es auch nicht. Der Arzt war die einzige Anlaufstelle, und der hatte meist keine Zeit für Erklärungen. Man hätte erst selber einige Kinder haben müssen, um „erfahren" zu sein.

Ich lag im Bett und dachte voll gespannter Erwartung an das, was mich bald bei der Geburt erwarten würde, als ich plötzlich etwas – wie eine warme Quelle – aus meinem Schoß hervorsprudeln fühlte. Ein ungewöhnliches Gefühl! Für einen Moment war ich wie gelähmt. „Ist es jetzt so weit?", schoss es mir durch den Kopf? „Was ist zu tun?" Auf dieses Ereignis war ich nicht vorbereitet.

Ich weckte schnell meinen Mann, der friedlich neben mir schlief, und presste mit zittriger Stimme hervor: „Blasensprung. Ich habe einen Blasensprung!" Er lief zum Telefon: „Ein Krankenwagen, schnell. Das Baby kommt."

Ich blieb verunsichert im Bett liegen, bis wenig später zwei Sanitäter in unserem Schlafzimmer standen. Sie forderten mich auf, aufzustehen und mitzukommen.

Diese Unruhe hatte unser Töchterchen aus dem Schlaf geschreckt. Sie stand nun in ihrem Gitterbettchen und weinte verwirrt. Ich streichelte beruhigend über ihr Köpfchen.

„Ich brauche ein Handtuch", bat ich meinen Mann, nahm mein Rosenöl vom Tisch und ging dann mit den Sanitätern mit. Bei einem Blasensprung wird die werdende Mutter zum Schutz des Kindes immer getragen. „Wo ist der Stuhl, ein Rollwagen oder eine Bahre?", wunderte ich mich. Ich musste zwei Stockwerke tief die Treppen hinabsteigen und eine ziemliche Gehstrecke zurücklegen, bevor ich in den Krankenwagen einstieg, der schließlich mit Blaulicht und Horn zum Krankenhaus raste.

Es war dunkel, 5:00 Uhr morgens. Die Straßen durch Wien waren noch menschenleer. Im Krankenhaus angekommen, wurde ich schließlich in einen Rollwagen gesetzt und von der Geburtenstation in Empfang genommen. Zwei Stunden später hielt ich meinen Sohn im Arm – ein süßes Kind! Ein Hauch von Rosenduft hing in der Luft.

Ich hatte mir vorgenommen, mein Kind mit dem liebevollen, anhebenden Duft von Rosen in dieser Welt willkommen zu heißen, die andernfalls nach sterilen Desinfektionsmitteln gerochen hätte. Daher nahm ich unbemerkt einen Tropfen von diesem Öl auf mein Handgelenk, bevor ich in den Kreißsaal geführt wurde. „Der Duft wird mich beruhigen und das Kind in Empfang nehmen", bestärkte ich mich. Ich glaube nicht, dass meine damals ungewöhnliche Handlung auf Verständnis gestoßen wäre. Darum tat ich alles im Geheimen. Heute sind ätherische Öle im Geburtszimmer für jeden Freund von hochwirksamen Essenzen ein willkommenes Geschenk und ganz normal geworden.

Die Rose hat eine Frequenz, die sehr hoch schwingt. Tatsächlich ist sie eine der am höchsten schwingenden Substanzen, die diese Welt kennt. Diese Schwingung tritt mit dem Neugeborenen in Resonanz und beruhigt es nach den Strapazen der Geburt. Sie glättet Gefühle von Angst, Unsicherheit und Stress wie ein weicher Samt, der die zarte Babyhaut behutsam umfließt. Sie sendet Emotionen der Liebe und des Glücks in das Herz von Mutter und Kind und knüpft mit ihrem unvergesslichen Duft ein unzertrennbares Band der Liebe zwischen beiden.

Es ist der erste Duft, den das Kind nach der Geburt in den sicheren Armen der Mutter wahrnimmt und mit dem Gefühl von Geborgenheit und Zufriedenheit verbindet. Bis zu seinem Lebensende wird dieser Duft für das Kind ein Symbol der Liebe und Geborgenheit sein.

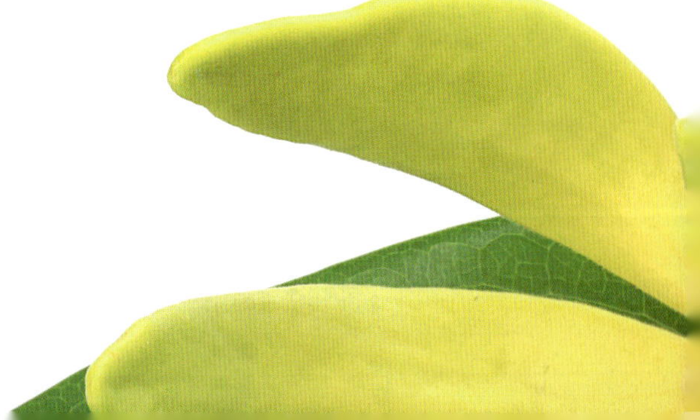

Ätherische Öle während der Wehen

Die Wehenmischung:

- 15 ml reines Pflanzenöl
- 4 Tr. Immortelle
- 4 Tr. Fenchel
- 2 Tr. Pfefferminze
- 5 Tr. Ylang Ylang
- 3 Tr. Muskatellersalbei

Anwendung:

Diese Ölmischung erst auftragen, wenn die Wehen eingesetzt haben. Auf die Innenseite der Knöchel, auf die kleinen Zehen und Finger, den Unterbauch und den unteren Rücken auftragen und sanft einmassieren. Diese Ölmischung sollte bereits fertig gemischt sein, um sie bei Bedarf griffbereit zu haben.

- **Immortelle** oder **Strohblume** beruhigt die Nerven.
- **Fenchel** und **Muskatellersalbei** wirken hormonähnlich und unterstützen den Geburtsvorgang.
- **Pfefferminze** kühlt die heiße Stirn und erfrischt.
- **Ylang Ylang** löst Spannungen und wirkt entkrampfend. Es ist das „Mutteröl" und Symbol der Weiblichkeit.

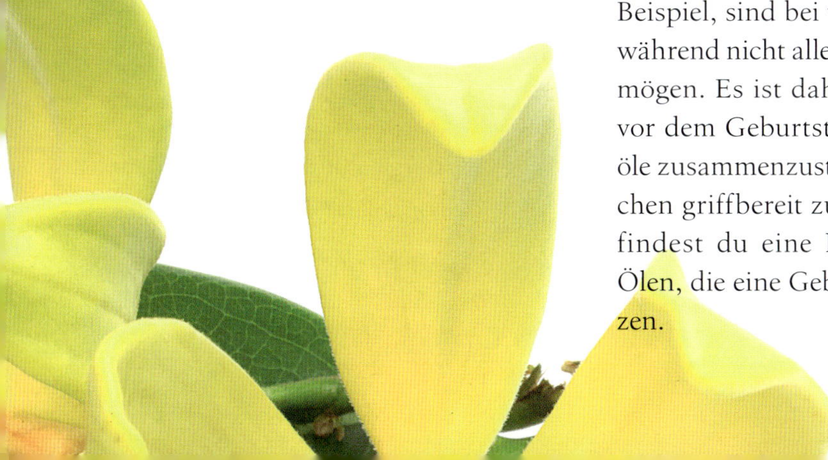

Kühle Kompressen während der Wehen und Entbindung

- 5 Tr. Jasmin
- 3 Tr. Römische Kamille
- 3 Tr. Geranie
- 9 Tr. Lavendel

Anwendung:

Ätherische Öle in eine Schüssel mit kaltem Wasser geben und gut verrühren. Ein Tuch eintauchen, auswringen und damit Kopf und Stirn der werdenden Mutter kühlen. (Vorsicht, nicht in die Augen bringen!)

Ätherische Öle während der Geburt

Man verwendet ausschließlich ätherische Öle im Geburtszimmer, die für die Mutter angenehm duften. Sie sollten eine stabile Unterstützung für körperliche, emotionale und mentale Herausforderungen sein und keinesfalls zusätzlichen Stress bereiten. Liebt eine Frau den Duft einer Rose, wird dieses Aroma sie auch bei körperlichem Stress und Schmerzen angenehm umfangen.

Vorlieben von Düften sind von Mensch zu Mensch verschieden. Zitrusdüfte, zum Beispiel, sind bei vielen Müttern beliebt, während nicht alle den Duft von Lavendel mögen. Es ist daher wichtig, rechtzeitig vor dem Geburtstermin seine Lieblingsöle zusammenzustellen und sein Öltäschchen griffbereit zu haben. Im Folgenden findest du eine Liste von ätherischen Ölen, die eine Geburt hilfreich unterstützen.

Anwendung ätherischer Öle im Geburtszimmer:

- **Lavendelöl** (*Lavandula angustifolia*) wird im Geburtszimmer zur **Beruhigung** im Aroma-Diffuser vernebelt, um die Luft von Keimen zu reinigen und die Gedanken zu klären. Es sorgt zugleich für eine entspannte Atmosphäre und vermittelt das Gefühl von Sicherheit. Auch **Zitrusöle** sind beliebt, denn sie heben das Gemüt an und erfrischen den Geist in dieser anstrengenden Phase.
- **Muskatellersalbei** (*Salvia sclarea*) unterstützt die Arbeit des Uterus während der Wehen und der Geburt. Das Öl ist ein Adaptogen, das die Gebärmutter anregt und gleichzeitig entspannt und dabei den Schmerz lindert. Das Einatmen von Muskatellersalbei verbessert die Wirksamkeit der **Gebärmutterkontraktionen**, wenn die Wehen schon sehr lange dauern sollten. Man gibt einen Tropfen dieses Öls auf ein Taschentuch für die Mutter zum Riechen. Falls sie den Geruch in diesem Augenblick nicht mag, kann das Taschentuch rasch entfernt werden.
- ***Eukalyptus*** (*Eucalyptus radiata*) bringt Sauerstoff zu den Zellen und unterstützt die **Tiefenatmung**. Auch hier, wie bei allen Ölen, die in dieser Stunde verwendet werden, kann die Taschentuch-Methode rasche Hilfe leisten. Öle können schnell gewechselt werden.
- **Pfefferminze** (*Mentha piperita*) weckt die Mutter und das Geburtsteam während der Geburt auf und hält wach, sollte die Geburt lange andauern und ermüden. Man taucht ein Taschentuch in kaltes Wasser, drückt es gut aus, tropft 1 Tropfen Pfefferminz auf das nasse Tuch und fächelt der Mutter damit Luft zu.
- **Fenchelöl** (*Foeniculum vulgare*) und **Pfefferminze** lindern die **Geburtsschmerzen**. Auch **Römische Kamille** (*Chamaemelum nobile*) beruhigt und hilft gegen Schmerzen. Hier ist das Einatmen über ein Taschentuch geeignet. Natürlich verwendet man kein parfümiertes Papiertaschentuch dazu.
- **Wintergrün** (*Gaultheria procumbens*) hilft bei **Rückenschmerzen**. In reines Pflanzenöl mischt man 1-2 Tropfen Wintergrünöl oder eine Schmerzmischung aus **Balsamtanne, Immortelle, Oregano** und **Pfefferminze** und reibt den unteren Rücken der Mutter damit ein. Auch **Lavendelöl,** auf Kreuzbein und Unterbauch gerieben, hilft gegen Schmerz.
- **Rose, Jasmin, Römische Kamille, Muskatellersalbei, Neroli, Lavendel** und **Geranie** unterstützen alle das Loslassen. Nur ein Hauch von Blütenduft im Geburtszimmer gibt der Mutter Mut und Kraft, diese schwere Stunde durchzustehen.
- **Rosmarin** und **Zitronenöl** wird bei Blutdruckabfall auf die Füße gerieben.
- **Entspannende Öle** – wie **Orange, Lavendel, Patschuli, Geranie** und **Ylang Ylang** können helfen, emotionale **Traumata** zu lösen, die durch Erlebnisse während der Entbindung entstehen.

- **Weihrauchöl** (*Boswellia carteri*) reinigt und unterstützt die Zirbeldrüse und Hypophyse. Sein Duft ist sanft in der Luft und auf der Haut und unterstützt das **Immunsystem**.
- **Rosenöl** (*Rosa damascena*) hat die höchste Schwingung aller Blütenöle und bringt Körper, Emotionen und Gedanken mit ihrem lieblichen Duft in **Harmonie** mit dem Lebensstrom. Es löst auch Geburtstraumata auf und schenkt, besonders in der Zeit nach der Geburt, Mutter und Baby eine ausgleichende Unterstützung.
- **Jasmin Absolue** (*Jasminum officinale*) hat ein bezauberndes, warmes Aroma und wirkt sehr unterstützend bei der Geburt. Es entspannt und unterstützt die **Wehentätigkeit**, indem es die Phasen verkürzt. Jasmin wirkt stimmungshebend, flößt Vertrauen ein und gleicht mit seinem exotischen Duft die Emotionen aus. Es unterstützt die Weiblichkeit in der Frau und hilft bei emotionaler Erschöpfung und Niedergeschlagenheit. Es wird auch in Kombination mit **Lavendel** empfohlen. Als Kompresse auf den Unterbauch auflegen, um das Ablösen der Plazenta zu erleichtern. Im Raum versprühen oder vernebeln.

Viele der oben erwähnten Öle sind Essenzen, die während der Schwangerschaft unbedingt zu meiden sind. Jetzt aber unterstützen sie tatkräftig den Geburtsvorgang.

Bei all diesen hilfreichen Maßnahmen mit ätherischen Ölen während der Geburt ist natürlich die aktive Mitwirkung des Vaters gefragt. Hier folgt ein rascher Überblick ätherischer Öle und ihrer Wirkungen bei der Geburt, als Unterstützung für den Vater.

Überblick ätherischer Öle und ihre Wirkungen bei der Geburt	
Lavendel und Zitrusöle	Beruhigend, entspannend, anhebend
Fenchel, Kamille, Lavendel, Pfefferminze, Wintergrün	Schmerzlindernd
Geranie, Lavendel, Patschuli, Ylang Ylang	Entspannend, beruhigend
Rose, Jasmin, Römische Kamille, Muskatellersalbei, Neroli, Lavendel und Geranie	Entspannend, unterstützt das Loslassen
Muskatellersalbei	Anregend und entspannend, unterstützt die Wehentätigkeit
Pfefferminze	Aufmunternd bei Übermüdung, schmerzlindernd
Weihrauch, Rose	Anhebend, löst das Geburtstrauma, zur Segnung des Neugeborenen

Ätherische Öle für werdende Väter

Auch für den Vater ist der Stress rund um die Geburt allgegenwärtig. Die Nerven der werdenden Mutter kurz vor ihrem Termin liegen oft blank. Das nervt auch ihn. Dazu kommt der Stress, die Mutter rechtzeitig in die Geburtenstation zu bringen. Dann beginnt seine ungewohnte Rolle als „Geburtshelfer" in einem weißen Arztkittel, in einer sterilen Umgebung, ohne konkrete Anweisungen.

Ätherische Öle beruhigen. Sie machen gelassen und stark und lassen den Vater wie einen unerschütterlichen Fels in der Brandung erscheinen, der Zuversicht und Sicherheit ausstrahlt und die Mutter durch diese labile Zeit trägt. Es sind dieselben ätherischen Öle, die auch die Mutter durch den Prozess der Geburt begleiten werden, die den Vater emotional wie auch körperlich unterstützen.

Die Arbeit mit ätherischen Ölen bei der Geburt ist einfach. Bei der Auswahl der erwähnten Düfte kann man nichts falsch machen. Es ist nur darauf zu achten, dass die Öle der Mutter zusagen. Wenn auch nur ein einziges Öl im Geburtszimmer zur Anwendung kommt, bringt das schon der Mutter Sicherheit und wird ihr trotz Schmerzen ein dankbares Lächeln entlocken. Ätherische Öle sind tröstend und schenken das Gefühl von Schutz und Sicherheit.

Väter sollten über die Anwendung der Öle Bescheid wissen und sich auskennen, welche Öle Geburtsschmerzen lindern, die Gebärmutter öffnen, Muskeln entspannen, Kontraktionen erleichtern und die heiße Stirn der Mutter kühlen helfen. Sie sollten im Gebrauch ätherischer Öle geschult sein und das richtige Öl zur Unterstützung im richtigen Moment zur Verfügung haben. (Bitte die *Richtlinien zur sicheren Anwendung ätherischer Öle* im *Kapitel 2* beachten.)

Weihrauch – das heilige Salböl für das neugeborene Kind

Mit dem ersten Schrei tritt die Seele in den Körper des Kindes ein, und ein neuer Mensch beginnt seine Laufbahn durch die Zeit. Der Duft, mit dem das Kind beim Eintritt in die Welt empfangen wird, prägt sich in sein Zellgedächtnis ein und bleibt zeitlebens nicht vergessen. Über die Jahrtausende wurde Weihrauchöl als heiliges Salböl, mit dem auch schon das Christuskind gesalbt wurde, verwendet. Manche Eltern heißen ihr Baby in dieser Welt auch heute mit dem weihevollen Weihrauchöl willkommen.

Das kostbare Heilöl wird in starker Verdünnung liebevoll und dankbar auf den Körper des Neugeborenen aufgetragen, während es auf der Brust der Mutter ruht und sich erschöpft von der Anstrengung der Geburt erholt. Manche Väter nehmen stattdessen einen Tropfen Weihrauch auf ihre Hände, verreiben es fest und streicheln damit die Aura ihres Kindes oder halten die Füßchen des Neugeborenen damit. Der balsamische Duft von Weihrauch gibt dem Kind ein Gefühl der Sicherheit und Geborgenheit. Es fühlt sich beschützt, willkommen und geliebt. Gleichzeitig schützt es das Kind vor Pathogenen.

Ob du diese Zeremonie übernehmen und wie immer du die Salbung durchführen willst, ist diese feierliche Handlung eine Geste der Ehrerbietung und Dankbarkeit dem Leben gegenüber.

Anwendung zum Salben des Neugeborenen mit Weihrauch:

- Man verdünnt 1 Tropfen **Weihrauchöl** mit 30 Tropfen reinem Pflanzenöl. Dieses heilige Salböl für Babys kann bereits im Vorhinein vorbereitet sein, um es sogleich griffbereit zur Hand zu haben, wenn es gebraucht wird.
- Man nimmt 1 Tropfen dieser Weihrauchöl-Mischung und salbt das Kind auf Köpfchen und Füßchen oder trägt es auf den ganzen Körper auf. Alternativ kann man auch 1 Tropfen in seine eigene Hand geben, gut verreiben und die Aura des Kindes damit streicheln.
- Man kann auch im Aroma-Diffuser 5 Tropfen Weihrauchöl in Wasser vernebeln, um die Luft im kahlen Spitalzimmer mit einer Schwingung von Ehrfurcht, Liebe und Dankbarkeit, das dem Weihrauchöl innewohnt, zu veredeln.

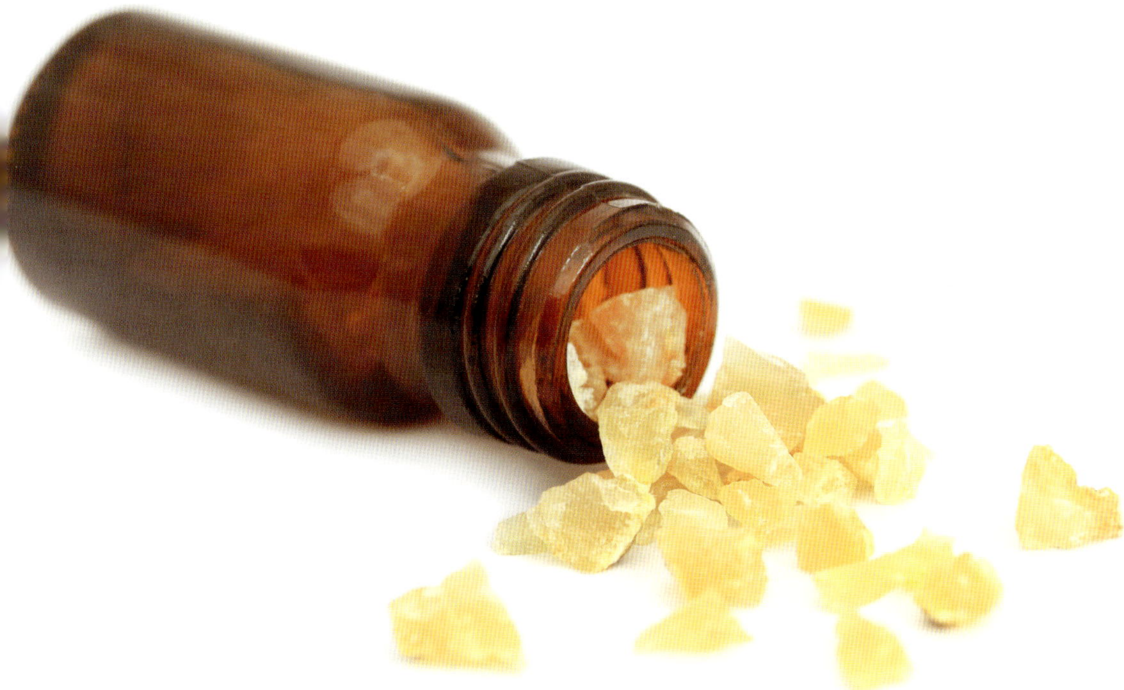

In der Stunde der Geburt allein gelassen

Zu meiner Zeit musste die Frau unter grellem Behandlungslicht, auf dem harten Tisch, alleine und ohne liebevolle Unterstützung gebären.

Ich erinnere mich noch, als mein erstes Kind zur Welt kam, war der Vater des Kindes im Auktionshaus, um seiner Lieblingsbeschäftigung zu frönen und irgendeine Antiquität zu ersteigern, während ich fast gestorben wäre. Ein unvergessliches Brandmal prägt sich in jede Zelle ihres Körpers schmerzhaft ein, wenn eine Frau in der Stunde ihrer größten Not allein gelassen wird.

„Wollen Sie Ihren Mann anrufen", hielt mir die Hebamme nach der Geburt das Telefon hin. Ich rief vergebens daheim an. Ich wusste ja, dass mein Mann nicht zu Hause war. So versuchte ich es bei meinen Schwiegereltern, die ihm ausrichten sollten, er hätte ein Töchterchen bekommen.

Während heute Väter bei der Geburt dabei sind und manche beim Anblick von Blut ohnmächtig werden, assistieren andere dem Gynäkologen. Die heutigen Väter sind meist bei diesem großen Ereignis dabei und lassen die Mutter nicht alleine.

All die seelischen Narben, die Trauer, Angst und Verzweiflung im Herzen eines Menschen sitzen in seinen 100 Billionen Zellen fest. Sie sind unvergessen. Immer dann werden die Wunden wieder aufgerissen, wenn wir ähnliche Situationen wieder erleben oder auch nur daran denken.

Und so saß ich, viele Jahre später, eines Abends in meinem stillen Kämmerlein und schnupperte an einem Ölfläschchen, das nach **Rose, Rosengeranie** und **Ylang Ylang** duftete. Ich musste unweigerlich lächeln. Es war ein gar lieblicher, tröstender Duft.

Was ich damals nicht ahnte, war die Tatsache, dass dieser liebliche Duft im Erinnerungszentrum des Gehirns sich daran machte, all diese trüben Erfahrungen und die Traumata des Lebens aufzuräumen. Die ätherischen Öle begannen, die negative Zellerinnerung zu reinigen. Wie ein Staubtuch den Staub magisch anzieht, so löschten auch sie diese Erinnerungen aus meinem Zellgedächtnis. Ich hatte keine Ahnung, was in meinem Zellbewusstsein vor sich ging, als sich eines Tages die Duft-Arbeit der ätherischen Öle unmissverständlich Luft machte.

Aus meinem Herzen stiegen plötzlich tiefe Seufzer auf, wohl schmerzhafte Erinnerungen, von denen ich nicht einmal wusste, dass sie noch da waren. Ich hätte diese Seufzer weder unterdrücken noch selbst erzeugen können. Sie stiegen von Zeit zu Zeit auf und entluden sich wie ein Schneebrett, das in die Tiefe donnert. Sie fielen von mir ab und machten mich leichter und leichter. All das ereignete sich, während ich abends an meinem Ölfläschchen roch.

Mit jedem Seufzer war es, als fiele eine schwere Last von meinen Schultern. Eines Tages hörten die Seufzer auf. Ich fühlte keine Last mehr auf meinen Schultern. Ich war frei. Frei wie ein Adler in den schwindelnden Höhen.

Das ätherische Öl hatte mit seinem Duft meine schweren Erinnerungen im limbischen Zentrum des Gehirns sowie in jeder Zelle meines Körpers gelöscht – mehr noch, in Verständnis, Wohlwollen und Erkenntnis gewandelt und entlassen.

Wir müssen uns nicht ein Leben lang von schweren Erinnerungen niederdrücken lassen und negative Emotionen bis zum Lebensende mit uns herumtragen. Ätherische Öle können nachweislich die Zellen reinigen, umprogrammieren und die DNS neu schreiben. (Siehe das Kapitel *Biochemie – Wunder der Natur* im Buch *Duftmedizin – Ätherische Öle und ihre therapeutische Anwendung.*) Mit Hilfe von ätherischen Ölen kann sich ein trübes Gemüt von seiner Schwere befreien und ein trauriges Herz wieder gesund und glücklich werden.

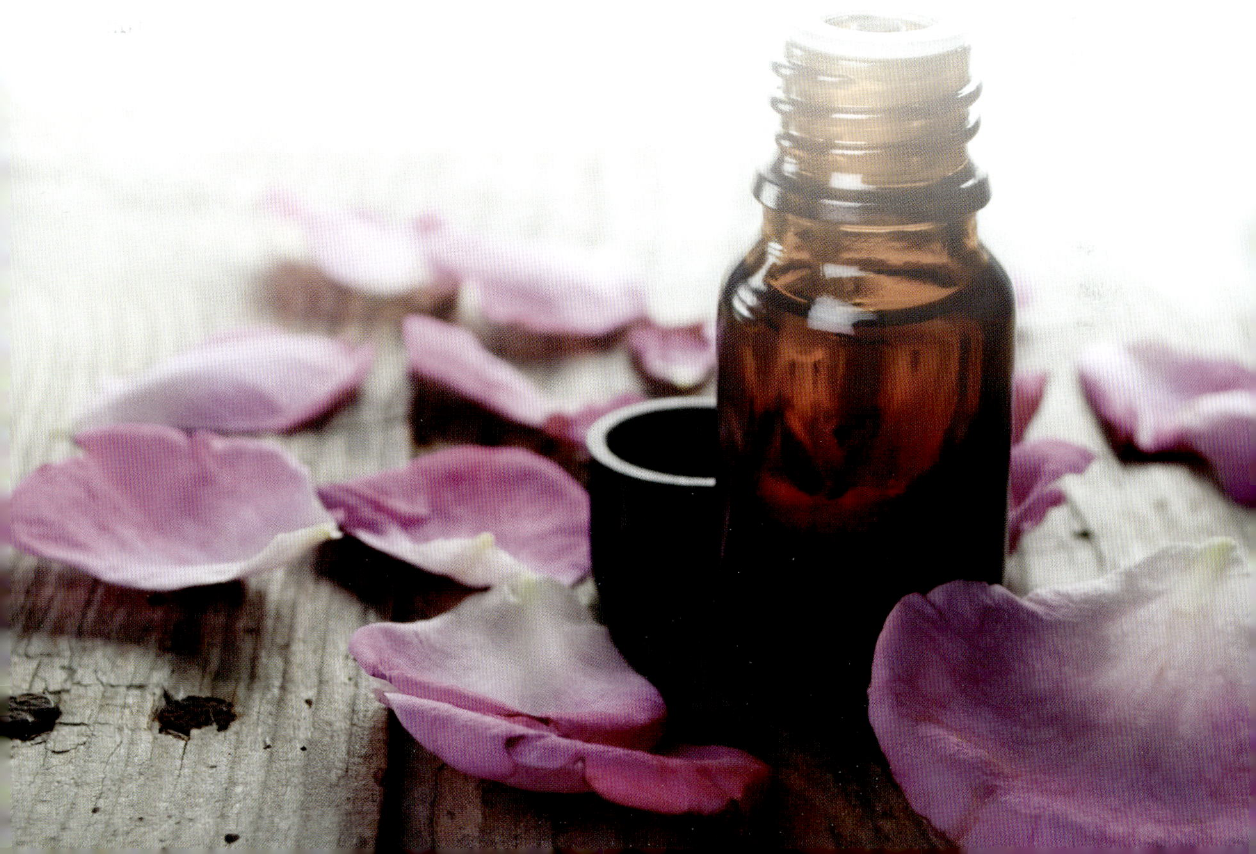

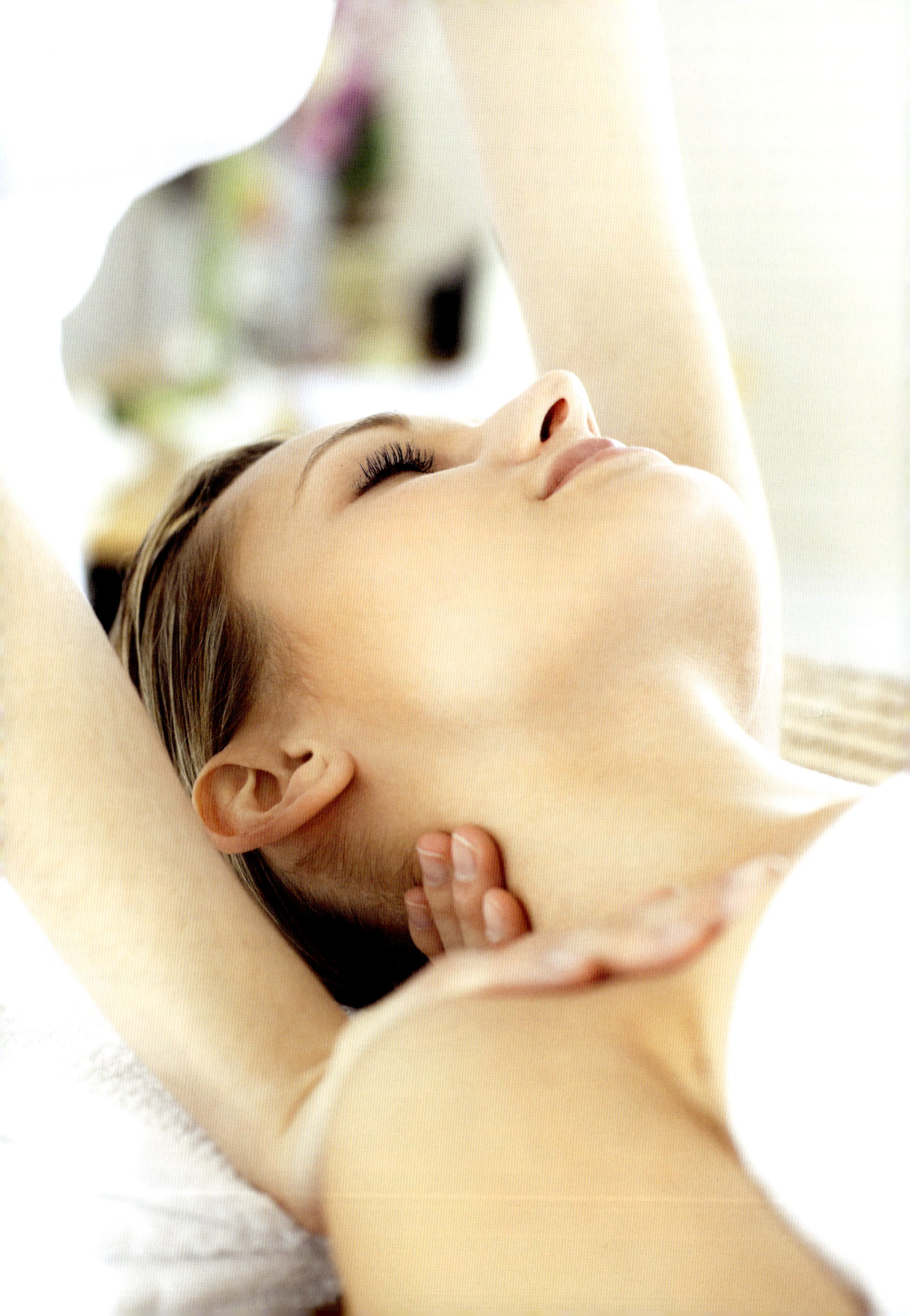

Die Pflege der Mutter nach der Geburt 5

In diesem Kapitel widmen wir uns ganz der Pflege der Mutter nach der Geburt. Duftende Öle trösten und nehmen traumatische Erinnerungen von Schmerz und Geburt mit sich, um sie zu heilen und loszulassen. Sie helfen bei Erschöpfung und Wochenbett-Depression, bringen die Milchproduktion in Gang und stärken die Bauchmuskulatur nach der Schwangerschaft.

Ätherische Öle für die Mutter nach der Geburt

Man verwendet eines der folgenden Öle oder eine Mischung davon in Kokosöl und trägt ein wenig davon mehrmals am Tag auf den Unterbauch der Mutter, auf Fußsohlen, den unteren Rücken, Hals und Nacken auf; oder man macht eine entspannende Ganzkörpermassage. Zitrusöle sind photosensitiv, daher vermeidet man ein bis drei Tage nach dem Auftragen des Öls auf der Haut direkte Sonnen- oder UV-Bestrahlung. (Siehe die *Richtlinien zur sicheren Anwendung ätherischer Öle* in *Kapitel 2*.) Ätherische Öle können auch im Raum versprüht oder mittels eines Aroma-Diffusers vernebelt werden.

Bergamotte (*Citrus bergamia*) wirkt stimmungshebend und erfrischend. Es ist gleichzeitig aufbauend und beruhigend mit einer einzigartigen Fähigkeit, Angst, Stress und Anspannung zu mindern.

Geranienöl (*Pelargonium graveolens*) hat muskelentkrampfende und blutstillende Eigenschaften. Es unterstützt das Kreislaufsystem und den Monatszyklus und bewirkt hormonelle Balance. Es ist hautpflegend, belebt das Gewebe und wirkt beruhigend.

Immortelle (*Helichrysum italicum*) unterstützt unsere Gefäße und beruhigt das von Schwangerschaft und Geburt strapazierte Gewebe.

Lavendel (*Lavandula angustifolia*) ist ein vielseitiges Öl mit einem milden Aroma, das hilfreich für die Gebärmutter, den Rücken und die Beine ist. Es beruhigt und mindert die Nervosität, wirkt allgemein ausgleichend und bringt Körper und Seele in Balance. Lavendel beruhigt die Haut und kann Schwangerschaftsstreifen und Narbenbildung verringern. Es wirkt entspannend, erdend und unterstützt das Gefühl der Hoffnung.

Mandarine (*Citrus reticulata*) ist ein überaus entspannendes und lieblich duftendes Öl, das bei Angst, Schlaflosigkeit, Stress und Reizbarkeit unterstützend eingreift.

Myrrhe (*Commyphora myrrha*) wurde für die regenerierende Wirkung der Haut, besonders bei rissiger und irritierter Haut, bereits von altersher geschätzt.

Palmarosa (*Cymbopogon martinii*) hilft bei irritierter sowie trockener, schuppiger Haut, wirkt nährend und schafft ein unfreundliches Milieu für Pilze. Es unterstützt den Regenerationsprozess der Zellen und fördert tiefe Entspannung, besonders nach emotionaler Erschöpfung.

Römische Kamille (*Chamaemelum nobile*) wirkt besänftigend, wohltuend und tief entspannend für Körper, Emotionen und Verstand. Es lockert die Muskulatur und regeneriert die Haut und die Nerven. Bei Rastlosigkeit und Unruhe sowie Schlafproblemen ist das Öl sehr beliebt und setzt aufgestaute Gefühle in der Leber frei.

Rose (*Rosa damascena*) verströmt die höchste Frequenz aller Blütenöle. Es öffnet die Herzensenergie und schenkt Harmonie und liebevolle Gefühle. Rose wird seit Tausenden von Jahren als regenerierendes Hautpflegemittel verwendet, unterstützt die Elastizität der Haut und hilft, Narbenbildung zu verringern.

Teebaum (*Melaleuca alternifolia*) ist kraftvoll antibakteriell und schafft für Krankheitskeime aller Art, inklusive Pilze, sehr ungünstige Bedingungen.

Weihrauch (*Boswellia carteri*) ist das heilige Salböl des Mittleren Osten und ist dafür bekannt, den Regenerationsprozess hilfreich zu unterstützen.

Ylang Ylang (*Cananga odorata*) wirkt entspannend in Zeiten von Angst, Depressionen, Spannungen und Stress. Es entkrampft die Muskeln und gleicht männliche und weibliche Energien im Körper aus. Ylang Ylang unterstützt das Selbstvertrauen und die innere Harmonie.

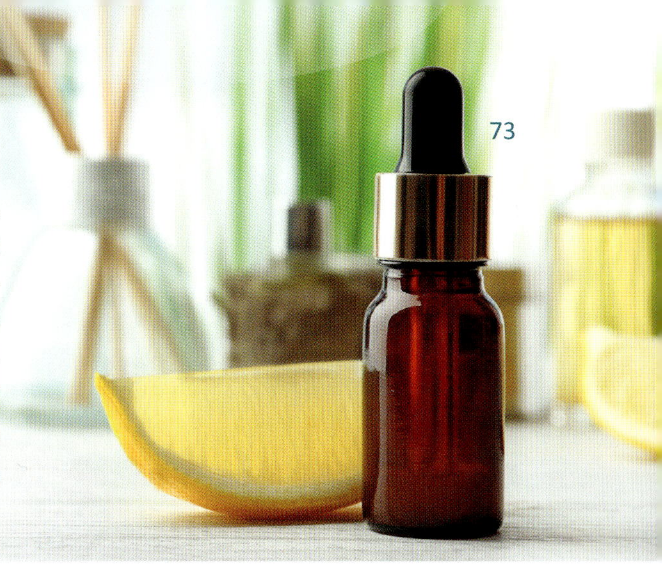

Zitrone (*Citrus limon*) erhellt das Gemüt, bringt Sonnenlicht in den Alltag und ist ein beliebtes Wohlfühlöl, das Lebensfreude schenkt. Es unterstützt das Immunsystem, das Lymph- und Kreislaufsystem, schützt vor Krampfadern und Harnwegsinfektionen, ist ein beliebtes Verdauungsöl und wirkt beruhigend bei Angst und Spannungen.

Zehn Tipps zur Pflege nach der Geburt

Die Wochenbett-Depression

Hormone sind am Werk, um nach den extremen Veränderungen der neunmonatigen Schwangerschaft den Körper wieder in den Normalzustand zurückzuführen. Das macht sich in der Gefühlswelt bemerkbar. Die Mutter beginnt manchmal, ohne Grund zu weinen.

In den nächsten sechs Wochen bildet sich die Gebärmutter zu ihrer ursprünglichen Größe zurück. Das Stillen unterstützt diesen Vorgang, doch junge Mütter haben manchmal Probleme mit dem Anlegen. Die Brustwarzen schmerzen und entzünden sich leicht. Zudem ist das Sitzen schmerzhaft, wenn ein Dammschnitt vorgenommen wurde. All dies drückt auf die Emotionen. Ätherische Öle, diese Spezialisten für Gefühle, stehen hilfreich zur Seite.

Anwendung ätherischer Öle für die Wochenbett-Depression:

- **Rosenöl** oder **Rosenhydrolat** besänftigen die Stimmungsschwankungen und muntern trübe Gedanken auf. Man riecht an dem Fläschchen, immer wenn sich dunkle Wolken am Gedankenhimmel zusammenbrauen und düstere Gefühlsregungen aufkommen. Auch ein Aroma-Diffuser ist hilfreich.

- **Weihrauch** wirkt durch seine Biochemie (Sesquiterpene) stimulierend auf das limbische System, den Hypothalamus und die Hypophyse. Der Duft geht sofort in das Zentrum der Gefühle, um dort Ordnung zu schaffen. Es unterstützt das Hormon- und Immunsystem.

- **Zitrone, Orange, Mandarine** und **Grapefruit** sind stimmungsaufhellende Öle, die negative Emotionen in Schach halten. Ein Atemzug aus dem Fläschchen hilft; oder man verwendet einen Aroma-Diffuser, der zugleich als Luftreiniger dient und Sauerstoff, negative Ionen und die feinen Duftmoleküle ätherischer Öle in den Raum bläst. Zitrusöle machen fröhlich. Blütenöle machen glücklich. Nadelholzöle machen ruhig und gelassen.

Diese Öle können natürlich auch, verdünnt in reinem Pflanzenöl, auf Herz und Fußsohlen aufgetragen werden.

Hämorrhoiden: Straffung der Venen im Enddarm

Eine ätherische Ölmischung aus **Pfefferminze, Immortelle, Geranie** und **Zypresse** unterstützt den Enddarm und lässt Hämorrhoiden, die in den letzten Schwangerschaftswochen und durch die Anstrengungen der Geburt aufgetreten sind, wieder abklingen.

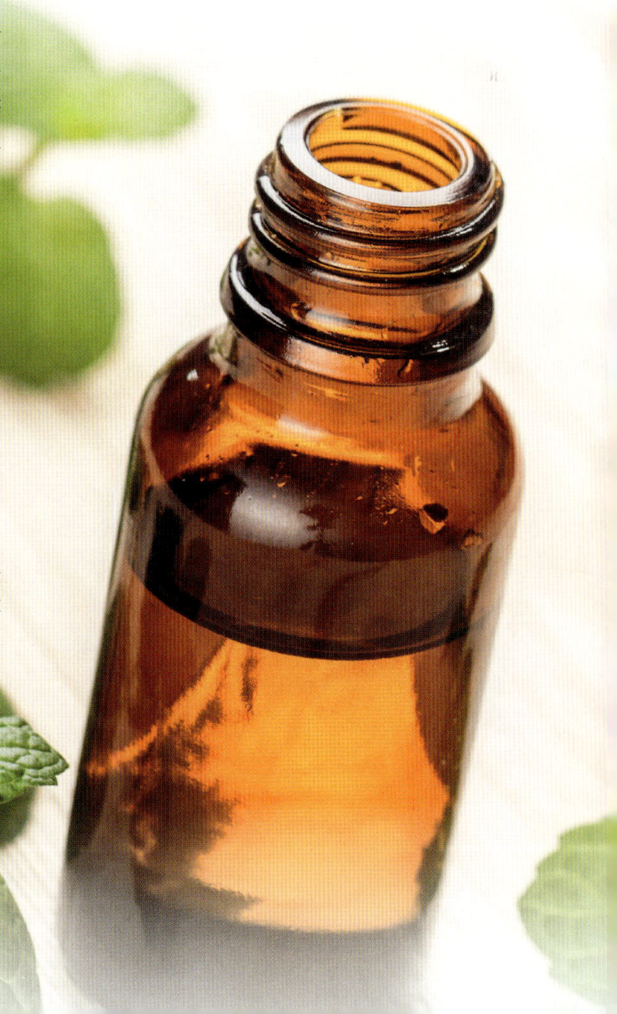

Ätherische Öle zur Straffung der Venen im Enddarm:

- 1 Tr. Pfefferminze
- 2 Tr. Immortelle
- 2 Tr. Geranie
- 2 Tr. Zypresse

Anwendung:

Die ätherischen Öle werden mit reinem Pflanzenöl im Verhältnis 1:1 gemischt und ein wenig davon aufgetragen.

Gebärmutterstärkung

- Je 1 Tropfen **Jasmin, Muskatellersalbei, Weihrauch, Ylang Ylang, Muskatnuss** oder **Zistrose** mit reinem Pflanzenöl verdünnen und ein wenig davon auf den unteren Bauch auftragen.

Milchproduktion

Fenchel unterstützt die Milchproduktion. Fenchelöl in reinem Pflanzenöl verdünnen und ein wenig davon sanft auf die Brust auftragen. Öfters 1 Tropfen Fenchelöl in Wasser trinken, um die Milchproduktion anzuregen.

Achtung: Pfefferminze und Salbei hemmen den Milchfluss. Sie helfen beim Abstillen.

Empfindliche Brustwarzen

1 Tropfen **Rose** mit reinem Pflanzenöl verdünnen und ein wenig davon auftragen. Auch **Lavendel** oder **Kamille** ist hilfreich.

Für straffes Gewebe und schnelle Rückbildung der Gebärmutter

Grapefruit, Geranie, Wacholder und **Zypresse** mit reinem Pflanzenöl vermischen und ein wenig davon auf den Bauch auftragen. Jedes der einzelnen Öle kann als Massageöl verwendet werden. Doch eine Mischung aus mehreren oder allen dieser Öle ist umso wirkungsvoller.

Zur Stärkung der Bauchmuskulatur

Geranie, Wacholder und **Zedernholz** mit reinem Pflanzenöl vermischen und ein wenig davon auftragen.

Milde Sitzbäder nach der Geburt

Badesalz, Meersalz oder Kaiser Natron mit 2-3 Tropfen **Lavendel, Geranie** oder **Römischer Kamille** mischen und in das Badewasser geben.

Brustmassageöl zur Festigung der Brust nach dem Abstillen

Grapefruit, Myrte und **Geranie** mit reinem Pflanzenöl vermischen und 1-2 Tropfen davon auf die Brust auftragen und sanft einreiben.

Bei trägem Darm der Mutter

- 1 Tropfen des *Verdauungsöls*, einer Mischung aus **Anis, Estragon, Fenchel, Ingwer, Rainfarn** und **Rosmarin**, auf Magen und Bauch auftragen und einmassieren.

- 1 Tropfen eines der genannten Öle oder eine Mischung davon, die als Nahrungsergänzung gekennzeichnet sind, in ein Glas Wasser geben und trinken.

(Quelle: Dr. Prakama Hauser)

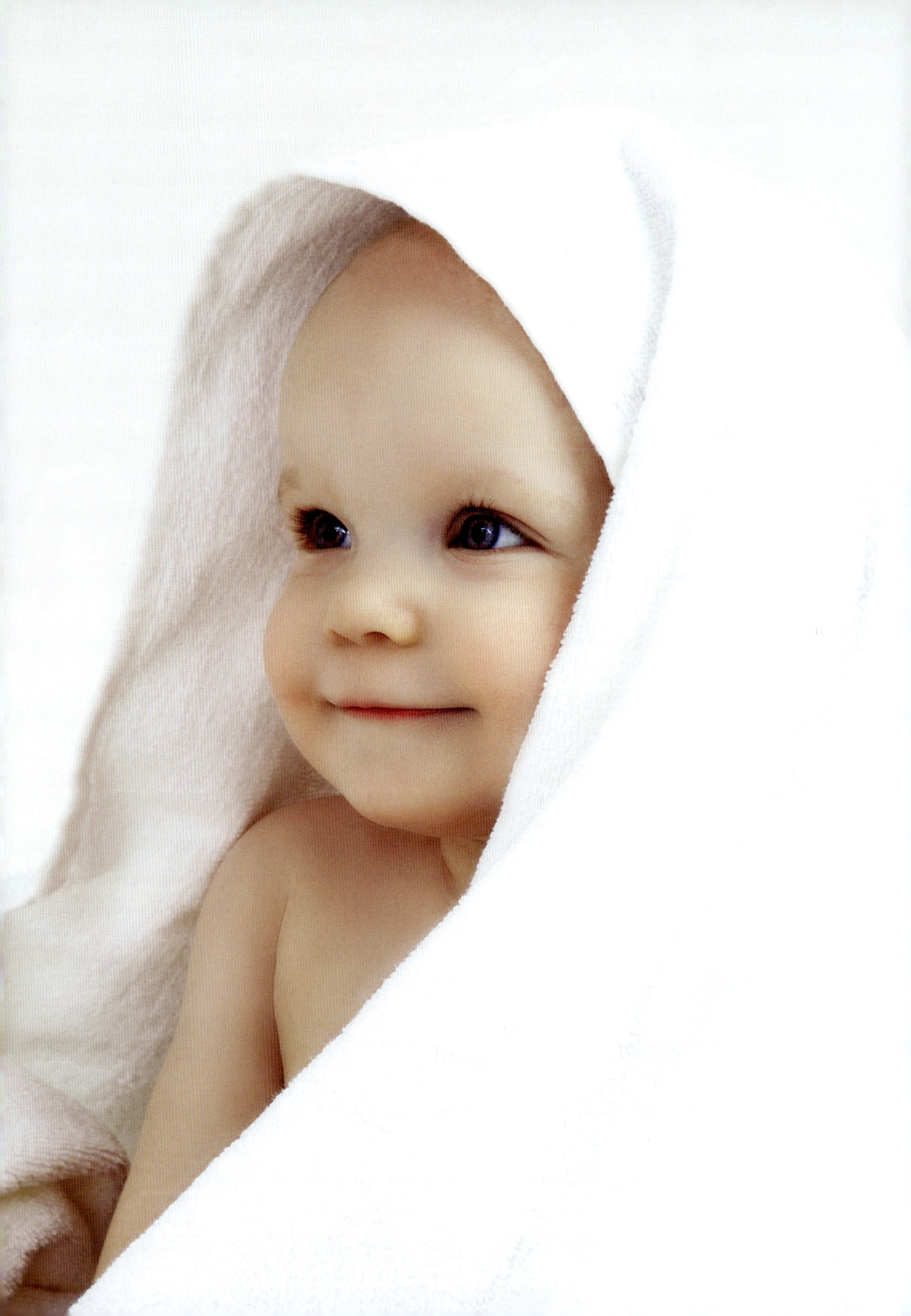

Die Babypflege

6

Entdecke die hilfreichen Einsatzgebiete ätherischer Öle für dein Baby in diesem Kapitel. Auf einem Streifzug durch die verschiedenen kleinen Herausforderungen eines Babys zeigen dir ätherische Öle von A bis Z, von Augenentzündung bis Zahnen, ihre wunderbaren Wirkungen.

Die Pflege der Nabelschnur

Myrrhe und **Weihrauch** wurden seit Jahrtausenden dazu verwendet, Infektionen der Nabelschnur zu verhindern. Auch schützten sie das Baby bei kleinen Hautverletzungen vor Infektionen. Diese Tradition können wir uns auch heute zunutze machen.

Anwendung ätherischer Öle zur Pflege des Nabels:

Myrrhe oder **Weihrauch** wird in einer Verdünnung von 1:30, also 1 Tropfen ätherisches Öl zu 30 Tropfen reinem Pflanzenöl, vermischt. Davon nimmt man 1 Tropfen und trägt die Ölmischung sanft auf den Bauch des Babys um den Nabel herum auf. Nach Abheilung der Wunde kann diese Ölmischung auch auf den Nabel gegeben werden.

Ätherische Öle für das Baby

Zu Beginn braucht das Baby keine komplizierten Ölmischungen und Massagerituale. Es erkennt den Duft der Mutter, wenn es an ihrer Brust liegt, und genießt die Sicherheit in ihrer Wärme. Trägt die Mutter ein Rosenöl als Parfüm, wird das Kind später Geborgenheit immer mit einem Rosenduft verknüpfen. Diese Assoziation ist in seinen Zellen tief verankert.

Manchmal genügt es, wenn die Mutter 1 Tropfen eines Öls oder einer Ölmischung in ihren Händen fest verreibt und damit die Aura des Kindes streichelt. Zur zarten Babypflege kann man auch ein duftendes Babyöl oder ein Spray aus Blütenwasser (Hydrolaten) verwenden.

Die Lieblingsöle der Mutter – **Lavendel, Rose, Geranie, Mandarine, Kamille, Fenchel** – sind die ätherischen Öle, die das Baby durch die Nähe der Mutter wahrnimmt. Nur ein Hauch von Duft genügt!

Babypflege von Augenentzündung bis Zahnen

Augenentzündung

Das Auge des Kindes reagiert empfindlich auf Zugluft und Kälte, grelles Sonnenlicht sowie Krankheitskeime, die man etwa durch mangelndes Händewaschen unabsichtlich auf das empfindliche Baby überträgt.

- Bei verklebten Augen auf einen Wattebausch Rosen-, Lavendel- oder Kamillen-Hydrolat sprühen und das Auge vorsichtig von außen nach innen wischen.

Baby- und Säuglingsakne

Etwa 20% aller Babys sind von einer Babyakne betroffen, die in den ersten Lebenswochen auftritt. Sie wird durch eine hormonelle Umstellung hervorgerufen, ist harmlos, schmerzlos, juckt nicht und klingt von selbst wieder ab. Eine Säuglingsakne hingegen tritt erst zwischen dem dritten und sechsten Lebensmonat auf und wird vom Kinderarzt behandelt.

- Das Gesicht nach den Mahlzeiten mit lauwarmem Wasser abwaschen oder mit einem weichen Lappen und **Lavendelhydrolat** vorsichtig waschen. Weniger ist mehr, denn rubbeln und aggressives Eincremen verschlimmert das Hautbild.

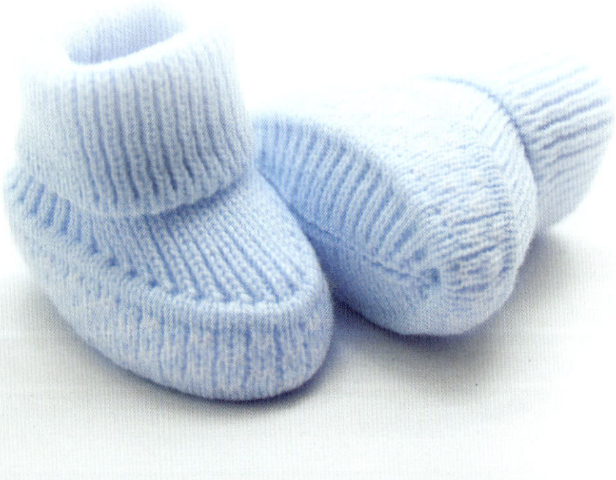

Blähungen

Blähungen oder die sogenannten Dreimonatskoliken haben vielerlei Ursachen. Das Baby verdoppelt sein Geburtsgewicht im ersten halben Jahr, und die Organe müssen diesem Wachstum standhalten. Auch die Enzyme, die für die Verdauung verantwortlich sind, müssen erst reifen, und viele andere Organfunktionen entwickeln sich nach und nach. Oft schluckt das Baby Luft, wenn es begierig trinkt oder viel weint. All das führt dazu, dass der Babybauch mit Gasen gefüllt ist, die drücken und schmerzhaft sind. Der kleine Bauch ist hart und gespannt – und das Kind weint.

- Hier hilft **Fenchelöl** zuverlässig und schnell. Mit 1 Tropfen Fenchelöl in Pflanzenöl verdünnt den Bauch des Kindes sanft im Uhrzeigersinn massieren oder einfach nur die duftende Hand auf das Bäuchlein auflegen. Oft lösen sich die Winde spontan, und aus einem unglücklichen Kind wird rasch ein vergnügtes.

- Man kann auch 1 Tropfen **Römische Kamille** in eine Schüssel mit warmem Wasser geben und fest vermischen. Dann wird eine Stoffwindel eingetaucht, fest ausgewrungen und auf den Babybauch gelegt. Darüber kommt eine Plastikabdeckung und darauf ein trockenes Handtuch und eine Decke zum Wohlfühlen.

- Oder man massiert mit 1 Tropfen **Pfefferminzöl** verdünnt in Kokosöl die Fußsohlen des Kindes sanft.

Gelbsucht, Neugeborenengelbsucht

Normalerweise tritt um den dritten Lebenstag eine Gelbverfärbung der Augen und der Haut auf, bedingt durch den Zerfall von roten Blutkörperchen. Das freigewordene Bilirubin wird langsamer abgebaut, weil die Leber des Kindes noch nicht belastbar ist. Spätestens nach drei Wochen ist die Gelbsucht von selbst verschwunden.

- Man verdünnt 1 Tropfen **Lavendelöl** 1:30 mit reinem Pflanzenöl und reibt die Wirbelsäule und Füße des Neugeborenen damit ein.
- Ein Aroma-Diffuser im Kinderzimmer mit 1-2 Tropfen Lavendelöl im Wasser, mehrmals am Tag über kurze Zeit (15 Minuten) vernebelt, ist hilfreich.

Gelbsucht bei Neugeborenen: Wie du mit Lavendel Gelbsucht wieder in den Griff bekommst

Hier erzählt eine Mutter ihr Erlebnis mit der Neugeborenen-Gelbsucht und wie sie mit ätherischen Ölen ihrem Kind das Leben erleichtert hat.

Helenes Sohn Max wurde mit Gelbsucht geboren. Etwa 60% aller normalen Babys bekommen am zweiten oder dritten Tag nach der Geburt Gelbsucht. Die klingt aber rasch wieder ab.

Doch Max war gelb vom Kopf bis zu Brust und Bauch. Der Kinderarzt sagte, das Kind hätte zu viel von dem Gallenstoff Bilirubin im Blut. Die Leber kann den Stoff nicht so schnell abbauen. Dann staut er sich und treibt die Bilirubin-Werte in die Höhe. Daher muss dieser Wert täglich gemessen werden, bis er normale Messergebnisse erreicht.

Es wurde dem Kind also im Krankenhaus jeden Tag Blut abgenommen, um festzustellen, ob der Wert sank. Immer wenn es zur Blutabnahme kam, bangte ich. Ich hielt mein strampelndes Baby fest, das sich jedes Mal über den Nadelstich bitterlich weinend beklagte.

Einmal war eine junge Krankenschwester da, um dem Kind Blut abzunehmen. Sie hatte die Venen meines Kindes nicht getroffen und versuchte es immer wieder. Der kleine Max hatte so gelitten, dass ich entschieden sagte: „Schluss damit! Ich will nicht mehr, dass mein Baby so leidet." Ich wollte nicht mehr hinnehmen, dass man nur die Messwerte kontrollierte und nichts gegen die Gelbsucht unternahm.

Ich wollte etwas dagegen tun und begann zu forschen. In meinen Recherchen stieß ich auf die Wirkung von **Lavendelöl**, das bei Gelbsucht, Leber- und Milzerkrankungen unterstützend angewendet werden kann. In der Volksmedizin wurde Lavendel von alters her für alle Hautprobleme erfolgreich eingesetzt. So rieb ich 1 Tropfen Lavendelöl, verdünnt in Kokosöl, auf seine Wirbelsäule und Füßchen – und ein wenig auf die Nase.

Innerhalb weniger Minuten hatte mein Kind begonnen, einen Stuhlgang zu haben, ließ einen sehr gelben Urin ab und hatte orangegelbe ‚Sandmännchen' aus seinen Augen kommen. Ich setzte die Behandlung noch mehrere Tage fort. Sein Bilirubin-Wert war in kurzer Zeit fast zwei ganze Punkte gefallen, und damit waren wir im grünen Messbereich. Die gelbe Körperfarbe verschwand, und ich hielt ein gesundes Baby mit roten Wangen im Arm.

Endlich kein Blutabnehmen mehr! Mein Kind musste nicht mehr diese unerträglichen Spritzen ertragen, und es wurde ihm nie wieder Blut abgenommen.

Anwendung ätherischer Öle bei Gelbsucht:

- Man verdünnt 1 Tropfen **Lavendelöl** in 1-2 Esslöffel Bio-Kokosöl und trägt 1 Tropfen dieser Mischung auf die Wirbelsäule und Füße des Neugeborenen auf.
- Andere ätherische Öle wie **Thymian, Geranie, Kamille** oder **Ledum** können ebenso für einen Leberwickel verwendet werden. Dazu nimmt man je 1 Tropfen der ätherischen Öle, verdünnt mit 30 Tropfen reinem Pflanzenöl (1:30 Verdünnung) und trägt es über die Lebergegend auf der rechten Seite des Bauches auf. Dann legt man einen nassen, warmen Lappen darüber, deckt mit Plastik und einem Handtuch ab und lässt ihn einige Minuten einwirken. Das kann zwei- bis dreimal am Tag wiederholt werden, um die Arbeit der Leber zu unterstützen.
- Das Vernebeln von **Lavendelöl** in einem Aroma-Diffuser, für kurze Zeit über den Tag verteilt, reinigt die Luft und unterstützt. Nur eine feine Duftwolke genügt.

Kopfgneis

Kopfgneis ist ein seborrhoisches Ekzem, das in der ersten Lebenswoche auftreten kann und gewöhnlich im dritten Lebensmonat abheilt. Weiche, fetthaltige Schuppen auf der Kopfhaut beeinträchtigen das Kind kaum. Die Schuppen lösen sich meist von selbst durch die Behandlung mit Wasser und Ölen ab.

- Beim Babybaden benetzt man das Köpfchen von Zeit zu Zeit mit dem warmen Wasser. Dann verdünnt man **Lavendel, Zitrone, Teebaumöl** oder **Rosmarin** mit einem reinen Pflanzenöl und massiert die Kopfhaut sanft. Die Schuppen lösen sich von selbst und können vorsichtig mit der Babybürste ausgebürstet werden.

Milchschorf

Meist um den dritten Lebensmonat tritt an Kopf und Wangen ein Hautausschlag mit Entzündung auf, der sich auch auf den übrigen Körper ausbreiten und mehrere Monate andauern kann. Milchschorf ist durch harte Schuppen und starken Juckreiz gekennzeichnet, kann chronisch werden und wird vom Kinderarzt behandelt. Die medizinische Ursache von Milchschorf ist bislang unbekannt.

- Zur Linderung des Juckreizes nimmt man reines Aloe Vera Gel und mischt 1 Tropfen von dem entzündungshemmenden, milden **Copaibaöl** unter. Es wird auf Kopf und Körper auftragen, wirkt kühlend und besänftigt den Juckreiz. Abwechselnd kann man eine Ölmischung aus reinem Pflanzenöl mit Copaibaöl mischen und auf Körper und Fußsohlen auftragen.
- Andere Öle wie **Geranie, Sandelholz, Zedernholz** und **Zitrone** können in Mandelöl verwendet und ein wenig davon auf das Köpfchen gerieben werden.

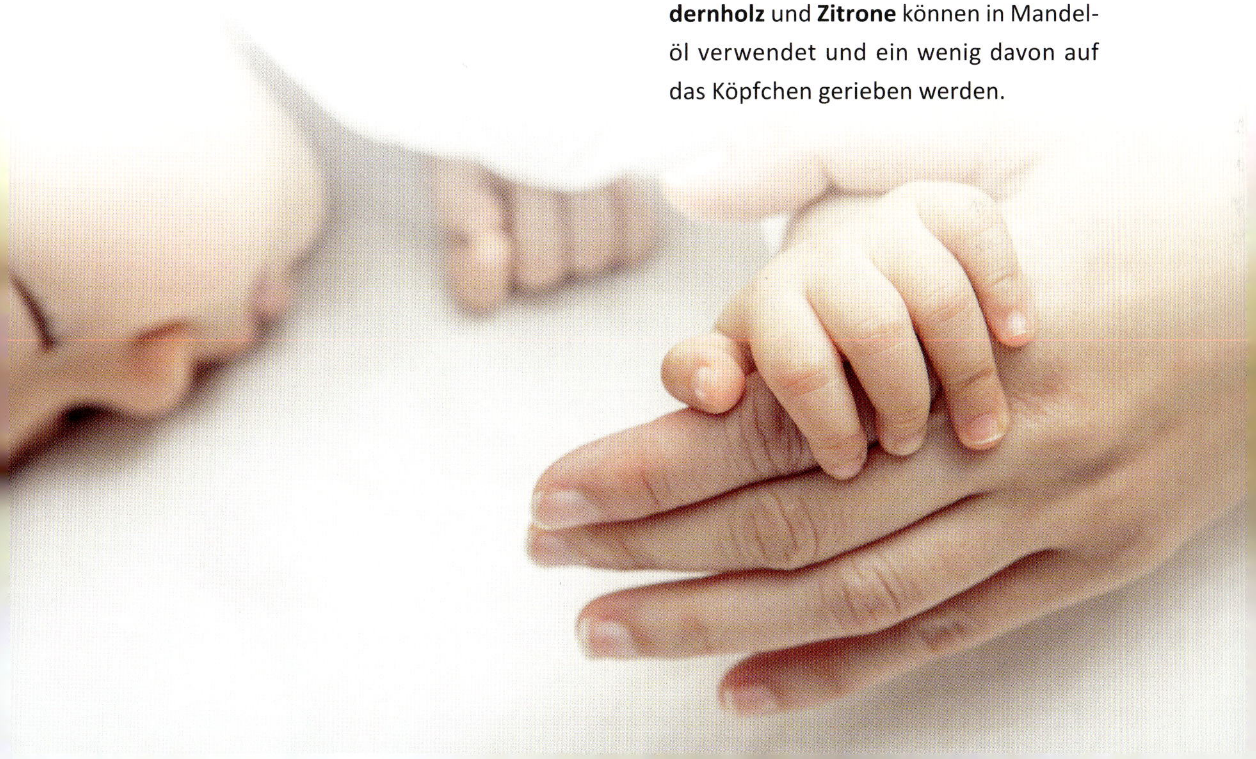

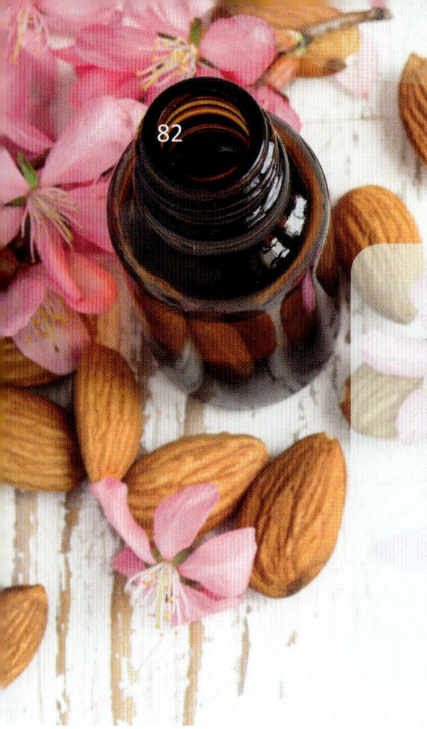

2 Rezepte für eine sanfte Kopfmassage bei Milchschorf:

- 2 EL Mandelöl
- 1 Tr. Zitrone
- 1 Tr. Geranie

Oder:

- 2 EL Mandelöl
- 1 Tr. Zedernholz
- 1 Tr. Sandelholz

Anwendung:

1 Tropfen dieser Ölmischung auf das Köpfchen auftragen.

Soor

Soor, auch Mundsoor genannt, ist eine Hefepilzinfektion (*Candida albicans*) der Mundschleimhäute und kann durch unsaubere Hygienepraktiken hervorgerufen werden, zum Beispiel durch Schnuller und Trinkfläschen, die von anderen Kindern benutzt wurden. Soor kann über den Verdauungstrakt auch den Windelbereich infizieren.

- Man mischt **Lavendel, Kamille** oder **Teebaumöl** 1:30 in Pflanzenöl und trägt es mit einem bei jeder Anwendung frischen Wattestäbchen behutsam auf die Stellen im Mund auf und reibt bei Bedarf den wunden Babypo mit der Ölmischung ein.
- Man bereitet eine Mischung aus 1 TL Kaiser Natron, 1 Tropfen **Lavendelöl** und ¼ l abgekochten kühlen Wasser und behandelt die Stellen im Mund mit einem Wattestäbchen.
- Die Mutterbrust wird vor und nach dem Stillen mit **Lavendel-** oder **Rosenhydrolat** gereinigt, denn sie kann auch der Überträger der Hefepilze sein.

Windelausschlag

Windelausschlag kann verschiedene Ursachen haben, wie etwa eine Hefepilzinfektion oder eine Unverträglichkeit der Muttermilch.

- Man verdünnt **Lavendel, Immortelle, Römische Kamille, Copaiba oder Weihrauch** 1:30 mit einem reinen Pflanzenöl und trägt es sanft auf die windelgeprüfte Babyhaut auf.
- Das Strampeln an der frischen Luft, ohne Windeln, trägt zur rascheren Abheilung bei.
- Falls die Mutter stillt, sollte die Ernährung der Mutter auf Allergene überprüft werden.

Rezept bei Windelausschlag:

- 1 Tr. Römische Kamille
- 1 Tr. Lavendel

Anwendung:

In Pflanzenöl verdünnen und auf die wunde Stelle auftragen.

Wie mit Lavendel und Kamille ein wunder Babypo in nur vierundzwanzig Stunden wieder glatt und strahlend schön wird

Erfahrungsbericht einer Mutter:
Als ich meiner Tochter Lilly mit fünf Monaten ihre erste feste Nahrung gab, wurde ihr Babypo ganz rot und wund. Bei jedem Windelwechsel rieb ich eine kleine Menge **Lavendelöl** (abwechselnd mit **Römischer Kamille**) in Kokosöl verdünnt auf die entzündete Haut. Schon am nächsten Tag war die Rötung fast ganz verschwunden. Das Gleiche beobachte ich immer wieder bei Windelausschlag. Die Haut heilt jedes Mal innerhalb von vierundzwanzig Stunden ab.

Vom Zahnen

Das Zahnen bleibt keinem Kind erspart. Zwischen dem sechsten und achten Lebensmonat brechen die Zähne durch den Gaumen und verursachen einen unangenehmen Juckreiz und Schmerzen.

- Man trägt **Copaiba, Lavendel** oder **Römische Kamille**, mit einem reinen Pflanzenöl 1:30 verdünnt, mit dem Finger oder einer weichen Zahnbürste auf das entzündete Zahnfleisch auf und massiert es sanft. **Nelke** ist von altersher das Zahnheilmittel, doch es ist besonders stark und muss extrem verdünnt werden.
- Auch können die Öle auf einen Beißring, der nicht aus Plastik sein darf, aufgetragen werden.
- Das Kind kann auf eine mit ätherischem Öl benetzte „Stoffpuppe", das ist ein Stück Stoff, der geknotet ist, beißen, um den Schmerz und das Jucken zu lindern. Es ist schnell ausgekocht und immer wieder frisch einsatzbereit.

Was beim Zahnen von Kleinkindern besonders gut hilft

Eine Mutter erzählt:
Mein Baby war unleidig und weinte. Ein paar Zähne hatten sich gleichzeitig angekündigt. Wenn die Zähne durch den Kiefer durchbrechen, tut das weh. Das Kind quengelte, weil dieses Jucken und Ziehen im Mund unangenehm war. Das Baby drückte und rieb mit seinen Fingerchen gegen das Zahnfleisch, biss immer wieder auf seinen Beißring oder kaute an einem Spielzeug. Speichel rann aus den Mundwinkeln. Es war unglücklich, und nichts schien seinen Schmerz zu lindern.

Ich beschloss, **Copaiba** anzuwenden – und er lächelte. So war er wieder ein glückliches Baby!

Er war acht Monate alt, als er das erste Mal Bekanntschaft mit Copaiba machte. Er konnte nicht wissen, dass dieses ätherische Öl entzündungshemmend wirkt und ein natürliches

Schmerzmittel ist, aber er muss es gefühlt haben. Copaiba unterstützt und stärkt auch die Nerven. Es wirkt Infektionen entgegen und schützt als natürliche Mundpflege sogar vor Karies.

Ich mischte ein wenig Kokosöl mit 1 Tropfen Copaiba und massierte damit einfach sein Zahnfleisch, wo seine Zähne herauskommen wollten. Ich ließ ihn sogar an meinem Finger riechen und sagte ihm: „Es ist Copaiba, Baby! Magst du es?" Er kicherte und manchmal, wenn er unleidig war, sprach ich mit ihm und erwähnte „Copaiba". Seine Geschwister sagten ihm: „Copaiba!" Er schien sich an das milde, samtweiche Öl zu erinnern.

Ich mag Copaiba, weil es einen angenehmen Duft hat, und ich brauche nicht Öle zu mischen. Ich muss nur dieses Öl auftragen, und es hilft beim Zahnen. Ich trage es in meiner Handtasche oder Windeltasche mit mir herum, wann immer wir ausgehen, nur für den Fall, dass wir es brauchen.

Ich hoffe, es wirkt auch für dich. Jedes Baby ist anders, aber Copaiba ist so sicher und effektiv! Dieses natürliche ätherische Öl ist erstaunlich. Glückliches Baby! Glückliche Mama!

Anwendung ätherischer Öle beim Zahnen

- Man mischt ein wenig Kokosöl oder ein anderes reines Pflanzenöl mit 1 Tropfen **Copaiba** und massiert damit das schmerzende Zahnfleisch.
- Jede Anwendung an deinem Kind solltest du zuerst an dir selbst ausprobieren. Wenn eine Ölmischung für dich zu stark ist, dann wird es mit Sicherheit für dein Kind zu stark sein.

Rezepte für Babyöl, Babypuder und Babyshampoo zum Selbermachen

Warnung: Verwende kein herkömmliches Babyöl, Babyshampoo oder Babypuder an deinem Liebling. Die meisten kommerziellen Babyprodukte enthalten chemische Schadstoffe wie Propylenglykol und Natriumlaurylsulfat, SLS, SDS. Das sind scharfe chemische Substanzen, die als Motorreiniger und Garagenbodenreiniger sowie Schaumbildner kommerziell genutzt werden. Es sind ätzende Stoffe, die in nahezu jedem Beauty- und Pflegeprodukt auf dem Regal unserer Fachgeschäfte zu finden sind, nicht nur für Erwachsene, sondern auch für Babys!

Diese chemischen Substanzen in Babyshampoos, Babyseifen, Babyölen und -cremen gehen durch die Haut direkt in den Körper und belasten die Augen, das Gehirn, Lunge, Leber und alle anderen Organe des Babys. Es ist kein Zufall, dass unsere Kinder heute viel häufiger Brillen tragen. Die Werbung von mit Schaum bedeckten Kindern in der Badewanne lässt vermuten, dass dieser Schaum gesund ist und für glückliche Kinder sorgt. Das Gegenteil ist der Fall. Diese chemischen Substanzen sind nicht nur billig, der Inhalt der Flasche kostet weniger als der Flaschenverschluss, sie sind auch höchst gesundheitsschädigend.

Was Mütter oft nicht wissen: Giftstoffe im Babyshampoo!

Giftstoffe im Babyshampoo	
Propylenglykol	Ein Erdöl-Derivat mit aggressiv hautreizender Wirkung (Allergien). Macht die Kopfhaut durchlässig, wodurch die chemischen Inhaltsstoffe des Shampoos schnell in den Körper gelangen. Hier können sie zu Organschäden, insbesondere zu Leber- und Nierenschäden, führen.
Natriumlaurylsulfat – Sodium Lauryl Sulfat (SLS)	Ein Schaumbildner, der austrocknet, die Schleimhäute und Augen angreift und hautreizend wirkt. Es wird schnell von Augen, Gehirn, Herz und Leber absorbiert und dort eingelagert, was zu Langzeitschäden dieser Organe führen kann. Potenziell krebserregend.
Diethanolamin DEA / TEA (Triethanolamin)	Feuchthaltemittel und Weichmacher in Verbindung mit anderen chemischen Inhaltsstoffen können gefährliche Nitrosamine entwickeln, die im Verdacht stehen, insbesondere die Leber, die Nieren und das Erbgut zu schädigen. Sie zählen zu den krebserregendsten Stoffen überhaupt. Daneben können DEA als auch TEA Allergien auslösen, sind haut- und schleimhautreizend sowie potenziell giftig.
Polyethylenglykol PEG (Tensid)	Eine extrem reaktionsfreudige, potenziell krebserzeugende, erbgut- und fruchtschädigende Substanz.
Chemische Konservierungsstoffe	Zur Konservierung gegen Bakterien eingesetzt.
Parabene	Als Konservierungsmittel gegen Schimmelpilze und Bakterien sind diese Kontaktallergene östrogenähnlich, greifen hindernd in den Hormonhaushalt ein und können PMS, Gebärmutter- und Brustkrebs verursachen.
Methylisothiazolinone	Im Einsatz gegen unerwünschte Mikroorganismen kann dieser Stoff starke Kontaktallergien auslösen und ist potenziell fruchtschädigend.
DMDM Hydantoin	Schützt vor Schimmel und Bakterien. Es setzt auch Formaldehyd frei, was die Haut schneller altern lässt, die Schleimhäute reizt und Allergien auslösen kann. Wirkt potenziell krebserregend.
Silikone	Silikone im Shampoo „versiegeln" das Haar und die Kopfhaut. Silikone in Bodylotionen „versiegeln" die Haut. Giftstoffe können nicht mehr ausgeschieden werden (Neurodermitis).
Duftstoffe/Parfüm	Tausende chemische Duftstoffe können Kopfschmerzen, Schwindel, Reizung der Atemwege und/oder Übelkeit auslösen. In Tierversuchen zeigten sie krebserregende und erbgutschädigende Wirkungen.

(Quelle: www.zentrum-der-gesundheit.de)

Aus all diesen Gründen ist es nicht ratsam und potenziell gefährlich, ungeprüft herkömmliche Babypflegeprodukte zu verwenden. Deswegen gebe ich dir viele Rezepte zum Selbermachen an die Hand, damit du deinem Kind die bestmöglichen Zukunftschancen bieten kannst. Wenn du ein natürliches Babyshampoo verwendest, wirst du merken, dass es nicht sehr schäumt. Das ist ein gutes Zeichen.

Das gesunde Babyshampoo und Schaumbad

Man besorgt ein natürliches, schadstofffreies, neutrales Badegel oder Shampoo.

- 1 EL natürliches Badegel
- 1 Tr. Lavendel, Rosmarin, Kamille, Copaiba, Teebaum oder dein Lieblingsöl
- 1 EL Kokosöl oder ein anderes reines Pflanzenöl (optional)

Anwendung:

In einem Schälchen das Badegel mit dem ätherischen Öl vermischen und knapp vor dem Badevergnügen dem Badewasser zusetzen. Für eine glatte, geschmeidige Haut kann auch ein reines Pflanzenöl zugegeben werden. Achtung, das „Ölbad" könnte rutschig sein. Das natürliche Shampoo und Badegel schäumt nicht übermäßig und enthält *keine* der genannten Schadstoffe, die die Gesundheit des Kindes nachhaltig gefährden und schädigen.

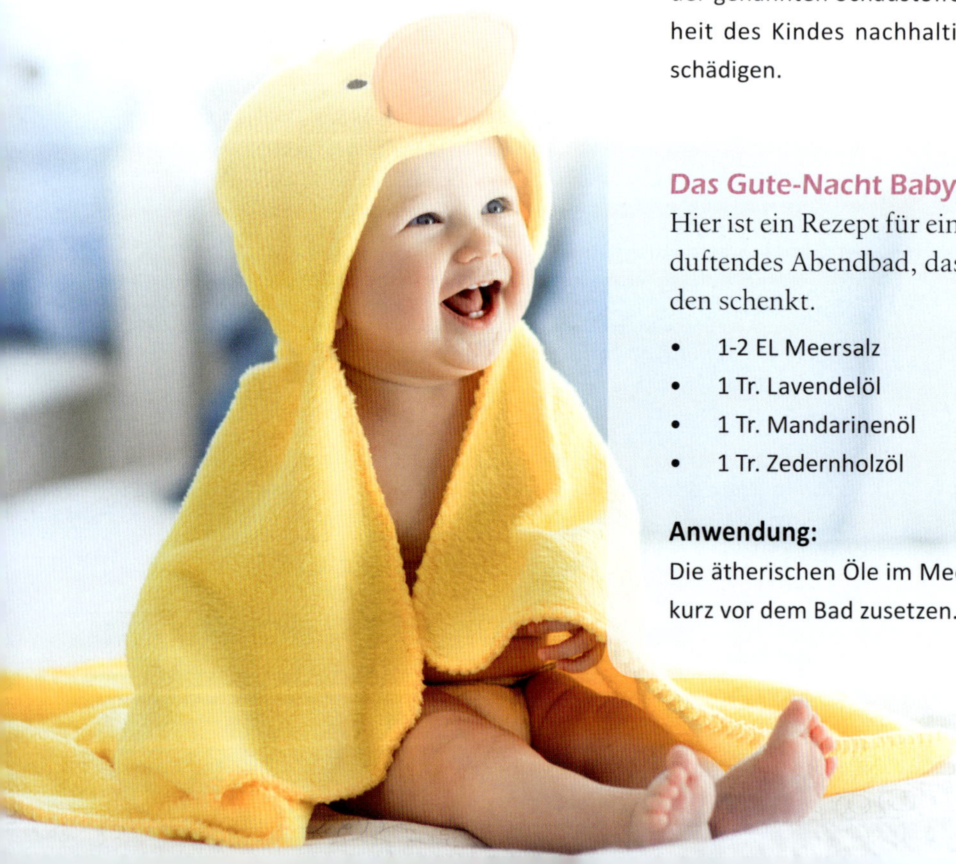

Das Gute-Nacht Babybad

Hier ist ein Rezept für ein entspannendes, duftendes Abendbad, das Ruhe und Frieden schenkt.

- 1-2 EL Meersalz
- 1 Tr. Lavendelöl
- 1 Tr. Mandarinenöl
- 1 Tr. Zedernholzöl

Anwendung:

Die ätherischen Öle im Meersalz binden und kurz vor dem Bad zusetzen.

Das gesunde Babypuder

- 2-4 EL Maisstärke
- 5 Tr. Lavendel- oder Rosenöl

Zutaten mischen und so lange schütteln, bis alles gut vermischt ist. In einem verschlossenen Behälter aufbewahren. **Achtung** vor dem kommerziellen Babypuder, es enthält Aluminium.

Das duftende Babyöl

Verwende niemals ein herkömmliches „Babyöl", um deine Ölmischungen zuzubereiten. Verwende stets ein reines Pflanzenöl, etwa Oliven-, Jojoba-, Sonnenblumen-, Mandel-, Weizenkeim- oder Kokosöl.

- 250 ml Öl (z.B. Kokosöl)
- 2 Tr. Balsamtanne
- 2 Tr. Kamille
- 4 Tr. Lavendel

Anwendung:

Mit den öligen Händen oder einem weichen Tuch den Windelbereich pflegen oder die Füße damit sanft massieren. **Achtung** vor kommerziellem Babyöl, es enthält Propylenglykol, das ein potenzieller Krebserreger ist.

Das Lavendel-Babyöl

- 2 EL reines Pflanzenöl
- 5 Tr. Lavendel

Anwendung:

Zutaten vermischen und das Baby damit verwöhnen.

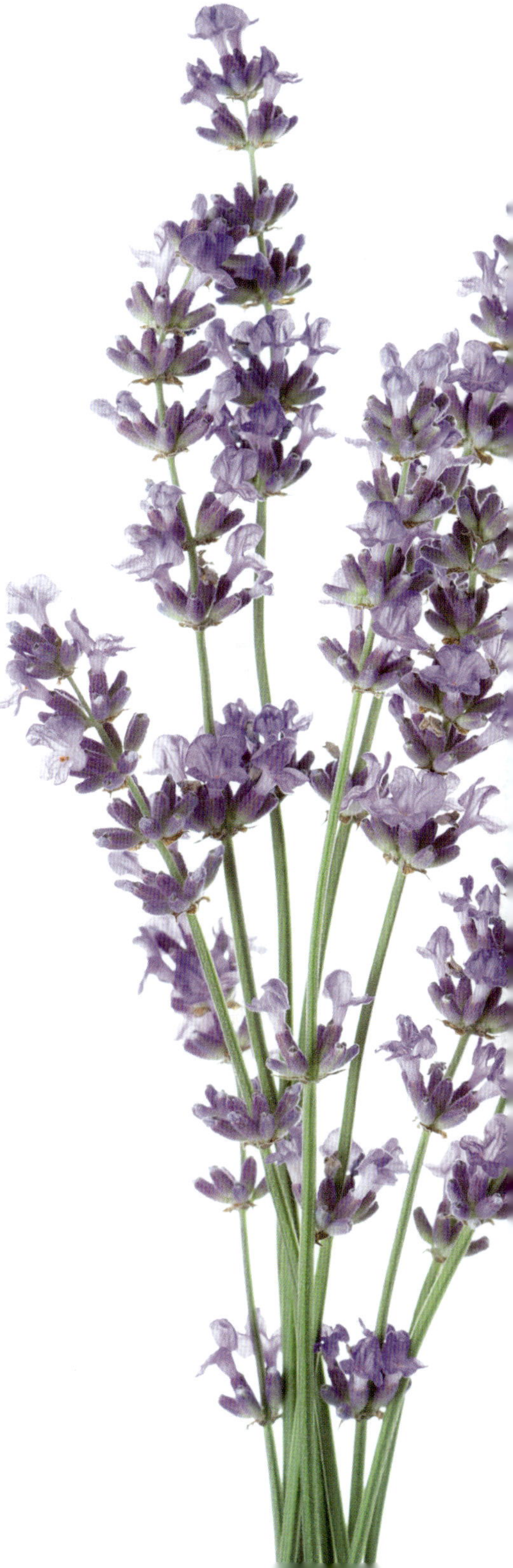

Erfahrungen mit Babys von Müttern für Mütter

Schreikinder: Wenn das Baby schreit

Die Ursache, warum manche Babys friedlich durchschlafen und manche die ganze Nacht schreien, ist nicht geklärt. Man mutmaßt, dass Schreibabys empfindliche Kinder sind. Vielleicht fühlen sie sich allein und verlassen, wenn sie nicht in ständigem Kontakt mit der Mutter sind; oder sie verarbeiten immer noch das Geburtstrauma. Eines steht fest: Ein Schreibaby zehrt an den Nerven der Eltern. Glücklicherweise gibt es da ein bewährtes und sehr wirkungsvolles ätherisches Öl, wie die nachfolgende Geschichte zeigt.

- Wenn das Baby schreit und nicht hungrig, nass oder müde ist, dann kann zur Beruhigung **Lavendel, Balsamtanne, Mandarine, Weihrauch** oder ein anderes beruhigendes Öl vernebelt werden.
- 2-3 Tropfen in einen Aroma-Diffuser geben und im äußeren Eck des Babyzimmers für etwa 15 Minuten vernebeln. Der Aroma-Diffuser sollte nicht direkt neben der Wiege stehen.
- Die Babyfüße mit einem Öl oder einer Mischung daraus, verdünnt in reinem Pflanzenöl, sanft massieren.

Das Schreibaby, das nach seinem Öl verlangte

„Ich bin verzweifelt", klagte Barbara ihrer Freundin ihr Leid. Die junge Mutter hatte dunkle Ringe unter den Augen, und es schien, als hätte sie die letzten Monate keine Nacht ein Auge zugedrückt. Übermüdet und verdrossen sagte sie: „Angela ist jetzt fünf Monate alt und schreit immer noch die ganze Nacht durch. Wenn ich aufstehe und nachsehe, hört sie zu weinen auf, doch sobald ich wieder zu Bett gehe, fängt das Geschrei erneut an. Sie kann nicht hungrig sein, denn sie trinkt genug."

Die Freundin nickte: „Ja, das kenne ich von meinem Sohn. Er hatte den ganzen Tag hindurch friedlich geschlafen oder seiner Schwester beim Spielen zugeschaut. Aber sobald er sich alleine fühlte, fing er zu weinen an und hörte nur auf, wenn man sich mit ihm beschäftigte; und in der Nacht weinte er durch. Das ging fast ein ganzes Jahr so." Barbara rief erschrocken aus: „Ein Jahr!" „Ja", sagte die Freundin, „und die Nachbarn waren mindestens so genervt wie ich."

„Reib der Kleinen doch die Füßchen mit **Lavendelöl** ein, das beruhigt", riet sie. „Oder massiere dem Kind die Füße vor dem Schlafengehen mit einer beruhigenden Ölmischung. Ich verwende zur Beruhigung gerne eine Ölmischung aus **Mandarine, Kamille, Patschuli, Ylang Ylang** und **Orange**. Diese Ölmischung schenkt jedem Kind Ruhe und Frieden."

„Und wo bekomme ich so ein Öl?", fragte Barbara interessiert. „Ich bringe dir diese beruhigende Ölmischung heute Nachmittag vorbei, dann kannst du abends gleich damit beginnen."

Später erzählte Barbara ihrer Freundin: „Stelle dir vor, schon nach der ersten Anwendung schlief das Baby viel ruhiger. Nach vier Tagen sogar die ganze Nacht durch. Doch am fünften Tag hatte ich vergessen, das Öl anzuwenden. Du wirst das jetzt nicht glauben, aber es ist wahr! Die kleine Angela machte sich selbst bemerkbar. Sie 'schnupperte' mit ihrem Näschen ganz auffällig. Erst wusste ich nicht, was das sollte, doch dann erinnerte ich mich an den Duft. Sie verlangte nach ihrem Öl!"

Vom Stillen entzündete Mutterbrust

Die Erfahrung einer Mutter und ihrem Neugeborenen beim Stillen:
Ich stillte mein drittes Kind, also war ich allzu vertraut mit der Empfindsamkeit einer Brustentzündung, die gerade anfing, an Dynamik zu gewinnen. Meine Brust begann zu schmerzen, die Haut war gespannt, oft war sie übervoll und überhitzt und die Milch wollte auf jeden Fall heraus.

Zuerst dachte ich, ich hatte eine zu lange Pause zwischen zwei Stillzeiten gemacht. Aber als die Empfindlichkeit nach einigen Fütterungen nicht nachließ, bemerkte ich die roten Streifen auf der Brust. Meine Schwägerin musste starke Antibiotika einsetzen, als sie Mastitis bekam, doch ich wollte sie auf keinen Fall nehmen!

Ich massierte zwei Tropfen ätherisches Öl von **Lavendel** auf jede Brust unter Vermeidung der Brustwarzen. Ich wollte nicht, dass mein Baby es einnahm. Nach einer Anwendung wurde die Empfindsamkeit bereits stark vermindert. Nach zwei Behandlungen (eine nachts und eine am nächsten Morgen) war alle Rötung, der Druck und der Schmerz verschwunden.

Wie du mit Lavendel Brustentzündung begegnest

Eine Mutter erzählt von ihren Erfahrungen mit dem Stillen:
Als ich mein Kind stillte, begann eine Drüse in der Nähe meiner Brustwarze zu schmerzen und reagierte auf die Berührung empfindlich. Es war unangenehm, also rieb ich einfach nur **Lavendelöl** darauf, und es hörte zu schmerzen auf. Innerhalb von Stunden war die Brust schmerzfrei – und das nach drei schmerzhaften Tagen. Ich habe keine Kompressen oder irgendetwas anderes angewandt, sondern nur das Lavendelöl.

Wie Fenchel Muttermilch sprudeln lässt

Eine Mutter berichtet:
Bei jedem meiner Kinder versiegte meine Milch um den 6. bis 8. Monat. Bei meinem 4. Kind fing ich an, Milch bereits im 5. Monat zu verlieren. Ich las über **Fenchel**, dass er anregend auf die Milchdrüsen wirken und den Milchfluss anregen sollte. Also begann ich jeden Tag einen Tropfen Fenchelöl in meine Wasserflasche zu geben und das Öl auch auf meine Brust zu reiben.

Innerhalb von Stunden konnte ich schon spüren, wie meine Milchversorgung anstieg. Ich war glücklich und hielt an meiner Eigentherapie fest, nahm das Öl noch eine Woche lang und konnte dadurch meine kleine Rosalie zwölf Monate problemlos stillen.

Wie man ein schreiendes Kind mit Pfefferminzöl beruhigt

Eine Oma berichtet:
Während ich Kinderbetreuung in der Kirche machte, betrat ich den Pflegebereich, um dort die Betreuer zu entlasten. Ein kleines Mädchen – dreizehn Monate alt – weinte ohne aufzuhören. Das war völlig untypisch für sie. Jede Helferin hatte versucht, sie zu beruhigen und einen Weg zu finden, ihre Wünsche zu befriedigen.

Ich weiß nicht wirklich, wie man den Stress eines Babys errät. Mein eigenes Kind, heute zweiundzwanzig Jahre alt, war das einzige, das ich jemals wirklich hielt. Aber mit Pfefferminze in meiner Tasche ging ich ans Werk. Ich gab etwas davon auf meine Hand und bot an, das kleine Mädchen zu halten. Ich versuchte, es zu trösten.

Zu unserer Überraschung hörte das Kind innerhalb von zwei bis drei Minuten zu weinen auf, die Augen fielen ihm zu und es schlief auf meinem Arm fest ein. Die anwesenden Damen fragten verwundert, was ich gemacht hätte. Ich erzählte ihnen, dass ich zuerst einen Tropfen Pfefferminzöl auf meine Hand getropft und dann den Rücken des Kindes über das Jäckchen sanft mit kreisförmigen Bewegungen gestreichelt hatte. Das hatte es beruhigt.

Wir waren alle begeistert, an diesem Tag ein ruhigeres Kinderzimmer zu haben. Ich hatte auch meinen Diffuser mitgenommen und ihn im Kinderzimmer aufgestellt. Die Pfefferminze machte den Tag friedlich und half, die weinenden und unglücklichen Babys auf ein Minimum zu begrenzen.

Wie Lavendel ein quengeliges Baby beruhigt

Eine Omi erzählt eine Baby-Lavendel-Geschichte, die sogar ihre Kinder erstaunte:
Mein Sohn und meine Schwiegertochter waren ein bisschen skeptisch über die „Macht des Lavendelöls".

Die Kinder waren schon seit einigen Monaten Eltern geworden und sind nach wie vor entzückt von ihrem Baby, aber das Kind bereitete ihnen oft auch schlaflose Nächte, gar schlaflose Tage, weil es pingelig war, quengelte und auch gerne weinte. Oft wussten sie nicht, was es hatte.

Da schlug ich meinem Sohn und meiner Schwiegertochter vor, sie sollten sich einmal einen Tag frei nehmen, mein Enkelkind bei mir abgeben und spazieren, essen und shoppen gehen. Nach ein paar Stunden sollten sie wieder zurückkommen. Ich würde inzwischen die Kinderbetreuung übernehmen.

So brachten sie mir ihr Baby zur Betreuung. Sie hatten den Kleinen bei mir abgegeben und waren verschwunden. Nun war ich mit meinem süßen Enkelkind alleine.

Ich stellte fest, dass meine Kinder recht hatten. Mein Enkelsohn war ein überaus süßes Baby, aber er fühlte sich nicht gerade wohl in seiner Haut. Bei der Oma benahm er sich genauso wie bei seinen Eltern. Er quengelte und zeigte sich sichtlich unzufrieden. Also legte ich das Kind in den Kinderwagen und ging mit ihm spazieren. Das hatte meine Kinder einst auch immer beruhigt.

Nachdem wir heimkamen, spielte ich mit ihm, beruhigte ihn ein wenig, redete mit ihm, aber all die normalen Dinge, die seine Eltern auch mit ihm taten, wollten nicht recht funktionieren. Das Kind fühlte sich einfach nicht wohl, und ich überlegte, was es nur haben konnte. Warum war dieses Kind so unruhig?

Da ging ich zu meiner Öle-Hausapotheke und griff nach meinen geliebten Ölen. Ich überlegte mir, welches Öl dieses Kind inspirieren und zugleich beruhigen könnte? Welches Öl könnte ihm ein Wohlgefühl geben und es vielleicht sogar glücklich machen? Ich holte mein Lavendelfläschchen hervor. Dann wechselte ich die Windeln, um sicher zu sein, dass das Kind trocken war, bevor ich das Öl anwenden wollte.

Mittlerweile waren mein Sohn und meine Schwiegertochter ganz glücklich vom Shoppen und Essen wieder zurückgekehrt und sahen, wie ich dem Kind die Windel wechselte. Sie beobachteten, wie ich danach einen Tropfen Lavendelöl in meine Hände tropfte, das Öl fest in meinen Händen verrieb und dann behutsam die Füßchen des Kindes zu massieren begann.

Meine Schwiegertochter fragte neugierig: „Omi, was ist das, das du da verwendest? Was riecht denn da so gut? Ist es Lavendel?" „Ja", antwortete ich. „Das sind meine ätherischen Öle, und Lavendel hat eine beruhigende Wirkung. Es gibt Sicherheit und macht glücklich."

Nach einer Weile merkten wir, wie das Kind sich beruhigte. Es begann zu giggeln und fühlte sich sichtlich zufrieden und wohl. Der Lavendelduft lag beruhigend im Raum. Es war gar nicht nötig, das Kind an meinen Händen riechen zu lassen, denn das Öl hatte bereits seine Arbeit aufgenommen und durch das Einreiben der Füßchen seine beruhigende Wirkung entfaltet. Es dauerte gar nicht lange, dann schlief das Kind von alleine ein.

„Sag, Omi, macht das der Lavendel?", flüsterte meine Schwiegertochter. „So hat sich das Kind bei uns noch nie benommen." „Das ist die Kraft des Lavendelöls", schmunzelte ich. „Ich muss unbedingt so ein Fläschchen haben!", strahlte meine Schwiegertochter. Ich hielt ihr das Lavendelöl hin und sagte: „Hier, nimm mein Fläschchen. Ich bestelle mir ein neues."

Unser fiebriges Baby fiel vom Küchentisch

Erfahrungsbericht einer Omi:
Eine unserer Töchter besuchte uns mit ihren fünf Kindern in unserem Ferienheim. Gestern bekam ihr dreizehn Monate alter Robert hohes Fieber. Wir wendeten mehrere Öle an ihm an, und innerhalb von fünf Minuten sank sein Fieber. Er schien wieder in Ordnung zu sein.

Um 4:00 Uhr morgens, kam seine Mutter in unser Schlafzimmer, um unsere Öle zu holen. Sie wollte wieder an ihm arbeiten, denn das Fieber war zurückgekehrt. Ein paar Minuten später hörten wir einen dumpfen Aufschlag, als wäre etwas heruntergefallen. Wir liefen entsetzt in die Küche. Baby Robert war vom Küchentisch gefallen. Unsere Tochter saß schluchzend am Boden und hielt ihr weinendes Baby. Wir wussten sofort, dass wir nun ein Problem hatten. Eigentlich hatten wir drei Probleme: Das Fieber, den Sturz und eine hysterische Tochter.

Zuerst überprüften wir, ob Robert sich irgendetwas gebrochen hätte oder ihm sonst etwas fehlte. ... Gott sei Dank war alles in Ordnung.

Dann verwendeten wir die Öle unverdünnt, um sein Fieber zu senken. Wir nahmen **Grüne Minze**, die ein wenig milder als Pfefferminze ist. Dann setzten wir auch **Pfefferminze** ein zusammen mit *Melaleuca ericifolia*, ein Teebaumöl, das milder als *Melaleuca alternifolia* ist, sowie **Tanne** und eine beruhigende Ölmischung aus **Orange** und **Mandarine, Kamille, Patschuli** und **Ylang Ylang**.

Nachdem wir nicht wussten, ob sein Problem viraler oder bakterieller Natur war, wählten wir die Öle aus, die sowohl eine antibakterielle Wirkung zeigten als auch gegen Viren gut arbeiteten.

Mit diesen Ölen rieb meine Tochter dem Kleinen Brust, Bauch, Füße, Hals und Kopf ein. Sein Weinen wurde leiser, und die Temperatur begann zu sinken.

Meine Tochter wollte auch unbedingt gegen den Sturz und das Trauma ein Mittel anwenden. Also rieb sie **Weihrauch** in den Nacken und massierte ein paar Tropfen auf den unteren Hinterkopf, wo der Hirnstamm sitzt.

Schließlich sank sein Fieber ganz, und er hörte zu weinen auf.

Dann haben wir seine Mutter mit einer **Trauma**-Ölmischung aus **Weihrauch, Baldrian, Kaffernlimette, Sandelholz, Fichte, Lavendel, Geranie, Immortelle** und **Rose** sowie einer **beruhigenden Ölmischung** mit Ölen von

Orange und **Mandarine, Kamille, Patschuli** und **Ylang Ylang** behandelt, um ihr zu helfen, sich auch zu beruhigen. Klein Robert und seine Mutter gingen schließlich zu Bett. Um 9:00 Uhr morgens schliefen sie immer noch.

In dieser Woche – mit fünf Enkelkindern zu Besuch – kamen Omas Öle umfänglich zum Einsatz ... Schnitte, Prellungen, ein eingeklemmter Finger, Sonnenbrand, Verbrennungen. Wir haben wirklich alles gesehen!

Deine kleine Hausapotheke für deine Enkelkinder, wenn sie zu dir zu Besuch kommen, sollte unbedingt Lavendelöl enthalten. Neben Lavendelöl findest du im *Kapitel 2, Die kleine Hausapotheke,* weitere hilfreiche Öle und die wichtigsten Ölmischungen für eine Rundumversorgung für die ganze Familie.

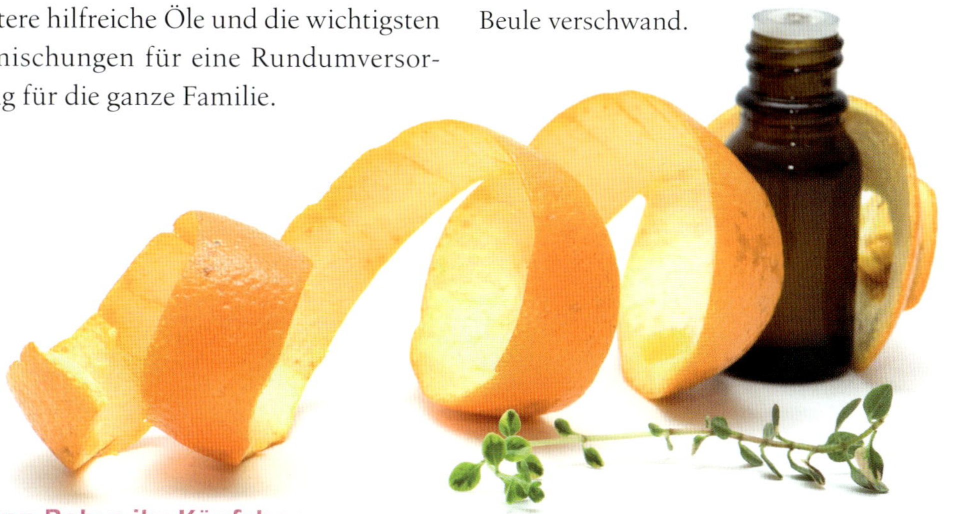

Wenn Babys ihr Köpfchen anstoßen und wie Immortelle gegen Prellungen und Schwellungen hilft

Die Mutter von Emilie erzählt:
Meine fünfzehn Monate alte Tochter hatte ihren Kopf bereits zweimal in dieser Woche angestoßen. Sie hatte gerade zu Laufen begonnen.

Ich hörte, **Immortelle** – das Öl der Strohblume – sollte ein gutes Öl sein, das schnell auf Prellungen anspricht. Beim ersten Mal trug ich das Öl sofort auf die Stelle auf. Die Beule ging gleich zurück, und es war nur eine schwache Andeutung einer Prellung zu sehen.

Bei der zweiten Beule konnte ich das Öl erst 1½ Stunden später auftragen. Es war immer noch eine große Beule zu sehen, etwa die Größe einer Euromünze, mit einer dunkellila Färbung an der Stelle. Ich trug das Öl auf und konnte geradezu zusehen, wie die Beule verschwand.

Ich trug das Öl noch dreimal auf und konnte nicht glauben, dass die Beule am nächsten Tag völlig verschwunden war. Mein Mann war so erstaunt. Das ist ein Öl, das man daheim haben muss, wenn man Kinder im Haus hat!

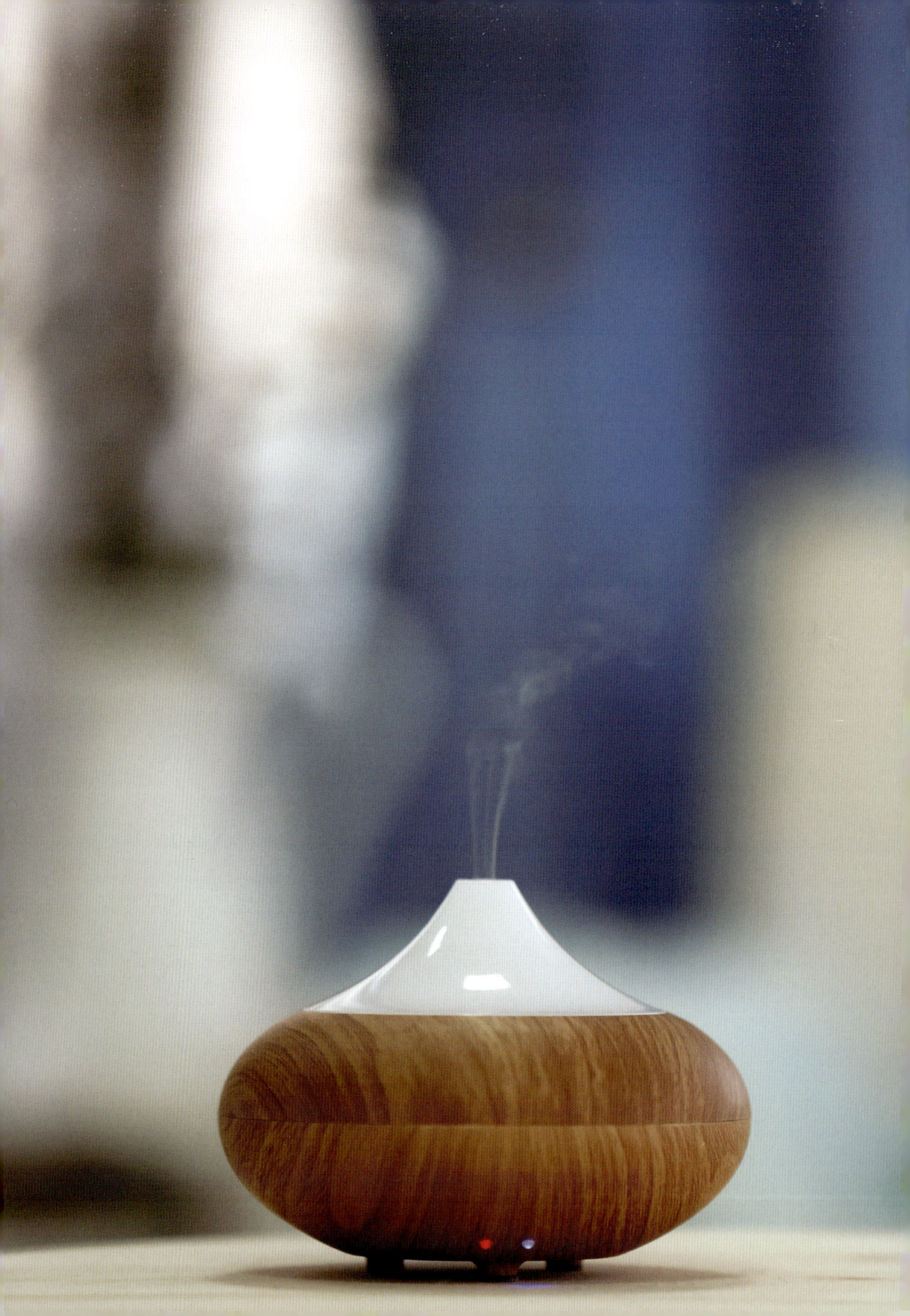

7 Ein Aroma-Diffuser und seine Anwendungsgebiete

In diesem Abschnitt stelle ich dir ein unschätzbares Hilfsmittel in der Arbeit mit ätherischen Ölen vor – den Aroma-Diffuser. Seine Vorteile für Zuhause, Kindergarten und Schule sind unübertroffen. Er arbeitet leise und unbemerkt, um ansteckenden Kinderkrankheiten vorzubeugen. Gleichzeitig schafft er ein gesundes und lernaktives Raumklima.

Wenn Wunder unsichtbar im Raum schweben: Der Aroma-Diffuser

Wie Familien die ätherischen Öle mit einem Aroma-Diffuser erfolgreich bei unterschiedlichsten Gelegenheiten wie Angst, Stress und negativen Gerüchen, Entzündungen und Ansteckungsgefahr, Grippe und Erkältungen und zur Gedächtnissteigerung, zu Erfolg und zum Erreichen ihrer Höchstform einsetzen.

Ein Aroma-Diffuser ist ein elektrisches Ultraschallgerät, das mikrofeine Duftpartikel in den Raum bläst. Der sogenannte Kaltluft-Diffuser erhitzt das kostbare ätherische Öl nicht, denn durch die Hitze würde es seine besondere Wirkung verlieren, und seine Heilkräfte würden wie ein zerplatzter Luftballon verloren gehen.

Die Vorteile eines duftenden Aroma-Diffusers

Wenn man sich einen Aroma-Diffuser und ätherische Öle anschafft, dann hat man folgende Vorteile:

- **Bei Essensgerüchen:** Wenn Gäste kommen, will man nicht, dass die Luft steht und das ganze Haus nach Küchengerüchen riecht. Vielleicht ist es angenehm, wenn vom Büffet die Düfte noch im Raum liegen, während man gesellig beisammen sitzt. Aber wenn am nächsten Tag das Wohnzimmer immer noch nach Essen riecht und man nicht will, dass die Gardinen und Polstermöbel diese Gerüche annehmen, dann ist der Diffuser und eine Ölmischung aus **Teebaumöl, Zitronella, Rosmarinöl** und anderen die einfachste und lieblichste Anwendung der Welt. Man füllt Wasser in den Diffuser, fügt ein ätherisches Öl zu und schaltet ein! Schon geht das Öl an die Arbeit, die Gerüche zu eliminieren und eine herrliche Raumluft zu schaffen.
- **Bei Zigarettengeruch:** Für Nichtraucher, deren Gäste den kalten Zigarettenrauch zurücklassen, der normalerweise tagelang im Raum hängt, ist ein Aroma-Diffuser ein wahrer Segen. Für Raucher, die nach einem Mittel suchen, dass die Wohnung nicht nach Zigarettenrauch riecht, empfehle ich ebenfalls einen Aroma-Diffuser mit einer reinigenden, frischen Ölmischung wie das *Reinigungsöl.*
- **Bei Geruch von Windeleimern:** Für die Mamas, die vermeiden wollen, dass der Raum statt nach Lavendel oder Rosengeranie nach Windeleimer riecht, wenn Gäste kommen, ist ein Aroma-Diffuser unersetzbar.
- **Für das Wohlbefinden:** Der wohl wichtigste Vorteil eines Diffusers in deinem Zuhause ist der positive Effekt, den ätherische Öle höchster Qualität auf das Wohlbefinden und Gemüt deiner Lieben ausüben. Ob es liebliche Öle wie **Mandarine** oder **Lavendel** sind, die Kinder beruhigen und glücklich machen, oder das starke **Pfefferminzöl**, das die Konzentration bei Hausaufgaben steigert, oder ob es eine reinigende Ölmischung aus **Teebaumöl** oder **Eukalyptus** ist, die die Luft von Krankheitskeimen, Chemikalien und Schwermetallen reinigt, immer sind ätherische Öle bereit, dich zu unterstützen. Der Aroma-Diffuser erleichtert die Anwendung, denn er läuft im Hintergrund, ganz ohne dein Zutun.
- **Die Nachhaltigkeit:** Lange nachdem der Aroma-Diffuser nach einer Anwendung abgeschaltet wurde, liegen die heilsamen Wirkkräfte der ätherischen Öle immer noch unsichtbar und unbemerkt in der Luft und wirken über Stunden nach.

Ein Tipp für Kindergärten und Schulen

Selbstverständlich kann man den Aroma-Diffuser zu Hause bei einem Kind anwenden. Aber in öffentlichen Plätzen wie Kindergärten und Schulen, wo viele Kinder auf engem Raum beieinander sind und die Ansteckungsgefahr groß ist, dämmt die Anwendung eines Aroma-Diffusers Epidemien wie Bindehautentzündungen oder Erkältungen effektiv ein. Ein Aroma-Diffuser ist zudem äußerst einfach zu handhaben und kostet nicht viel.

Wie Kindergärten und Schulen von einem Aroma-Diffuser profitieren

- Morgens wird der Aroma-Diffuser mit Wasser und 10-15 Tropfen Öl für größere Räume befüllt und läuft eigenständig und ohne Wartung den ganzen Tag.
- Die Raumluft wird effektiv aufgewertet und ein Umfeld geschaffen, in dem Viren und Bakterien nicht leben können.
- Diese Raumatmosphäre unterstützt das Immunsystem von Kindern und Pädagogen. Man wird nicht so leicht krank.
- Die ätherischen Öle in der Luft beruhigen erhitzte Gemüter, stärken das Lernvermögen und regen zu Kreativität und geistiger Höchstleistung an.
- Pädagogen schaffen den Kindern mit Düften eine Erlebniswelt, die mit allen Sinnen empfunden werden kann.
- Am Ende des Tages gehen Kinder sowie Pädagogen gestärkt und erfrischt nach Hause, ohne die üblichen Anzeichen von Müdigkeit und Abgeschlagenheit.
- Der Ausfall an Arbeitskräften und der Verlust an Arbeitszeit durch Krankheit, sowohl bei Betreuern als auch bei Eltern, ist ökonomisch, mit der Anschaffung eines Aroma-Diffusers und hochwirksamen ätherischen Ölen, ein riesiger Gewinn.

Wenn kein Aroma-Diffuser zur Hand ist, kann eine Wasserschale mit einem ätherischen Öl aufgestellt oder auf den Heizkörper gestellt werden. Ein paar Spritzer aus einer Sprühflasche in den Raum gesprüht – z. B. Wasser und ein paar Tropfen Pfefferminzöl – vertreiben Müdigkeit und haben eine anregende Wirkung auf Körper, Emotionen und Geist.

Ein Aroma-Diffuser, dieses einfache Hilfsmittel, sollte in keinem Klassenzimmer fehlen! Aber solange es keine 100% reinen, nach therapeutischem Standard hergestellten Öle gibt, die nicht von Profit geleitet und unwirksam sind oder sogar krankmachen, so lange sorgt die Mutter für ihr Schulkind und gibt ihm ein Riechfläschchen oder duftendes Taschentuch in die Schultasche mit.

Ein erprobtes Erkältungsrezept für den Diffuser zur Vorbeugung der Ansteckungsgefahr

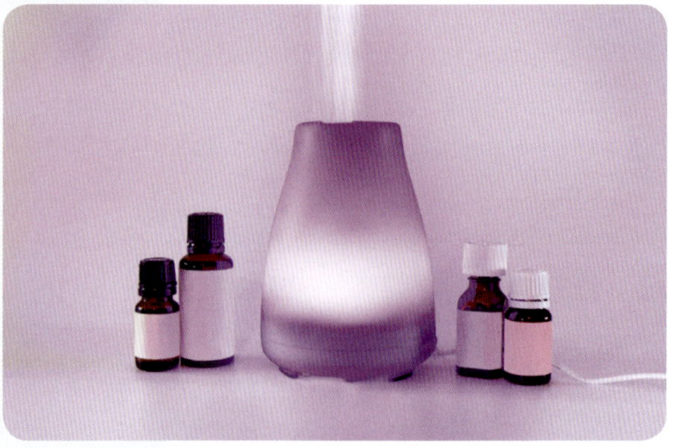

- 1 Tr. Zitronenöl
- 2 Tr. *Eucalyptus radiata*
- 3 Tr. Rosmarin
- 2 Tr. Pfefferminze

Man atmet diese Ölmischung entweder aus dem Fläschchen ein oder vernebelt sie mittels eines Aroma-Diffusers in den Raum.

Welche ätherischen Öle unseren Schulkindern helfen können

Pfefferminze und Zitrone sind zwei ätherische Öle, die das Denk- und Lernvermögen sowie die Gedächtnisleistung der Kinder enorm anregen. Zitronenöl steigert die Konzentration bis zu 50%. In Prüfungssituationen wird das Gelernte viel besser wiedergegeben.

Rosmarin, Salbei und Lavendel sind weitere beliebte, das Gedächtnis unterstützende ätherische Öle. Rosmarin fördert die Konzentration, Salbei unterstützt das Nervensystem und Lavendel wirkt beruhigend und ausgleichend.*

Eine Antimikrobielle Ölmischung, z.B. aus **Nelke, Zimt, Rosmarin, Zitrone und *Eucalyptus radiata***, ist ideal, um Spielsachen, Geräte und Türgriffe zu **desinfizieren**. Man tropft ein paar Tropfen der Ölmischung oder auch nur eines der oben genannten Öle auf ein feuchtes Tuch zum Desinfizieren oder behandelt die Gegenstände mit einer Sprühflasche.

* (Epileptiker sollten Salbei meiden. Siehe *Richtlinien zur sicheren Anwendung ätherischer Öle* in Kapitel 2.)

Ein Aroma-Diffuser und ätherische Öle zur Vorbeugung von Erkältungen

Die sechsjährige Marie kam zu ihrer Mama: „Mama, können wir zu meiner Freundin Luise fahren? Die ist krank. Seit drei Tagen ist sie nicht zur Schule gekommen. Sie ist erkältet. Ich möchte ihr ein Geschenk bringen." Dann ergänzte sie: „Ich habe das Geschenk auch schon eingepackt!"

Die Mutter blickte auf das „Geschenk", ein rundes Etwas, das in seiner etwas unbeholfenen Art der Verpackung geradezu süß aussah. Nachdem das Geschenk schon eingepackt war, erwiderte sie: „OK, natürlich, das machen wir. Wir kaufen noch ein bisschen Obst für Luise und fahren zu ihr."

Voll Freude stieg Marie ins Auto ein und verstaute die Tasche mit dem Geschenk vorsichtig auf dem Nebensitz. Angekommen, drückte sie erwartungsvoll die Klingel. Die Türe ging auf, und man kann sich Luises Überraschung vorstellen. Die Wiedersehensfreude war groß. Marie hatte ihre Freundin sehr vermisst.

Die beiden Mädchen machten sich daran, das Geschenk auszupacken, und die Mama wunderte sich, warum das Geschenk nass geworden war. Es sah aus, als wäre etwas ausgelaufen. Neugierig fragte sie: „Schatz, die Tasche ist nass. Was hast du denn eingepackt? War denn da Wasser drin?" Und als das Geschenk ausgewickelt war, sah sie: Das Kind hatte den Diffuser eingepackt und ein paar Öle dazu.

Da fragte die Mama verwundert: „Warum hast du denn den Aroma-Diffuser und die Öle als Geschenk eingepackt?" Marie antwortete: „Aber du sagst doch immer, wenn ich den Diffuser in meinem Zimmer anhabe mit Pfefferminzöl und Zitrone, dann werde ich nicht krank. Ich wollte, dass Luise auch einen Diffuser hat, damit sie wieder gesund wird." Die Mutter setzte sich hin und guckte die beiden mit Rührung an. Sie war stolz auf ihre kleine Marie.

Anwendung ätherischer Öle bei Erkältung:

- **Pfefferminze, Zitrone** und **Eukalyptus** sind beliebte ätherische Öle für die Atemwege. Man verwendet sowohl *Eucalyptus radiata* als auch *Eucalyptus globulus* bei Infektionen der Atemwege.
- Man vernebelt diese Öle entweder abwechselnd oder eine Mischung daraus in einem **Aroma-Diffuser**, um die Atemluft von Krankheitskeimen zu reinigen und die Atmung zu unterstützen. Dabei wird der Diffuser für Kinder mehrmals am Tag für jeweils etwa 15 Minuten verwendet.
- Bei Atembeschwerden nimmt man ein warmes, feuchtes Tuch mit ein paar Tropfen eines der oben erwähnten Öle und macht einen **Wickel**. Dabei ist zu beachten, dass Pfefferminzöl bei Babys und kleinen Kindern unbedingt zu vermeiden ist, denn das Öl ist zu stark und könnte dem Kind den Atem rauben.
- Bei Fieber ist die Anwendung von **Pfefferminzöl** auf den Füßen sehr beliebt. Dieses starke und kühlende Öl hilft, das Fieber auf natürliche Weise zu senken.

- Wenn der Hals kratzt, wird Tee mit ätherischen Ölen, die als Nahrungsergänzung gekennzeichnet sind, gereicht. Dazu wird 1 Tropfen **Eukalyptusöl** in Honig verrührt (emulgiert) und dem Tee zugesetzt.
- Gesundheitsexperten raten, viel Wasser in Form von Tees oder Zitronenwasser zu trinken. Ein Tropfen **Zitronenöl** oder andere Zitrusöle wie **Orange** oder **Mandarine** schenken dem Wasser eine liebliche Geschmacksnote und machen das oft ungeliebte Wassertrinken zu einer Gaumenfreude.
- Eine *Antimikrobielle Ölmischung* aus **Nelke, Zimt, Zitrone, Rosmarin** und **Eukalyptus** ist zum Gurgeln auch sehr beliebt.
- Ein **Ingwerbad** heizt innerlich ein und zieht Gifte aus dem Körper. Man gibt 1-2 Tropfen Ingweröl in Milch oder Honig oder 1-2 Esslöffel geriebenen Ingwer in ein Stoffsäckchen und setzt es dem heißen Badewasser zu. Nach dem Bad in warme Decken wickeln, um nachzuschwitzen.
- Zur Anwendung in der Badewanne kann man einen **Badezusatz** aus Meersalz oder Kaiser Natron und unterstützenden ätherischen Ölen herstellen. Man träufelt 2-4 Tropfen in das Badesalz und fügt es kurz vor dem Badevergnügen dem Badewasser zu. Statt Salz kann auch Honig oder Sahne oder ein geruchsneutrales, natürliches Badegel als Emulgator für die Öle verwendet werden.
- Bei Erkältungen und Halsschmerzen hat sich auch eine Ölmischung aus **Zitrone, *Eucalyptus radiata,* Rosmarin, Pfefferminze** und **Zypresse** bewährt. Diese Ölmischung wird mit reinem Pflanzenöl verdünnt und auf Stirn, Hals und Brust und den oberen Rückenbereich eingerieben sowie auf die Fußsohlen aufgetragen, als Badezusatz verwendet, eingeatmet und täglich mit etwas Honig eingenommen. Siehe dazu auch die Geschichte *Halsschmerzen und die gerettete Chorprobe* in Kapitel 1.
- Wenn Kinder nachts **husten**, kann das stark antimikrobiell wirkende **Thymianöl** im Aroma-Diffuser vernebelt werden; oder man wärmt etwas Wasser, gibt 2 Tropfen Thymianöl hinein und stellt es ins Schlafzimmer. Dieser Duft bewirkt innerhalb kurzer Zeit, dass das Husten ein Ende hat und die Kinder wieder gut und ruhig schlafen können.

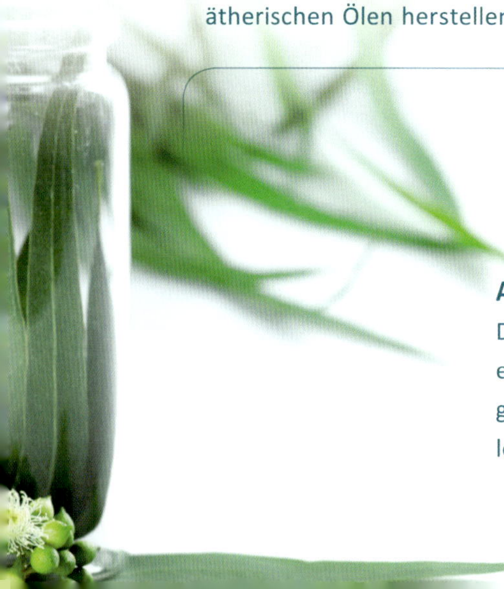

Eine bewährte Hustenmischung:

- 2 Tr. *Eucalyptus globulus*
- 2 Tr. Zitronenöl

Anwendung:

Direktes Einatmen, als Nahrungsergänzung in Flüssigkeit einnehmen, mit der Ölmischung in Wasser verdünnt gurgeln, 1-3 Tropfen auf Hals und Brust sowie auf die Fußsohlen auftragen.

Grippe und Erkältungen – Ein Strategieplan

Die Erste Hilfe gegen Erkältungen und Grippe ist ein gesundes Immunsystem. Das Immunsystem ist eine komplexe Verbindung einer Vielzahl von weißen Blutkörperchen, die Eindringlinge abwehren und schädliche Organismen, die den Körper bedrohen, zerstören. Doch nur ein starkes Immunsystem kann die eindringenden Keime besiegen.

Die folgenden Schritte können helfen, die natürlichen Abwehrkräfte des Körpers zu stärken, damit das Kind sich besser fühlt, wenn es krank ist, und schneller wieder gesund wird.

- **Gesunde Nahrung:** Zur gesunden Krankenkost gehört die gute alte **Hühnerbrühe**! Die Forschung bestätigt, dass Mutter es eben am besten wusste. Das Eiweiß im Huhn enthält nämlich eine Aminosäure namens Cystein, die eine Struktur ähnlich dem Medikament Acetylcystein aufweist. Der Arzt verschreibt dieses Medikament als Heilmittel für Atemwegsinfektionen. Interessant ist, dass das Medikament anfänglich von Hühnerhaut und Federn gewonnen wurde. Heute werden Medikamente synthetisch hergestellt. Ein Hauch **Zitronenöl** verfeinert die Suppe und bringt das hilfreiche Zitronenöl in den Körper.

- Man **vermeidet** übermäßigen **Zucker**genuss. Versteckte Zuckerzusätze sind in nahezu allen Fertigkost-Produkten und industriell hergestellten Nahrungsmitteln enthalten. Statt dem Kind zuckersüße Soda- und Fertiggetränke aus dem Supermarkt zu geben, laden köstliche Getränke mit ätherischen Ölen ein. Man nimmt ein Glas warmes Wasser und fügt 1 Tropfen eines **Zitrusöls** bei. Gut umrühren – und fertig ist das gesunde Getränk.

- Joghurt mit lebenden Kulturen und ein **Probiotikum** unterstützen die Arbeit des Darms. „Der Tod sitzt (bekanntlich) im Darm." Die lebenden Bakterien steigern die Immunfunktion, um Infektionen und allergische Reaktionen zu bekämpfen. **Ätherische Öle** unterstützen das Probiotikum bei seiner Arbeit.

- **Das Vorbeugen mit einem Aroma-Diffuser:** Die beste Behandlung für eine Erkältung oder Grippe ist Prävention. Weil viele ätherische Öle starke antimikrobielle Eigenschaften besitzen, können sie vernebelt werden, um die Ausbreitung von Krankheitserregern zu verhindern. Anwender berichten, dass ihre Kinder während der Grippezeit weniger oder gar keine Erkältungen bekommen, auch wenn alle um sie herum krank sind. Sollten sie doch eine Erkältung anziehen, sind Kinder, die regelmäßig ätherische Öle verwenden, nachweislich viel schneller wieder auf den Beinen.

- Bei Grippe reibt man Kindern ätherische Öle wie ***Eucalyptus radiata*, Basilikum, Pfefferminze oder Teebaumöl** verdünnt auf Brust, Rücken, Nebenhöhlen oder Füße.

Hier ist eine Geschichte aus dem Buch *Duftmedizin – Ätherische Öle und ihre therapeutische Anwendung*, die den Unterschied zwischen der Verwendung eines Aroma-Diffusers und keines Diffusers drastisch vor Augen führt:

Grippe gestern und heute

Als meine Kinder zwei, vier und fünf Jahre alt waren, lebten wir in einer Wohnung in Wien. Es waren nur ein paar Schritte zum großen Kinderspielplatz im Stadtpark. Der Frühling lockte, die Sonne lud zum Spielen im Freien ein, aber fünf Wochen lang wurde für uns daraus erst einmal nichts. Wir waren buchstäblich in der Wohnung ‚eingesperrt', und das kam so.

Meine Tochter brachte eine arge Erkältung vom Kindergarten mit nach Hause. Sie glühte vor Fieber, hustete und schnupfte und fühlte sich miserabel. Ich machte es ihr so erträglich wie möglich, rieb die Brust mit einer duftenden Eukalyptussalbe ein, wickelte die Füße in nasse Tücher, brachte heißen Tee und bereitete eine stärkende Hühnersuppe. Die Kleine schien ihre Bettruhe zu genießen. Sie durfte sich Geschichten zum Vorlesen aussuchen. Ich hielt sie besonders lange in meinem Arm, um ihr Geborgenheit zu geben und sie mit meiner Liebe schnell wieder gesund zu machen.

Ihre Krankheit klang nach einer Woche wieder ab. Da hatte ihr Bruder den ‚Virus aufgeschnappt'. Er fing zu husten an, die Nase lief und bald lag er fiebernd im Bett. Ich öffnete von Zeit zu Zeit das Fenster, um die milde Frühlingsluft hereinzulassen. An ein Hinausgehen war nicht zu denken.

So verging die zweite Woche in ‚Hausarrest'. Ich versuchte, es meinen Kindern trotzdem so angenehm wie möglich zu machen. Doch du errätst es schon! Nun schnappte auch der Jüngste den Keim auf, und eine dritte Woche in der Krankenstube brach an. Insgeheim freute ich mich: „Noch eine Woche, dann ist es endlich überstanden." Aber ich hatte die Rechnung ohne den Wirt gemacht. Ich konnte es einfach nicht glauben. Nun fing meine Tochter wieder zu fiebern an! Ich war am Rande der Verzweiflung angelangt.

So kam es, dass wir fünf Wochen bei schönstem Frühlingswetter nicht aus der Wohnung heraus kamen. „Hätte ich damals gewusst, was ich heute weiß", überlege ich oft, „dann hätte alles anders ausgesehen!" Aber damals wusste ich noch nichts über die Heilkraft der ätherischen Öle, und es hätte auch keine in der Form zu kaufen gegeben.

Heute würde ich sofort einen Diffuser aufstellen und ätherische Öle in die Luft vernebeln. Ich würde ätherische Öle verwenden, die Husten, Schnupfen sowie Viren und Bakterien den Garaus machen. Ich bin überzeugt davon, dass die Kinder nicht so lange krank gewesen wären. Die Öle hätten ihr Immunsystem kräftig unterstützt, und wir hätten den Frühling nicht verpasst.

Mein erwachsener Sohn, der heute selber Kinder hat, erzählt mir immer wieder begeistert: „Mama, die Kinder im Kindergarten sind ständig krank, aber unsere Mädchen erwischt es nie! Diese ätherischen Öle sind wirklich der Hammer."

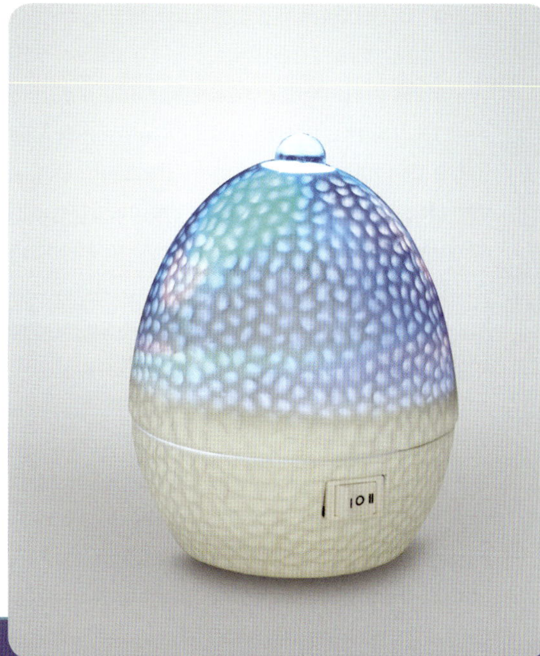

Seitdem wir bei uns zu Hause „Diebe" haben, werden meine Kinder immer seltener krank

Es gibt eine berühmte Anektode über die Zeit um 1720, als die Pest in Marseille wütete:

Die von Gottes Zorn, so dachte man damals, heimgesuchten Menschen schafften ihre Pesttoten aus dem Haus vor die Tür, um sich selbst vor Ansteckung zu schützen. Man mied seine Nachbarn. Die noch Überlebenden saßen hoffnungslos in den abgedunkelten Räumen und harrten des nahenden Todes, vor dem es wohl kein Entrinnen gab. Vom Neugeborenen bis zum Greis, kein Leben wurde verschont. Die ansteckenden Keime kannten kein Erbarmen.

Schon damals, mutmaßen Wissenschaftler, waren Reisende, die in ihrem Gewand unwissentlich Kleiderläuse von Ort zu Ort mitschleppten, die Auslöser der Pandemie. Die Läuse, die wiederum von Ratten auf die Kleider der Menschen überwechselten, sollen die Pestbakterien bis zu zwei Wochen lang in ihrem Blut beheimatet und dann ausgeschieden haben. Die Kleiderläuse und ihre Exkremente sollen ein entscheidender Faktor der Übertragung der Krankheit gewesen sein. Reinlichkeit ohne fließendes Wasser war damals ein Ding der Unmöglichkeit.

Eine unerwartete Lösung stoppt den „Schwarzen Tod"

Wie fand diese lebensbedrohende Epidemie des 18. Jahrhunderts endlich ein Ende? Es hatte sich herumgesprochen, dass vier Diebe von Haus zu Haus schlichen, um die Sterbenden und Toten zu berauben. Das Unglaubliche daran war, dass diese dreisten Gesellen nicht krank wurden. Sie schienen immun gegen die tödliche Pest zu sein. „Wie ist das möglich", fragten sich die Stadtväter.

Aus Furcht vor der Ansteckungsgefahr fand sich niemand, der den Dieben das Handwerk legen wollte. So blieben sie lange Zeit unerkannt, denn sie trugen seltsam anmutende Gesichtsmasken, die vor Nase und Mund einen Fortsatz hatten, der einem langen Schnabel ähnelte. Später erfuhr man, dass in diesem Fortsatz wohlriechende Gewürzöle aus **Zimt, Gewürznelke, Rosmarin** und **Zitronenschalen** waren, ätherische Öle, die sie beim Einatmen vor den Keimen der heimtückischen Pestilenz erfolgreich schützten.

Einmal gestellt und in Gewahrsam genommen, gestanden die Diebe, dass sie Apothekare und Gewürzhändler waren und sich die Kraft ätherischer Öle zunutze gemacht hatten, um sich vor der Ansteckung zu schützen. Die Pesträuber gestanden schließlich ihr Geheimrezept, um eine mildere Strafe zu erhalten. Jener Tag sollte eine einschneidende Wende in das Denken der Menschheit bringen; denn der Tag der Enthüllung machte der todbringenden Pestilenz ein jähes und abruptes Ende.

Man schlug die lebensrettende Information an die Kirchentore der Stadt an. Die Menschen lasen es und wandten selbst dieses Gegenmittel an – **Zimt, Gewürznelke, Rosmarin** und **Zitrone** – den berühmten Marseiller *Vier-Diebe-Essig*. Sie reinigten sich und ihre Umgebung damit, und die Gefahr des Todes durch allgegenwärtige Pestkeime war gebannt.

Auf der Suche nach diesem berühmten *Vier-Diebe-Essig* in uralten Bibliotheken, unter verstaubten Bänden von Büchern, auf vergilbten Seiten, fand der Aromaexperte Dr. Gary Young tatsächlich Aufzeichnungen aus jenen längst vergangenen und vergessenen Tagen. Er entdeckte die uralte Rezeptur der Pesträuber und veröffentlichte diese wertvolle Information weltweit für jeden, der sich schützen will. Er holte das Wissen, wie ätherische Öle damals die Pest besiegten, wieder in die Erinnerung der Menschheit zurück.

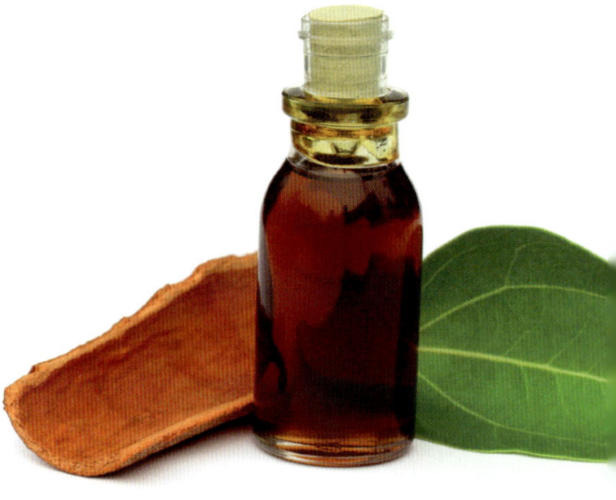

Die antibakterielle Wirkung ätherischer Öle

- Wissenschaftler der *Weber State University* in Ogden, im US Bundesstaat Utah, haben eine Ölmischung aus **Nelke, Zimt, Zitrone, Rosmarin** und **Eukalyptus** auf ihre antibakterielle Wirkung hin getestet und bestätigt, dass das Vernebeln dieser Ölmischung die Anzahl der in der Luft befindlichen Bakterien zu 99,96% reduziert. (SC Chao, et al, *Journal of Essential Oil Research* 10, 517-523, Sept/Oct 1998)

- Weitere Studien belegen die antifungale Wirkung von **Gewürznelke** und **Zimt**, die immununterstützende und entzündungshemmende Wirkung von **Zitrone**, die antimikrobielle Wirkung von ***Eucalyptus radiata*** und die antibakterielle Wirkung von **Rosmarin**. (Peterson, *Current Essential Oil Research*, Vol. 2, 2014)

- Viele ätherische Öle, darunter **Zimt, Teebaumöl, Zitronengras** und **Römische Kamille** haben antimikrobielle Eigenschaften. (SC Chao et al, *Journal of Essential Oil Research*, Sept/Oct 2000)

- In Schottland haben Wissenschaftler fünfzig ätherische Öle gegen fünfundzwanzig Arten von Bakterien getestet. The stärksten antibakteriellen Ölen waren **Angelika, Lorbeer, Zimt, Nelke, Thymian, Majoran, Geranie**, u.a. (SG Deans at al, *International Journal of Food Microbiology* 5, 165-180, 1987)

Du kannst die antibakterielle Wirkung der ätherischen Öle daheim testen, indem du sie im Aroma-Diffuser vernebelst. Solltest du die „Diebe" bei dir zu Hause aufnehmen wollen, schlage ich vor, du fängst mit einer Mischung aus **Nelke, Zimt, Zitrone, Rosmarin** und ***Eucalyptus radiata*** an.

Wie du ansteckende Kinderkrankheiten in Schach hältst

Ein Vater erzählt:

„Seit wir diese Ölmischung zu Hause haben, werden unsere Kinder nicht mehr beziehungsweise nicht mehr so leicht von Kindergarten- und Schulkrankheiten heimgesucht. Sind schon alle Kinder in der Schule krank gewesen, so sind unsere Kinder immer noch gesund." Dieser Vater kennt die Vorzüge eines Aroma-Diffusers und der hochwirksamen ätherischen Öle und wendet sie täglich an.

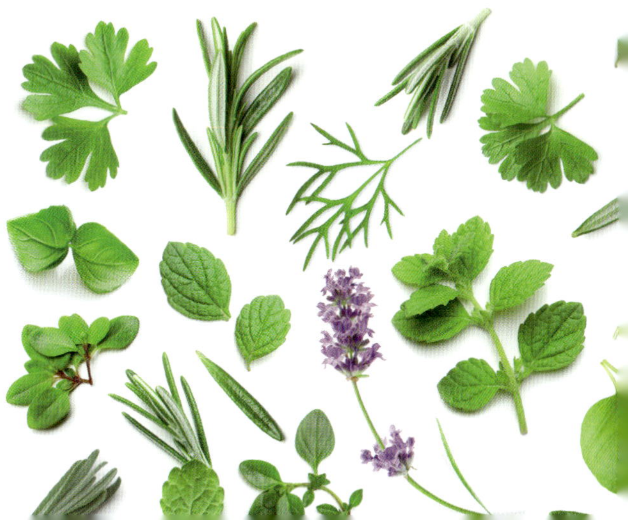

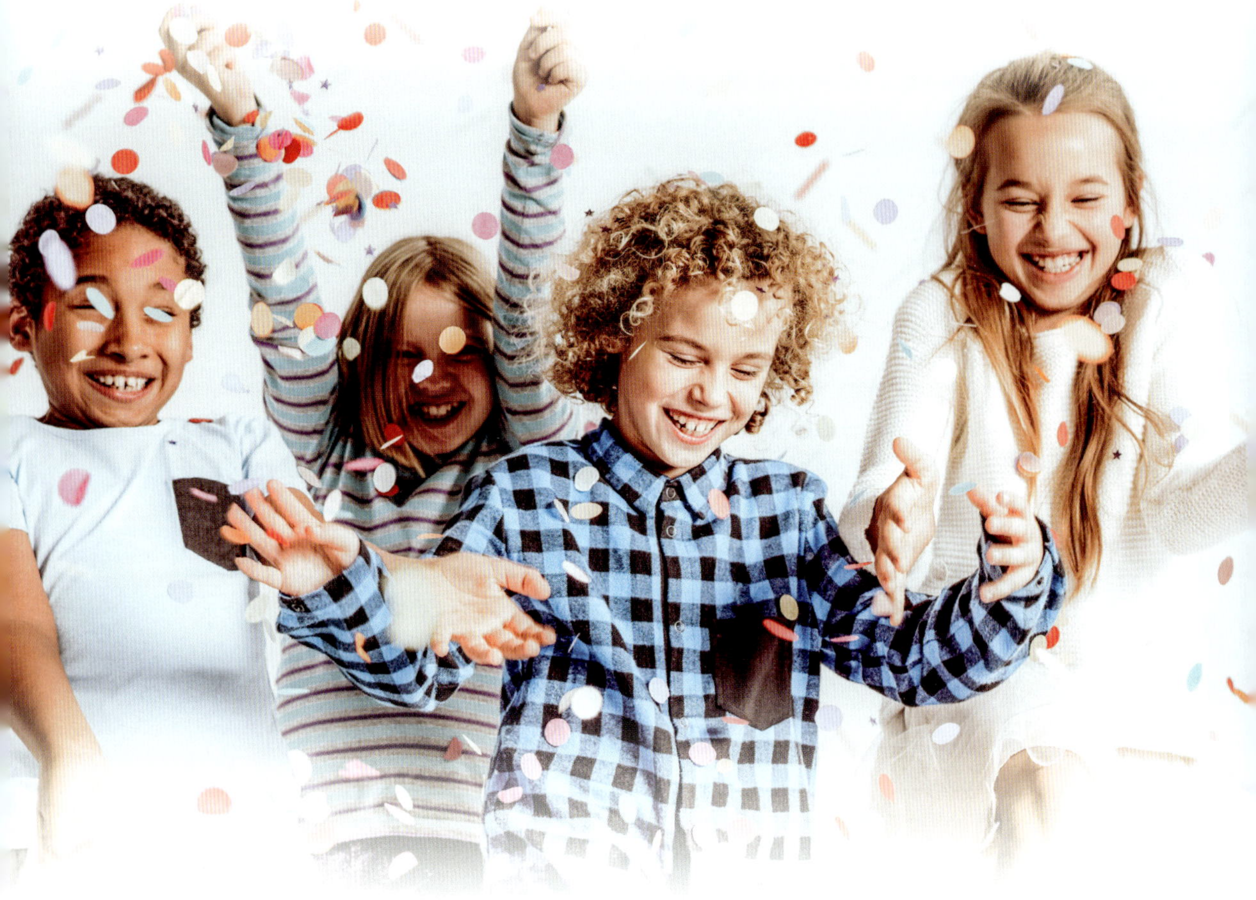

8 Klein- und Schulkinder

Alles, was unsere Kinder bewegt, besprechen wir in diesem Kapitel. Ob es sich um ein natürliches Fiebermittel, die Schulangst, gesteigerte Lernfreude, das zunehmende Problem der Fettleibigkeit unserer Kinder, das Trauma, das Scheidungskinder in sich tragen, oder die Übelkeit beim Autofahren handelt. Ätherische Öle bieten dir und deinen Kindern bei all den alltäglichen kleinen und großen Herausforderungen eine hilfreiche Hand.

Erfahrungen mit Kindern von Müttern für Mütter

Fieber im Kind mit Pfefferminzöl gebannt

Eine Mutter berichtet:
Meine zehnjährige Tochter fühlte sich nicht gut, klagte über Magenschmerzen und bekam Fieber. Ich ahnte, dass das Fieber während der Nacht steigen würde. Aber ich hatte gehört, dass **Pfefferminzöl** bei Fieber helfen soll, so rieb ich es auf ihre Füße und auf den Bauch. Das Kind schlief fast sofort ein. Das Fieber stieg während der Nacht nicht und sank sogar auf Normalwerte zurück. Als sie aufwachte, fühlte sich meine Tochter großartig.

Wie ich das Fieber meines Kleinkinds mit Pfefferminze behandelte

Eine Mutter berichtet:
Mein drei Jahre alter Sohn wachte eines Morgens lustlos und mit einer erhöhten Temperatur auf. Er war einfach nicht sein übliches sprudelndes Selbst. Ich rieb Pfefferminzöl auf seine Fußsohlen, und vormittags fühlte er sich gut genug, um ein Nickerchen zu machen. Als er erwachte, war er immer noch nicht viel besser und fühlte sich warm an. So massierte ich noch mehr Pfefferminzöl auf

seine Fußsohlen vor seinem Mittagsschlaf. Er wachte um Punkt 16.00 Uhr auf, ganz er selbst, mit kühler Stirn und ohne Fieber, und war bereit, ohne weitere Anzeichen eines Problems zu spielen.

Katrin durfte mit Fieber nicht draußen spielen, aber das Pfefferminzöl kam ihr zu Hilfe

Birgit erzählte diese Geschichte, die sich ereignet hatte, bevor sie ätherische Öle kannte:

Meine siebenjährige Tochter Kathrin fühlte sich eines Tages nicht gut. Sie war nicht der Typ, um gerne im Haus eingesperrt zu sein. Weil sie aber fast 39 Grad Fieber hatte, sagte ich ihr, dass sie nicht draußen spielen dürfe und sich ausruhen müsse.

Natürlich hatte ich kein Kinder-Tylenol zur Hand, das Mittel, das ich immer für alle Fieberzustände meiner Kinder verwendete. Ich überlegte, in den Laden zu gehen, als meine Schwägerin anrief und mich fragte, wie mein Tag war. Also erzählte ich ihr von Kathrins Fieber.

Meine Schwägerin erinnerte mich an das **Pfefferminzöl**-Fläschchen, das sie mir gegeben hatte, und ich bestätigte, dass ich es noch hätte. Sie schlug vor, 2 Tropfen davon mit ein paar Tropfen Olivenöl zu mischen und es meiner Tochter auf die Wirbelsäule zu reiben.

Ich rollte meine Augen, als ich meiner Schwägerin zuhörte. Doch dann dachte ich mir, dass ich es wenigstens versuchen könne, da ich im Moment keine Zeit hatte, um in den Laden zu laufen.

Nicht einmal fünfzehn Minuten nachdem ich das Pfefferminzöl auf die Wirbelsäule des Kindes aufgetragen hatte, wie meine Schwägerin vorschlug, sank Katrins Fieber auf 36,6 Grad. Es stieg auch nicht wieder. Das Kind fühlte sich gesund und munter und durfte wieder hinausgehen, um die Welt unsicher zu machen.

Das Ingweröl, der ideale Begleiter auf Autofahrten

Britta saß mit ihrer Freundin am Spielplatz. Sie plauderten und sahen ihren Kindern beim Spielen zu. „Ich muss heute für unseren Urlaub Flüge buchen", erzählte Britta, „weiß aber ehrlich gesagt nicht, wie wir das bezahlen sollen."

Interessiert fragte die Freundin: „Wo wollt ihr denn hin?" „Nach München", entgegnete Britta. „Warum fahrt ihr denn nicht mit dem Auto?", wunderte sich die Freundin. „Es sind doch nur vier Stunden nach München."

„Weißt du, neuerdings wird der Emma auf längeren Autofahrten immer schlecht. Deshalb müssen wir fliegen und so viel bezahlen", erklärte Britta. „Es wird ihr jedes Mal beim Autofahren so übel, dass sie erbrechen muss. Sie sagt zwar: „Papa, mir ist schlecht", aber bis zur nächsten Raststätte ist oft ein weiter Weg, so dass er nicht rechtzeitig stehen bleiben kann. Sie hat schon zweimal das Auto vollgespuckt. Das ist unerträglich."

Die Freundin riet: „Du, es gibt ein Mittel dagegen. Du kannst ein Stück Ingwerwurzel unter ihre Zunge legen, aber das brennt. Die Kinder mögen diesen brennenden Ingwer nicht." Britta schrie auf: „Oh Gott, ich kenne das aus meiner Kindheit. Was für eine Qual das war! Meine Mutter fand dieses Mittel, den Ingwer, gegen Erbrechen. Es hatte zwar geholfen, aber es war eine Qual. Ein kleines Stück von der Ingwerwurzel sollte ich unter die Zunge legen. Das brannte wie die Hölle in meinem Hals und unter der Zunge. Ich mochte das nie, aber es hat das Erbrechen wirklich gestoppt. Angenehm war es nicht."

Lachend fuhr die Freundin fort: „Ich weiß, aber heute gibt es diese tollen ätherischen Öle. Das ist viel konzentrierter und auch viel wirkungsvoller, und es brennt nicht! Man gibt nur 1 Tropfen des ätherischen Öls auf ein Taschentuch zum Riechen. Das hilft schon. Oder man gibt 1 Tropfen in ein Wasser, wovon das Kind vor der Abfahrt und zwischendurch etwas trinken kann. Du wirst erstaunt sein – und ihr werdet Ruhe haben!"

Britta entgegnete ungläubig: „Ehrlich, das wirkt?" Und nach einigem Nachdenken fügte sie hinzu: „Das heißt, wir können mit dem Auto fahren und die teuren Flüge für vier Personen sparen!" Die Freundin schmunzelte: „Probier's aus."

Tipps für längere Autofahrten:

- Auf ein Taschentuch tropft man 1 Tropfen **Ingweröl** und lässt das Kind daran **riechen**.
- Man gibt 1 Tropfen Ingweröl in die Wasserflasche. Davon kann das Kind vor der Abfahrt oder während der Fahrt **trinken**.
- **Ingwerzuckerln** sind auch sehr empfehlenswert. Hat man keine Ingwerbonbons, gibt man 1 Tropfen Ingweröl in 1 Esslöffel Honig.
- Man kann auch ein wenig Ingweröl unter die Zunge nehmen. Es wirkt zwar, schmeckt den Kindern aber nicht besonders.

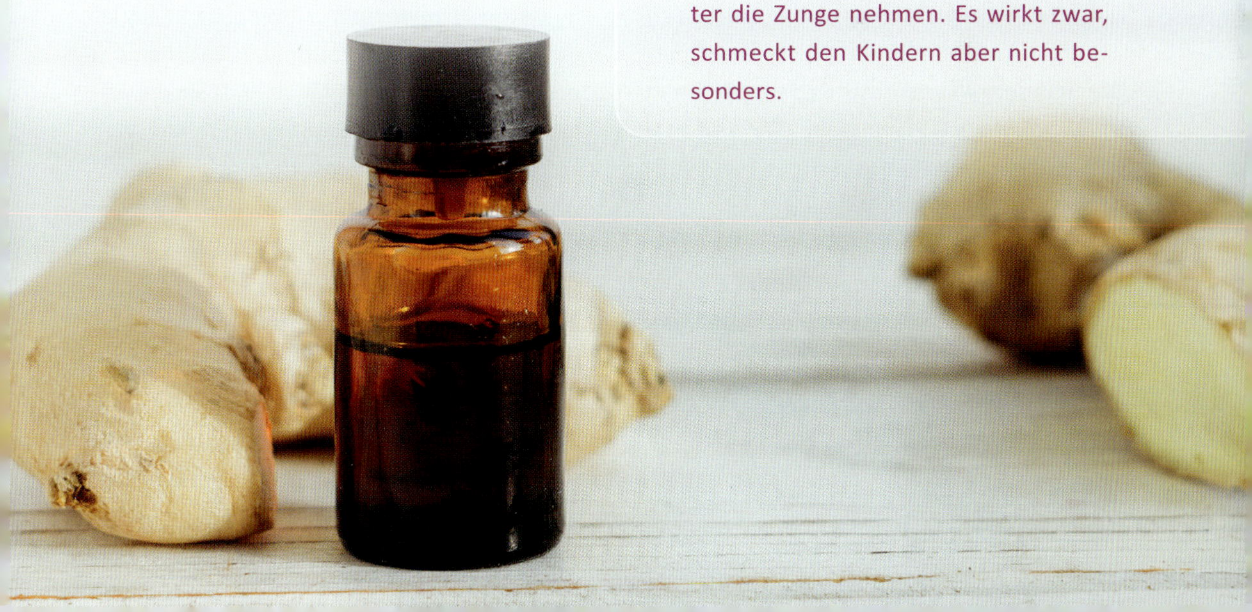

Lavendel – ein Universalöl für Kinder

Der milde Duft von reinem **Lavendelöl** (*Lavandula angustifolia*) ist geradezu für Kinder gemacht. Das Aroma erhellt das Gemüt, wenn dem Kind etwas über die Leber gelaufen ist. Es beruhigt, wenn der Donner bedrohlich über den Himmel grollt und das Kind sich fürchtet. Es reinigt und desinfiziert eine Wunde und leitet den Wundheilungsprozess ein, wenn das Kind wieder einmal sein Knie aufgeschürft hat und blutet. Wenn der Mückenstich juckt, ist das Lavendelöl ein willkommener Retter. Man könnte ein ganzes Buch über die Vorzüge des hochwirksamen Lavendelöls schreiben. Doch Achtung!

Es besteht ein gravierender Unterschied zwischen Duftölen und nach therapeutischem Standard hergestellten Ölen!

Diese Geschichte zeigt die Gefahren auf, die auf den Regalen der Kaufhäuser lauern. Sie stammt aus dem Buch *Duftmedizin – Ätherische Öle und ihre therapeutische Anwendung*:

Das Lavendelöl, das keines war ...

Nach einem Vortrag über ätherische Öle ging Betty in einen Gesundheitsladen und kaufte sich ein Lavendelöl. Auf dem Etikett stand „100% reines Lavendelöl". „Das nehme ich", freute sie sich, denn sie hatte in einem Vortrag gehört, dass Lavendelöl eine Wunde heile, ohne eine Narbe zu hinterlassen. Sie hatte eine Verletzung auf der Hand, die nicht heilen wollte.

Den Warnhinweis, nur reines **Lavendelöl**, *Lavandula angustifolia*, für eine Wunde zu nehmen, hatte sie im Vortrag verstanden und ernst genommen und vertraute nun dem Etikett auf dem Fläschchen „100% reines Lavendelöl". Sie schaute nicht, ob da stand, *Lavandula angustifolia*. „100% reines Lavendelöl" genügte ihr.

Beim Vortrag erfuhr sie auch, dass der Vater der Aromatherapie, René-Maurice Gattefossé, diese wunderbare hautregenerierende Eigenschaft des Lavendelöls entdeckte, als er sich selbst bei einer Explosion in seinem Labor stark verbrannte. Also kaufte Betty vertrauensvoll das Lavendelöl.

Zu Hause angekommen, öffnete sie begierig das Fläschchen und tropfte das 'Lavendelöl' erwartungsvoll in die Wunde. Was sie erwartet hatte, war die bekannt wohltuende Wirkung des Lavendelöls. Was sie aber erlebte, war die Hölle. Die Wunde fing zu brennen an und wurde immer schmerzhafter. Was vorher schon eine große Wunde war, war jetzt richtig verbrannt, verätzt und tat furchtbar weh. Sie war wütend.

Ganz außer sich, suchte Betty den Vortragenden, der ihr dieses Öl empfohlen hatte, auf und sagte aufgebracht: „Sie sind ein Scharlatan. Ich werde Sie anzeigen. Das Lavendelöl hat gar nicht diese Eigenschaft, von der Sie erzählt haben. Schauen Sie, was Sie mit mir gemacht haben. Mir geht es weitaus schlimmer als vorher." Der Arzt antwortete: „Zeigen Sie mir bitte, was Sie genommen haben." Sie reichte ihm das Fläschchen. Er nickte: „Tut mir leid, da steht zwar „100% reines Lavendelöl" auf dem Etikett. Ich habe Ihnen aber gesagt, unbedingt darauf zu achten, dass die Bezeichnung *Lavandula angustifolia* auf dem Etikett steht."

„Viele Firmen lassen ihr 'Lavendelöl' aus dem günstigeren Lavendel-Hybrid Lavandin (*Lavandula x intermedia*) herstellen und verkaufen es als „100% reines Lavendelöl", fuhr er fort. „Lavandin ist zum Beispiel für eine gute Raumluft geeignet, denn es hat den erfrischenden Kampfergeruch. Doch auf einer Wunde führt der scharfe Kampfer zu Verbrennungen. Leider ist es gesetzlich erlaubt, '100% reines Lavendelöl' auf das Etikett zu schreiben, wenn auch nur 10% des Inhalts ein echtes Lavendelöl ist und der Rest mit billigeren, oft synthetischen Füllstoffen aufgefüllt wurde."

Als der Arzt ihr das erklärte, war die Frau entsetzt. Doch er beruhigte Betty und verarztete ihre Wunde mit reinem *Lavandula angustifolia*. Dann gab er ihr ein Fläschchen mit der Aufschrift „100% reines Lavendelöl – *Lavandula angustifolia*".

Mit der Qualität des Öls steht und fällt die erfolgreiche Anwendung ätherischer Öle und die damit verbundenen Heilwirkungen. Nur 2% aller ätherischen Öle weltweit sind von therapeutischer Qualität, und nur sie zeitigen die Wirkungen und Veränderungen, die wir von einem ätherischen Öl erwarten.

98% der nicht-therapeutischen Öle, die es landläufig zu kaufen gibt, sind unsachgemäß destillierte, mit Pestiziden beladene, geschönte und verfälschte, falsch gekennzeichnete oder gar synthetisch im Labor hergestellte, geklonte Öle, die eine Gefahr in sich bergen.

Also Vorsicht beim Kauf eines ätherischen Öls. Willst du Lavendelöl kaufen, greife zu *Lavandula angustifolia*, einem Lavendelöl, das nach therapeutischem Standard hergestellt ist.

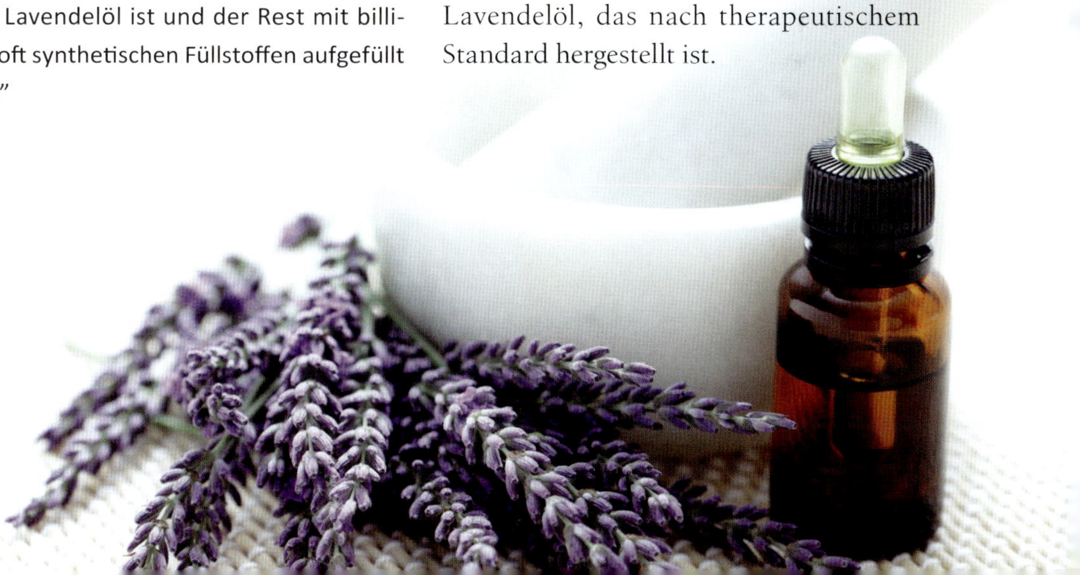

Mein Kleinkind weiß intuitiv, wie Öle ihm helfen können

Rosemarie und ihr Töchterchen schwören auf ätherische Öle:
Mein jüngstes Kind, drei Jahre alt, ist ein richtiges „Öle-Kind". Sie kennt ätherische Öle bereits, seit sie im Mutterleib war. Sie liebt Öle und scheint intuitiv zu wissen, welche ihr helfen können.

Eines Tages hatte sie eine Schnittwunde am Knöchel und kam zu mir mit der Wunde, die ein bisschen blutete. Sie versuchte, meine Aufmerksamkeit zu erlangen, aber sie weinte oder quengelte nicht.

Bevor ich herausfinden konnte, wie ich die Blutung stoppen könnte, sagte sie in ihrer süßen Art, ich solle **Lavendelöl** auf die Schnittwunde geben. Sobald ich es aufgetragen hatte, ging sie weg, um wieder zu spielen.

Sie kehrte ein paar Minuten später zurück. Der Schnitt blutete noch ein bisschen, und sie sah nicht glücklich aus. Sie griff zur Lavendelöl-Flasche, zeigte sie mir und sagte, ich solle noch ein bisschen mehr darauf machen.

Ich wusste, dass Lavendelöl bei Schnittwunden ganze Arbeit leistet. Es reinigt die Wunde und desinfiziert sie. Dann leitet sie den Heilungsprozess ein und regeneriert die Haut, damit die Schnittstelle verheilt, ohne eine Narbe zu hinterlassen.

Also verarztete ich sie mit mehr Lavendelöl. Danach ging sie weg, um wieder zu spielen. Sie hat den Schnitt am Fuß nie mehr erwähnt.

Das Lavendelöl ist aus meiner Hausapotheke nicht mehr wegzudenken

*Ein Vater verrät, wie sein Lieblingsöl **Lavendel** seine Kinder in jeder Lebenslage unterstützt:*
Das hochwertige Lavendelöl ist so ziemlich das beste Allheilmittel, das ich kenne. Es wirkt bei so vielen Beschwerden. Ich möchte es nicht mehr missen.

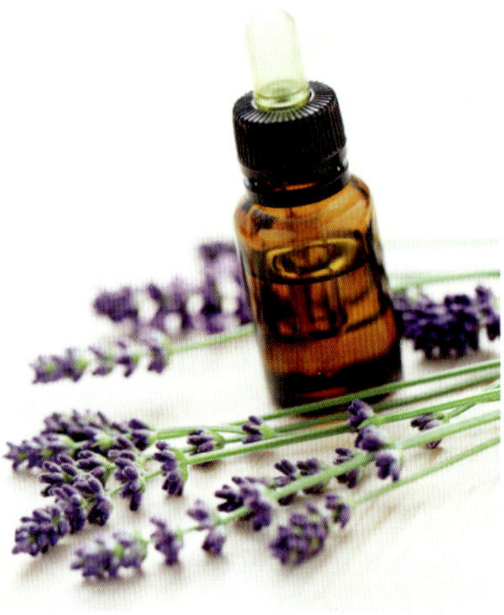

- Wenn unsere Kinder einen **Juckreiz** verspüren – auf welcher Körperstelle auch immer – empfehle ich, Lavendelöl mehrmals am Tag einzureiben.
- Bei **Masern** verneble ich für unsere Kinder Lavendelöl. Auch reiben wir es auf Brust, Hals und auf die Fußsohlen ein. (Für Kinder werden ätherische Öle immer verdünnt angewendet.)
- Haben die Kinder einmal einen **unruhigen Schlaf,** verneble ich Lavendelöl.
- Bei **Verbrennungen** tropfe ich meinen Kindern Lavendelöl auf die betroffene Stelle.

- Bei allgemeinen **Schmerzen** reibe ich Lavendelöl ein. Das wirkt entspannend, schmerzlindernd, beruhigend und gesundheitsfördernd.

Wie ein unkontrollierbares Kind sich über Nacht in ein süßes und ruhiges Kind verwandelte

Diese Mutter erzählt von der unglaublichen Transformation ihres Kindes:
Mein Sohn Jon ist ein „freimütiges und direktes“ Kind. Dies ist eine nette Umschreibung für: Er ist laut, hat einen starken Willen und tut alles, um zu bekommen, was er sich in den Kopf gesetzt hat.

Er hat eine Hasenscharte und ist dadurch mit dem Spital gut vertraut. Bevor wir ihn adoptierten, hatte er schon zwei Operationen in China. Jedes Mal, wenn wir einem Krankenhaus nur nahe kamen, flippte er aus. Im Behandlungszimmer schrie er aus voller Kehle, kämpfte, wand sich wie ein Fisch und katapultierte sich direkt vom Behandlungstisch. Bei unserem letzten Krankenhausbesuch mussten drei Krankenschwestern und ich ihn halten, damit der Arzt ihm in die Ohren schauen und sein Herz abhören konnte. Er hat das bereits sechs Mal gemacht.

Als wir gestern in die Klinik kamen, sagten sie: „Oh, das ist er .....“ Mein Sohn hatte einen Ruf! Sogar der Arzt hielt inne und sagte „Oh ...“, als er herein kam!

Bevor wir diesmal ins Krankenhaus gingen, rieb ich ihn mit all meinen beruhigenden Ölen ein, die ich daheim hatte. Ich nahm zwei unterschiedliche Ölmischungen.

In der einen ***beruhigenden Ölmischung*** waren ätherische Öle aus **Kamille, Mandarine, Orange, Patschuli** und **Ylang Ylang**. Die andere Ölmischung – meine bewährte ***Trauma Ölmischung*** – enthielt die beruhigenden Öle von **Baldrian, Fichte, Geranie, Immortelle, Sandelholz, Rose** und **Weihrauch**.

Ich mischte 10 Tropfen von jeder der beiden Ölmischungen in ein leeres 15 ml Fläschchen und füllte den Rest mit einem reinen Pflanzenöl auf. Dann gab ich einen Roll-On Verschluss darauf, trug die Ölmischung auf und rieb dem Kind am Vorabend und an jenem Morgen damit seine Füße ein.

Am nächsten Tag ging er mit einem Lächeln auf seinem Gesicht in die Klinik. Er saß glücklich und zufrieden auf der Liege. Er winkte dem Arzt, saß still und entspannt, ohne dass ihn jemand hielt, während der Arzt ihm in die Ohren schaute. Der Arzt musste eines seiner Ohren reinigen, und er saß da, lachend und ganz still, während der Doktor sein Ohr reinigte!

Als der Arzt fertig war, packte Jon die Hand des Arztes und zeigte auf sein Ohr, als wollte er sagen: „Weitermachen!“ Meine elfjährige Tochter war auch dabei. Sie saß mit offenem Mund da und fragte ungläubig: „Mama, bist du sicher, das ist unser Jon?“

Er verbrachte normalerweise drei Viertel des Tages in Auszeit, neben mir sitzend, für sein schlechtes Betragen. Seine Anfälle waren oft plötzlich und sehr laut. Nach dem Auftragen dieser Öle auf seine Füße jeden Morgen und Abend hatte er die ganze Woche keinerlei Anfälle gehabt und musste keine Strafe absitzen!

Angst vor dem Zahnarzt?

Linda nahm einen Schluck Kaffee und sah ihre Freundin vielsagend an: „Nächste Woche muss ich mit Lili und Mateo zum Zahnarzt. Sie haben jetzt schon – eine Woche vorher – riesige Angst vor dem Zahnarztbesuch. Sie sagen: Wir wollen nicht dorthin. Wir haben noch den Geruch vom Zahnarzt im Kopf!"

Sie seufzte. „Wenn wir abends Zähneputzen, sprechen sie immer wieder vom Zahnarzt, wie es dort stinkt, von dem grellen Licht und dem schlimmen Bohrer. Sie wollen nicht mehr dorthin gehen. Hast du auch Probleme mit deinen Kindern und dem Zahnarztbesuch?"

Die Freundin stand schmunzelnd auf und kam mit einem elektrischen Gerät und ein paar Fläschchen zurück. Sie fragte Linda: „Kennst du diese ätherischen Öle und den Aroma-Diffuser?" Sie schaltete das Gerät ein. Das leuchtete angenehm, wie eine matte Lampe, und verströmte einen herrlichen Duft. „Kennst du das?", fragte die Freundin. Linda sagte ganz überrascht: „Nein, das kenne ich nicht. Was ist das?"

Die Freundin erklärte: „Das habe ich bei unserem Kinderzahnarzt kennengelernt. Wenn du zu ihm in die Praxis kommst, riecht der Raum nach Blumen, wie in einem Rosengarten, statt nach einem Zahnarzt." Linda staunte.

„Als ich das erste Mal in diese Zahnarztpraxis kam, war ich ausgesprochen angenehm überrascht von dem frischen Raumklima und dem wunderbaren Duft. Ich konnte mir einfach nicht vorstellen, warum es hier nicht wie bei einem normalen Zahnarzt nach Alkohol und anderen Desinfektionsmitteln roch." Linda lauschte gespannt und beobachtete die weißen Duftwölkchen, die in den Raum aufstiegen.

Die Freundin fuhr fort: „Dann habe ich den Zahnarzt gefragt, was sein Geheimnis sei, und er zeigte mir dieses Gerät. Daraufhin habe ich mir auch so eine Duftlampe angeschafft. Mein Tommy, der von Natur aus sehr ängstlich ist, geht jetzt gerne zum Zahnarzt. Er sagt: Dort riecht es so gut."

Linda nickte anerkennend. „Ich schlage vor, wenn du Lust hast, wechsle deinen Zahnarzt und gehe mit deinen Kindern auch dahin. Es ist so angenehm da. Lili und Mateo werden sich wohlfühlen."

Ätherische Öle, die beruhigen und mutig machen:

Um unsere Kinder dabei zu unterstützen, vertrauensvoll und mit Zuversicht in die Welt zu gehen – z.B. mutig und gelassen zum Zahnarzt zu gehen, eine aufregende Performance zu meistern und als Sieger daraus hervorzugehen, eine Wunde tapfer verarzten zu lassen oder den Schulstress besser zu bewältigen und vor Prüfungen ruhiger zu werden – bieten folgende ätherische Öle eine starke Unterstützung an:

Balsamtanne, Lavendel, Rosmarin, Jasmin Absolue, Bergamotte und Zitrusöle sowie Mandarine, Orange und Grapefruit.

- **Balsamtanne** (*Abies balsamea*) ist zutiefst beruhigend. Willst du vom Alltagsstress abschalten, nimm einen Atemzug aus diesem Fläschchen. Der balsamig weiche, besänftigende Duft entführt dich in den immergrünen Tannenwald, der seine Äste schützend und heilend über das hektische Leben breitet und einen ruhevollen Lebensraum für gestresste Mütter und Väter schafft. Auch im Aroma-Diffuser vernebelt, erzeugt es sowohl eine entspannende Atmosphäre für den Körper als auch für die Emotionen und den nimmermüden Verstand.

- **Lavendel** (*Lavandula angustifolia*) ist das beliebteste „Allheilmittel" in der Aromatherapie. In unzähligen Geschichten habe ich die Wirkung und den Nutzen des Lavendelöls für dich in diesem Buch beschrieben.

- **Rosmarin** (*Rosmarinus officinalis*): Das Einatmen von Rosmarinöl hat in einer 2007 durchgeführten Studie gezeigt, dass Cortisol-Stresswerte im Speichel der Testpersonen verringert wurden. Wird Rosmarin zusammen mit **Lavendel** verwendet, ist diese Mischung noch stärker, um Cortisol-Stresswerte zu senken. Wenn das Kind also vor einer stressvollen Situation eines der Öle oder beide einatmet, kann es entspannter und ausgeglichener reagieren. Das Einatmen eines Duftes könnte der Unterschied zwischen Sieg oder Niederlage, bestandener Prüfung oder Versagen, Angst vor dem Zahnarzt oder Sicherheit sein. Die Anwendung des Öls ist denkbar einfach: Einatmen! Am Fläschchen riechen!

- **Jasmin Absolue** (*Jasminum officinale*): Das Einatmen von Jasmin Absolue erhöht die Freisetzung von Hormonen im Körper, einschließlich Serotonin, die die Stimmung anregen und Emotionen anheben. In China verwendet man Jasmin äußerlich, um das Gehirn zu aktivieren und die Stimmung aufzuheitern. Der Jasmintee hat dieselbe Wirkung. Von alters her war Jasmin als Aphrodisiakum bekannt und geschätzt. Der Duft ist betörend und macht einfach glücklich. Glückliche Gedanken vertreiben Stress und gleichen Disharmonien ganz von selbst aus.

- **Bergamotte** (*Citrus bergamia*): Die aromatischen Duftstoffe von Bergamotte regen das Gehirn an und fördern die Durchblutung und die Sauerstoffzufuhr zu den Zellen. Studien haben gezeigt, dass eine bessere Durchblutung dabei hilft, das Glückshormon Serotonin auszuschütten. Das Einatmen von Bergamotte macht heiter und gelassen, und das Kind kann dadurch stressvolle Erlebnisse viel besser meistern.

- **Zitrusfrüchte: Mandarine** (*Citrus reticulata*), **Orange** (*Citrus sinensis*) oder **Grapefruit** (*Citrus paradisi*) sind für ihre stressreduzierende Wirkung wohlbekannt. Sie steigern die Durchblutung, indem sie mehr Sauerstoff zu den Zellen führen. Wenn der Duft eingeatmet wird, erzeugt das Zitrusaroma ein Gefühl der heiteren Gelassenheit, des Friedens und der Geborgenheit.

- **Mandarine** (*Citrus reticulata*) ist das beliebteste Kinderöl. Aber es ist auch für die Erzieher wie geschaffen! Inmitten von Hektik und Trubel weht es unverhofft einen lieblichen Hauch von süßen, sonnenreifen Zitrusdüften in unser Gemüt. Es genügt schon ein tiefer Atemzug aus diesem Fläschchen, um neuen Mut und Kraft zu schöpfen, um sich in der Treibjagd des Lebens nicht zu verlieren. Im Aroma-Diffuser vernebelt, zaubert Mandarinenöl eine Atmosphäre der Freude in den Lebenraum und beglückt Jung und Alt.

Stress und Überforderung

Der irre Erfolgsstress unserer Kinder: Wie Lavendel, Mandarine und andere Öle deinen Kindern den Stress von den Schultern nehmen

Eva kam mit ihrer siebenjährigen Tochter zur Beratung. Die Therapeutin hörte aufmerksam zu. „Lea schläft nicht. Erst kann sie stundenlang nicht einschlafen, was für ein aktives Kind doch ziemlich ungewöhnlich ist. Dann wacht sie oft mitten in der Nacht schweißgebadet auf. Oft träumt sie, sie läuft und läuft und läuft und kommt nicht von der Stelle. Sie ist verwirrt und gestresst; und morgens bekomme ich sie kaum aus dem Bett. Sie ist so zerfahren und unkonzentriert und manchmal so lustlos, obwohl sie so viele Aktivitäten vor sich hat."

„Wie sieht denn der Tagesablauf von Lea aus?", fragte die Therapeutin. „Sie geht bis 1 Uhr zur Schule. Dann essen wir zu Mittag. Am Montag, Mittwoch und Donnerstag machen

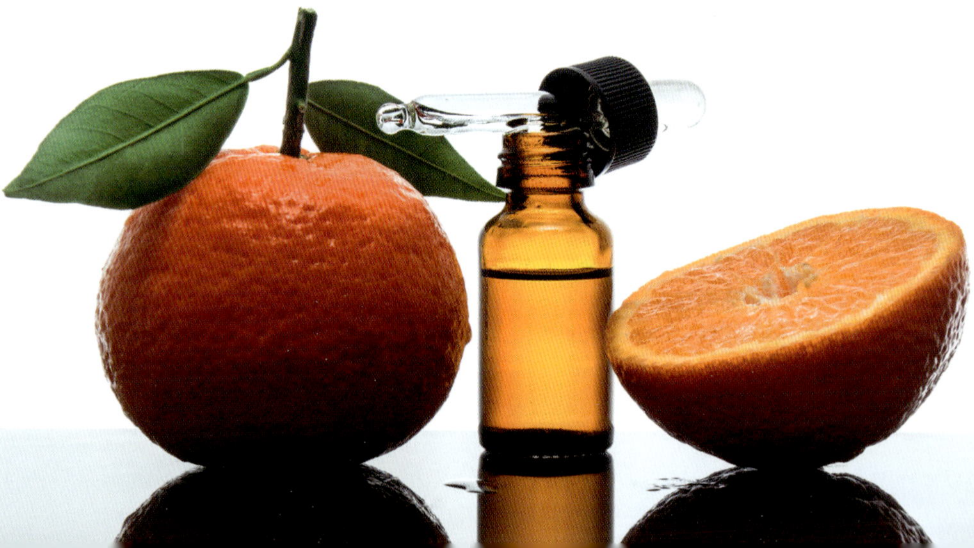

wir von 2-3 Uhr Hausaufgaben. An den anderen Tagen kommen wir erst ab 5 Uhr dazu. Dann geht sie zu den diversen Nachmittagsaktivitäten." Die Therapeutin fragte nach: „Welche Aktivitäten sind denn das?" „Sie hat Klavier-, Ballett- und Karate-Unterricht. Sie geht in den Töpferkurs, macht einen Malkurs und singt im Schulchor. Ja, und alle vierzehn Tage geht sie zum Tennis und alle anderen vierzehn Tage nimmt sie einen Schwimmkurs."

Die Therapeutin fragte Lea: „Was machst du denn am liebsten?" Das Kind dachte nach und sagte dann: „Weiß nicht." Die Therapeutin schaute die Mutter an und sagte: „Hat Lea auch einmal Freizeit? Bei diesem vollen Stundenplan scheint es mir, als käme die kreative Seite des Kindes zu kurz. Wann darf sie denn spielen oder ein Buch zur Hand nehmen und ungestört ihren eigenen Gedanken nachgehen? Wann kann sie einfach nur träumen und Pläne schmieden?" Dann fragte sie: „Wann geht Lea denn schlafen?"

Die Mutter antwortete: „Ja, das mit dem Zubettgehen ist so eine Sache. Eigentlich sollte sie um 8 Uhr im Bett liegen, manchmal wird es schon einmal 9 Uhr. Ich setze mich immer an ihr Bett und lese ihr noch eine Gute-Nacht-Geschichte vor. Nach dem Gute-Nacht-Kuss sitze ich still da oder lege mich manchmal zu ihr, bis sie einschläft. Aber das Einschlafen dauert oft Stunden. Draußen hätte ich so viel Arbeit. Der Küchenabwasch wartet. Ich verpasse natürlich regelmäßig meine Lieblingssendung im Fernsehen, denn das Kind schläft einfach nicht ein.

Verwundert schaute die Therapeutin sie an: „Wenn ich Lea wäre, würde ich auch nicht einschlafen wollen. Immer jemanden zur Seite zu haben, damit man einschlafen kann, immer sich vergewissern zu müssen, ob die Mutter noch da ist; das hält ein Kind unnötig wach. Außerdem hat es nie die Muße, den eigenen Gedanken nachzuhängen und sich auf seine Träume einzustellen, die es auf den nächsten Tag vorbereiten wollen. Es hat den ganzen Tag keine eigene Zeit, um zu sich zu kommen. Es hat keine Ruhe und hetzt von einer Aktivität zur anderen wie ein Getriebener. Wahrscheinlich macht sie das alles, um Ihnen eine Freude zu machen, wie es eben ein gutes Kind tut." Und sie fügte hinzu: „Hat sie sich denn all diese Lerneinheiten selbst ausgesucht?"

Die Mutter antwortete stolz: „Nein, nein! Ich habe alle diese Kurse selbst für sie zusammengestellt. Ich selbst wollte immer Ballet tanzen, aber zu meiner Zeit war das gar nicht möglich. Meine Mutter musste schwer arbeiten, und für die schönen Künste oder für Sport war kein Geld da. Ich möchte meiner Tochter all das, was ich versäumt habe, bieten! Sie soll es einmal besser haben." Während die Mutter erzählte, malte Lea auf einem Tisch in der Ecke mit Buntstiften. Sie schien vertieft zu sein in ihrer Welt, die sie auf das weiße Blatt Papier zauberte. Hinter ihr am Regal stand ein Aroma-Diffuser, der eine liebliche Duftwolke von süßem Mandarinenaroma in den Raum fächelte. Sie lächelte selig vor sich hin, während sie malte. Die beiden Erwachsenen beobachteten das Kind eine Weile, dann sagte die Mutter zögernd:

„Meinen Sie, dass das Kind zu viele Nachmittagsaktivitäten hat?" Sie schaute die Therapeutin fragend an. Die überaktive Mutter schien gelassener zu werden, denn der beruhigende Duft im Raum hatte auch sie erfasst. Sie wirkte nicht mehr so hektisch und überdreht. „Schauen wir uns einmal an, was Lea uns sagen will", schlug die Therapeutin vor, wandte sich an Lea und ermunterte sie: „Zeige mal, was du da Schönes gemalt hast." Lea kam freudestrahlend herüber und zeigte den beiden ihr Kunstwerk. Da war eine Wiese mit Blumen und Schmetterlingen zu sehen. Einige Kinder spielten Ball. Auch ein Puppenwagen mit einem Teddybären darin war zu sehen. Beim Anblick dieser friedlichen Idylle konnte man förmlich glückliches Kinderlachen hören. „Ich hab den Fippo vergessen, unseren Hund", bemerkte sie und lief mit ihrem Bild zum Maltisch zurück.

„Du bist ja eine begabte Künstlerin mit dem Stift in der Hand", sagte die Therapeutin anerkennend. Dann wandte sie sich zur Mutter und sagte leise, so dass es Lea nicht unbedingt hörte: „Haben Sie gesehen, welch schönes, heiteres Bild Lea gemalt hat? Ein Bild voller Freiheit, Freizeit und Ausgelassenheit."

Die Mutter verstand: Lea hatte kein Klavier, kein Karate-Training, keinen Tennisschläger und auch keine Ballett-Tänzerin gemalt. „Wie wäre es, wenn wir diese Fülle an Aktivitäten, die Lea in der ganzen Woche absolvieren muss, reduzieren. Am besten fragen wir Lea selbst, was sie am liebsten machen würde." Dann gab sie zu bedenken: „Wenn man ein Kind überfordert, dann wird es nichts richtig machen und keine Lust zum Lernen haben. Man kann nicht auf allen Hochzeiten gleichzeitig tanzen. Wäre es nicht klüger, dem Kind einen Herzenswunsch zu erfüllen, als es mit Angeboten zu überschütten?"

Die Mutter nahm einen tiefen Atemzug, und das südländische Mandarinen-Aroma in der Luft umfing ihre nimmermüden Gedanken behutsam und entlockte ihr ein Lächeln.

Als hätte sie verstanden, wie viel Alltagsstress, zusätzlich zum normalen Schulstress, sie ihrem Kind unbewusst aufbürdete, fragte sie: „Was raten Sie mir? Was soll ich tun?"

„Ich rate Ihnen, höchstens zwei Nachmittagsaktivitäten pro Woche zu planen, z.B. einen Malkurs und Klavierunterricht. Geben Sie dem Kind mehr Zeit, seine Hobbies zu pflegen, viel Zeit zum Malen und kreativ sein sowie genügend Zeit zum Klavierüben zu haben und die restliche Zeit, die nicht mit Hausaufgaben verplant ist, im Freien zu verbringen. Lea braucht viel Zeit zum Spielen, mit ihren Freundinnen und alleine."

Die Therapeutin nahm zwei Fläschchen von dem Regal und stellte sie auf den Tisch vor die Mutter. „Das eine Fläschchen ist **Lavendelöl**. Es ist ein überaus beruhigendes Öl. Das Einatmen dieses Duftes, aus dem Fläschchen oder mittels eines Aroma-Diffusers, wie ich ihn hier im Raum verwende, schützt das kindliche Nervensystem und stärkt ein Gefühl von Sicherheit, Geborgenheit und Herzensruhe. Das zweite Fläschchen ist **Pfefferminzöl**. Dieses Öl weckt die Geister und wird gerne immer dann angewendet, wenn ein Kind lernt. Es bewirkt mit seinem erfrischenden Duft, dass der Schüler leichter lernt und das Gelernte deutlich besser behält."

„Fertig!", rief Lea und brachte ihr Gemälde zur Mutter. Die nahm glücklich ihr Kind an der Hand, bedankte sich mit erleichtertem Herzen bei der Therapeutin, nahm die beiden Fläschchen und verließ die Praxis. In Gedanken überlegte sie, welche Kurse sie sofort absagen würde. „Ist es in Ordnung für dich, wenn ich einige Kurse absage, die du vielleicht nicht magst oder die dir zu viel von deiner Zeit rauben?", fragte sie ihre Tochter. „Welche Kurse willst du behalten, welche Kurse willst du eigentlich abgeben?"

Mutter und Tochter schienen plötzlich ein „neues" Leben begonnen zu haben, ohne Hetze und Erfolgsdruck. Sie waren dankbar für diese neugewonnene Lebensqualität.

Ätherische Öle gegen Stress, die für Ausgeglichenheit sorgen:

- **Lavendel, Pfefferminze, Mandarine, Rosengeranie, Balsamtanne** oder **Kamille** bringen Ruhe und Frieden in einen hektischen Alltag.
- Die ätherischen Öle werden mit einem Aroma-Diffuser im Raum vernebelt.

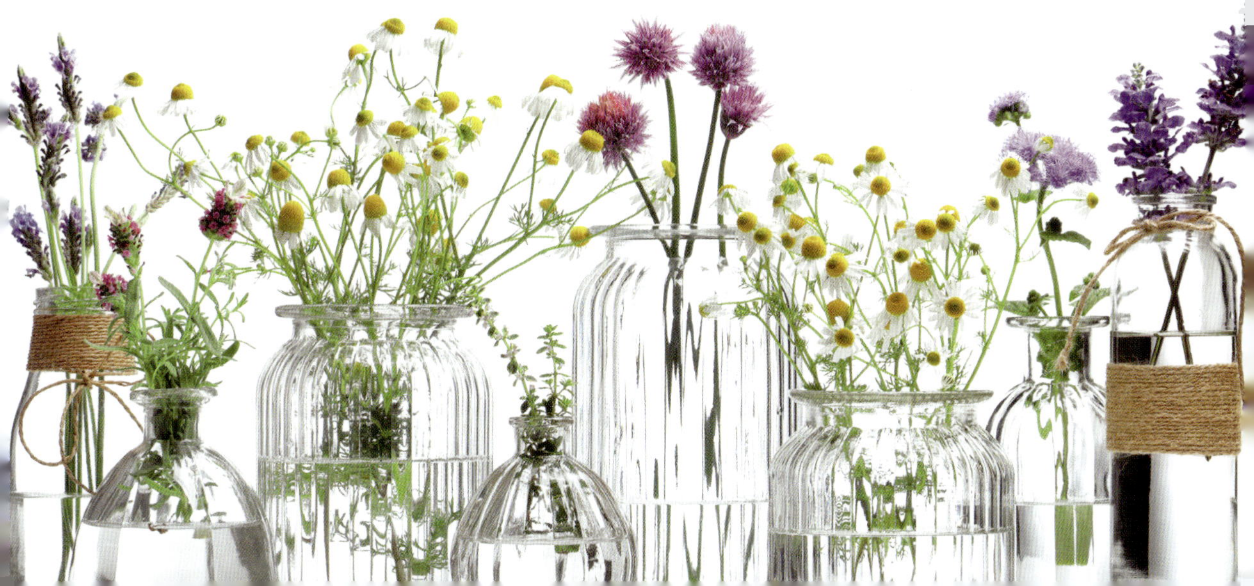

Das Geheimnis gestresster Mütter und ihr Alltag: Wie Balsamtanne und Mandarine dir mehr Gelassenheit und Lebenskraft schenken

„Sag, wie machst du das?", fragte Hannah ihre Freundin, als sie montags vor der Schule auf ihre Kinder warteten. „Leonie muss gleich anschließend zum Klavierunterricht. Lukas hat um 3 Uhr Karate. Mia geht heute um ½ 4 Uhr zum Ballet." Sie stöhnte: „Ich muss Anna jeden Montag vorzeitig aus dem Kindergarten abholen, damit ich alle diese Termine schaffe. Ich drehe mich schon im Kreis – und das ist nur der Montag. Das geht die ganze Woche so."

„Davon kann ich ein Lied singen", stimmte die Freundin mit einem Seufzer zu. „Mir geht es mit meinen Kindern ja genauso. Man will jedem alles im Leben ermöglichen, aber wir Mütter bleiben dabei auf der Strecke." Sie wusste, wovon sie sprach: „Vor einem Jahr hatte ich ein Burnout. Ich konnte einfach nicht mehr. Alle diese Termine, die Kinderbetreuung bei den Schulaufgaben und der Haushalt nebenbei, das war zu viel für mich. Meine Hausärztin hatte mir eine Masseurin empfohlen." „Davon hast du mir ja gar nichts erzählt", sagte Hannah.

„Die Masseurin fragte mich: Na, was führt Sie zu mir? Ich erzählte ihr, dass meine Hausärztin sie empfohlen hätte. Sie fragte nochmals: Und warum kommen Sie zu mir? Da erzählte ich ihr von dem Stress in meinem Alltag und dass ich dringend etwas Ruhe und Entspannung brauchte. Nachdem ich ihr meinen verrückten Tagesablauf geschildert hatte, holte sie drei duftende Ölfläschchen und hielt mir eines nach dem anderen unter die Nase. Dann fragte sie: Welches gefällt Ihnen am besten? Ich wählte das dritte. Es duftete himmlisch nach **Tannenwald**, ein Duft, der mich an meine glückliche Kindheit erinnerte." Sie lächelte bei dem Gedanken.

„Die nette Masseurin fragte gleich, ob sie mich damit massieren solle. Ich sage dir, es war die beste Massage, die ich je hatte. Überall um mich herum der Duft von weihnachtlichem Tannenwald. Ich fühlte mich wie im Himmel und war so entspannt, dass ich gar nicht aufstehen wollte. Draußen fühlte ich mich so beglückt und gestärkt. Ich holte die Kinder ab, absolvierte spielend alle Termine und war abends immer noch energiegeladen und fit. Der liebliche, weiche Duft begleitete mich den ganzen Tag. Ich hatte mich richtig auf die nächste Massage gefreut." Hannah war begeistert. Ein Hoffnungsschimmer blitzte in ihren Augen auf.

„Ich habe mir natürlich gleich zwei Öle gekauft – **Balsamtanne** und **Mandarine**. Sie duften beide sagenhaft. Die Masseurin sagte, dass ich oft daran riechen solle. Das würde meine Nerven beruhigen und mir Kraft geben, den stressigen Alltag besser zu bewältigen. Seit ich diese Öle verwende, rege ich mich nicht mehr über alles gleich auf. Ich spüre diese Gelassenheit und Ruhe in mir. Die Düfte umgeben und schützen mich, und selbst in stressvollen Situationen fühle ich mich wie im Auge des Sturms. Es ist ein herrliches Gefühl, inmitten all dieser Hektik ruhig zu sein."

„Kann ich auch die Adresse dieser Masseurin haben oder muss ich zuerst zu deiner Hausärztin gehen?", fragte Hannah höchst interessiert.

Anwendung ätherischer Öle für gestresste Mütter:

- **Balsamtanne** schenkt tiefe Ruhe und standfeste Gelassenheit. Das Einatmen lässt den Stress und die Hektik in den Hintergund treten, um Zeit zu gewinnen, seine Aktivitäten und Präferenzen neu zu überdenken.
- **Mandarine** holt die Leichtigkeit und kindliche Lebensfreude wieder in den Alltag zurück. Der Duft gibt Kraft und Inspiration, um unsere Lebensaufgabe mit Sinn und Zielsetzung auszuführen.
- Die beruhigenden Öle **Bergamotte, Vanille, Vetiver, Rosengeranie** oder **Fichte** können aus dem Fläschchen eingeatmet werden, als Parfüm getragen oder mittels eines Aroma-Diffusers in die Raumatmosphäre vernebelt werden.
- Beruhigende Massagen und duftende Spa-Anwendungen zu Hause können ein hektisches Leben freier und leichter machen und Momente der Ruhe und Entspannung schaffen.

Aus der Schule geplaudert …

Können ätherische Öle dein Kind wirklich klüger machen?

Der Unterschied zwischen Erfolg und Niederlage liegt im Kopf unserer Kinder. Sei es Erfolg im Karate-Kurs oder der entscheidende Treffer im Fußballteam, sei es die richtig gelöste Schulaufgabe und die damit verbundenen bewundernden Blicke der Klassenkameraden oder die hervorragende Leistung auf der Bühne – Erfolg ist das Ergebnis harter Arbeit. Diese Arbeit liegt nicht nur im Training der Muskeln oder in der Fingerfertigkeit. Sie liegt nicht nur im Gedächtnistraining und in unzähligen Wiederholungen auf dem Weg zur Meisterschaft. Erfolg ist ein Training des visionären Gehirns – der Imagination.

Nicht selten hat ein Kind Erfolg, weil es sich des Sieges so sicher ist, dass das Ergebnis gar nicht anders sein kann. Selbst wenn ein Kind für eine Prüfung nichts lernt, sich aber als Experte auf dem Gebiet fühlt und sich siegessicher gibt, dann ist der Erfolg unausweichlich. Eine erfolgsbewusste Lebenseinstellung ist ansteckend. Die Erfolgs-Signale, die es aussendet, kommen unweigerlich auf das Kind zurück.

Andere Kinder mögen den Lernstoff büffeln und hundert Mal wiederholen. Doch bei der Prüfungssituation versagt das Gedächtnis, und die Lerninhalte sind nicht

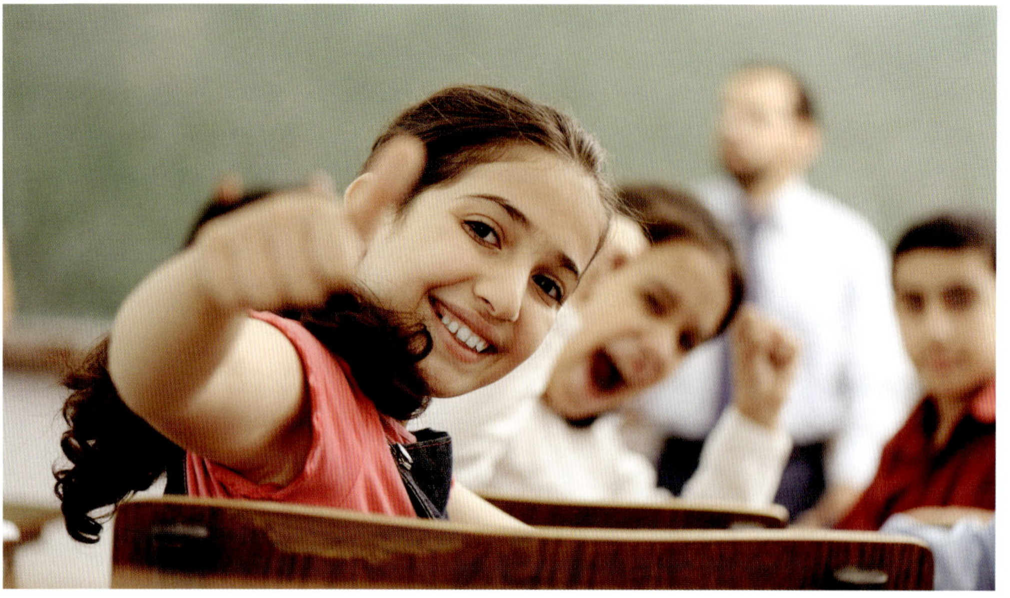

abrufbar. Dieses Kind fühlt sich klein und ohnmächtig. Angst sitzt in jeder seiner Zellen und verkrampft die Muskeln. Die Sauerstoffzufuhr ist abgeschnitten. Alles, was dieses Kind denken kann, ist: „Ich bin ein Versager, der Vater hat es immer schon gesagt."

Wir bekommen nicht das, was wir uns wünschen. Wir bekommen, was wir „erwarten". Limitierende Erwartungen und Glaubenssätze sind oft von Eltern und der Umwelt übernommen.

Düfte beeinflussen die Hirnfunktion deines Kindes positiv und nachhaltig

Eltern und Erzieher entscheiden – oft unbewusst – über Erfolg und Misserfolg eines jungen Menschen. Wie eine Rille in einer Schallplatte – „die Rille des Erfolgs oder Misserfolgs" – begleiten den jungen Menschen die Überzeugungen, die er von seiner Umwelt übernommen hat, ein ganzes Leben lang. Das Gehirn kann seine eingefahrene Spur nicht ändern. Dazu würde es eines gigantischen Anschubs von außen bedürfen und eine enorme Willenskraft, um eingefahrene Gedankenmuster und Glaubenssätze zu sprengen.

Hier kommen ätherische Öle zu Hilfe! Was üblicherweise große Willenskraft und ständige Gedankenkontrolle eines Menschen erfordern würde, das schaffen ätherische Öle nahezu spielerisch und mit einer fröhlichen Leichtigkeit. Sie gehen in das Erinnerungszentrum des Gehirns, heften sich an limitierende Glaubenssätze, die dem Kind von außen eingepflanzt wurden und die ihm nicht dienlich sind, und ändern den Lauf der Gedanken.

Der Duft einer lebenden Pflanze hat die einzigartige Aufgabe, Limitationen und negatives Gedankengut aufzuspüren, zu eliminieren und mit positiven Gedanken zu ersetzen. Vielleicht denkst du jetzt: „Na, wenn das so einfach wäre?" Ja, genauso einfach geht das, wenn schöpferische Atome – ätherische Öle – am Werk sind, deren Lebensaufgabe einzig darin besteht, aufzubauen, zu unterstützen und zu regenerieren.

Für eine gute psychische und physische Gesundheit benötigt jede der 100 Billionen Zellen unseres Körpers die richtige Zellnahrung, eine ausreichende Sauerstoffzufuhr und einen ungehinderten Blutkreislauf. Zudem brauchen unsere Zellen geistige Nahrung, um optimal funktionieren zu können, nach dem Motto: „Denkst du anders, lebst du anders."

Der Geruchssinn ist der direkteste Weg zum Gehirn

Der Geruchssinn des Menschen ist 10.000 Mal stärker ausgeprägt als alle anderen Sinnesorgane. Der Geruchssinn ist der direkteste Weg zum Gehirn. Emotionen, das Immunsystem, Hormone, unser Herz-Kreislauf-System und alle unsere Körperfunktionen werden direkt vom Gehirn aus gesteuert. Ein Baby, das in den Armen der Mutter ruht und ihr „Rosenduft-Parfüm" einatmet, fühlt sich geborgen und glücklich. Ein Kind, das in stressvollen Situationen Mandarinenöl einatmet, vergisst seine Angst und muss bei diesem anhebenden Duft lächeln. Ingweröl wiederum verhindert, dass es dem Kind im Autorücksitz übel wird.

Alle unsere Körperfunktionen sind vom Gehirn aus gesteuert.

Die Duftrezeptoren in der Nase empfangen Dufteindrücke und senden diese Nachrichten augenblicklich und ungehindert direkt in die Schaltzentrale des Gehirns. Je nach Dufteindruck weist das Gehirn blitzschnell über die Nervenbahnen dem Körper Aufgaben zu. Das Gehirn könnte beim Geruch von Ingweröl vielleicht anordnen: „Schütte Botenstoffe und Enzyme aus, um die Magennerven zu beruhigen." Gerüche begleiten und unterstützen uns ein Leben lang.

Jede Mutter weiß, was die Wissenschaft heute bestätigt: Je mehr du dein Kind umarmst, desto besser entwickelt sich sein Gehirn. Sie sollte auch wissen, dass ätherische Öle ihr Kind wie Elfen umsorgen und mit ihrem Duft zärtlich umarmen und ihm feine und nachhaltige Impulse für Körper, Gefühle und Gedanken zufächeln.

Die folgenden sechs Öle zeigen eindrucksvoll, wie der Duft ätherischer Öle die Hirnfunktionen deines Kindes anregt.

Sechs ätherische Öle, die dein Kind zum Überflieger machen

Pfefferminze:

Mentha piperita ist der starke Wind, der die Gehirnzellen „durchbläst" und eine Frische und Lebenskraft vermittelt, die keine Müdigkeit aufkommen lässt. Energie und Tatkraft sind die Devise. Mit der erfrischenden und klärenden Kraft fördert ein Tropfen Pfefferminze auf die Zunge gegeben deutlich die Konzentration und Aufnahmefähigkeit.

Ein Pfefferminzduft im Klassenzimmer kurbelt also die Lernbereitschaft kräftig an, denn Pfefferminze lässt keine dumpfen Gedanken oder Tiefs zu. Leichte Kopfschmerzen vergehen, und die Lust zum Lernen wird geweckt; denn müde, lustlose Kinder leisten wenig. Aufgeweckte Kinder erobern die Welt!

Rosmarin:

Rosmarinus officinalis ist das Öl für geistige Klarheit und ein leistungsfähiges Gedächtnis. Das wussten schon die alten Griechen, denn sie rieben Rosmarinöl ins Haar, um ihre geistigen Leistungen zu verbessern. William Shakespeare lässt Ophelia in „Hamlet" sprechen: „Es gibt Rosmarin, das ist für Erinnerung."

Rosmarinduft während der Hausaufgaben zu vernebeln, macht dein Kind aufnahmefähiger. Es lernt leichter, merkt sich den Lerninhalt besser und kann sich so in der Klassengemeinschaft behaupten. Dein Kind wird „herausragend". Das ist ein Merkmal von Erfolg! Welches Kind will nicht seine Leistungsfähigkeit bei Tests in Bezug auf Geschwindigkeit und Genauigkeit verbessern – mühelos, durch das Einatmen von Rosmarinduft. Wissenschaftler der Northumbria University in Großbritannien haben diese Fähigkeit des Rosmarinöls bestätigt.

Zitrone:

Citrus limon verbessert die Lernfähigkeit und Gedächtnisfunktion, berichtet *Nutritional Neuroscience*. Japanische Forscher konnten Wirkstoffe im Zitronenöl ausmachen, die selbst dementen Menschen oder Menschen mit einem beeinträchtigten Gedächtnis zu besserer Gedächtnisleistung verhelfen, indem sie bestimmte neuronale Netzwerke stimulieren und die Gedächtnisfunktion anregen und steigern.

Bei geistiger Arbeit ist es daher hilfreich, einen Aroma-Diffuser mit Zitronenöl im Zimmer aufzustellen, um die geistige Kapazität zu unterstützen. Natürlich hilft es auch, von Zeit zu Zeit aus dem Fläschchen zu riechen, wenn kein Diffuser zur Verfügung steht. Welches Kind möchte nicht schneller mit den Aufgaben fertig sein und wieder spielen dürfen.

Wacholder:

Juniperus osteosperma ist ein ätherisches Öl, das alle Körperfunktionen beeinflusst, mentale und körperliche Kräfte bei Müdigkeit, Schwindelgefühl oder Nie-

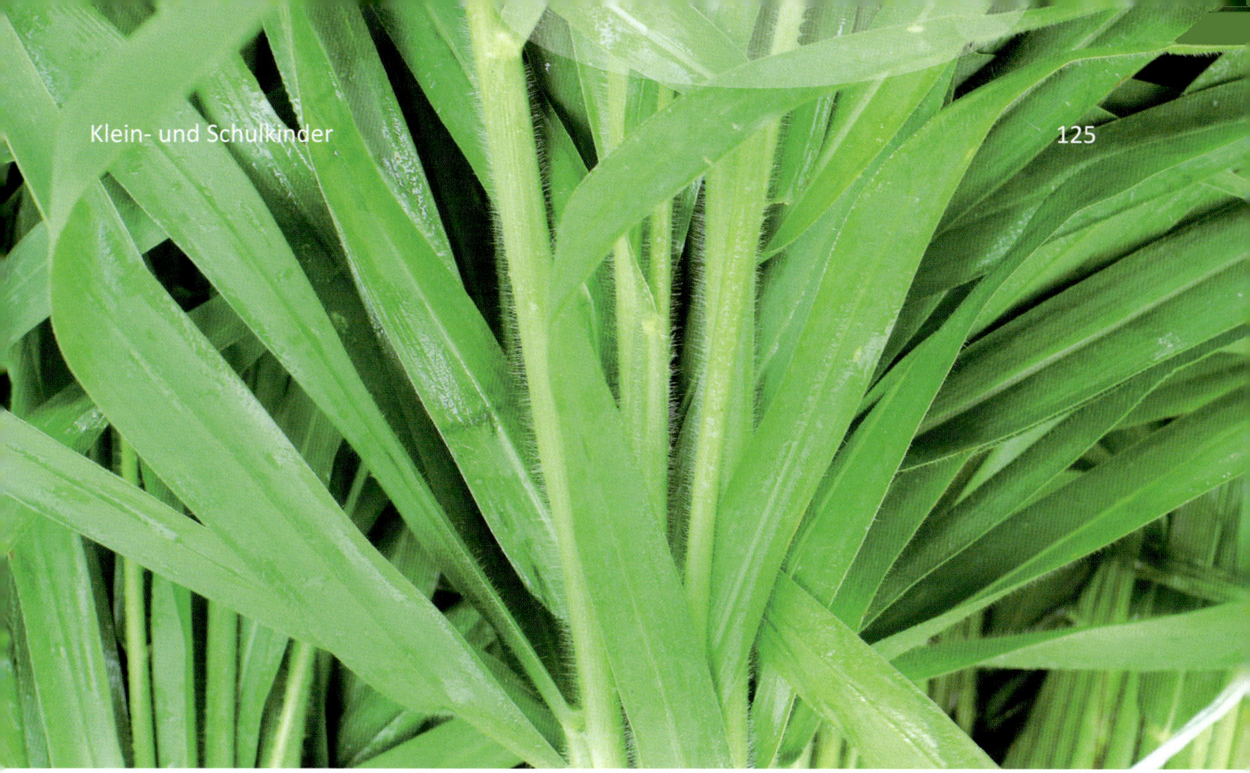

dergeschlagenheit steigert, die Gehirntätigkeit kräftig anregt und die Nerven regeneriert. Wacholder hat ein kräftiges, anhebendes Aroma, das seinen rechten Platz beim Lernen im Kinderzimmer hat.

Muskatellersalbei:

Salvia sclarea macht die Augen klar. Nicht nur unterstützt das Öl müde und überanstrengte Augen und die Sehkraft, sondern Muskatellersalbei hat auch eine entspannende Wirkung auf Muskeln und aufgewühlte Emotionen wie Angst und Stress.

Einen Tropfen Muskatellersalbei in einen Tropfen Pflanzenöl vermischt auf die Stirn und großflächig um die Augen herum aufgetragen, hat eine entspannende Wirkung und unterstützt eine klare Sicht auf Lerninhalte. Im Mittelalter wurde Muskatellersalbei als „das klare Auge" bezeichnet.

Vetiver:

Vetiveria zizanoides heißt nicht umsonst „das Öl der Ruhe", denn es hat eine entspannende Wirkung auf Körper, Emotionen und Geist. Es ist ein meditatives Öl, das Ruhe und Frieden schenkt. Sein erdender Duft tritt Angstzuständen beherzt entgegen. Kinder mit ADHS und Konzentrationsstörungen werden Vetiver lieben; denn mit seiner antioxidativen Kraft schützt es vor freien Radikalen, verbessert Reaktion und Ausdauer und unterstützt das Wachstum der Gehirnzellen.

Ein Aroma-Diffuser unterstützt dich dabei, deinen Kindern diese Düfte mühelos nahezubringen, die ihnen zu Höchstleistungen, Erfolg und Lebensfreude verhelfen. Ätherische Öle aktivieren die gesunden Hirnfunktionen deines Kindes in jeder Hinsicht.

Vier ätherische Öle zum Schulbeginn, die dein Kind klüger und glücklicher machen!

Ätherische Öle unterstützen unsere Bemühung nach besserer Konzentration. Sie helfen den Kindern dabei, sich auf einen Lerninhalt zu konzentrieren, das Gelernte besser zu behalten und die schulischen Leistungen zu steigern. Folgende Öle und Ölmischungen wirken auf unsere Schulkinder unterstützend:

Die Zitrone unterstützt:

- Klares Denken und Entscheidungsvermögen
- Die Steigerung der Konzentration und der geistigen Klarheit in der Schule und zu Hause
- Die Reduzierung von Fehlern in Tests um 54%
- Die Erhöhung der Testergebnisse um 50%, wenn Zitronenöl während des Tests im Raum vernebelt oder eingeatmet wird
- Das Immunsystem, die Entspannung, Gelassenheit und eine gute Stimmung

Vorsicht: Zitrusöle sollten nicht auf die Haut aufgetragen werden, wenn die Haut in den nächsten Tagen direktem Sonnenlicht oder UV-Bestrahlung ausgesetzt wird. Ein guter Platz für alle Öle sind die Fußsohlen!

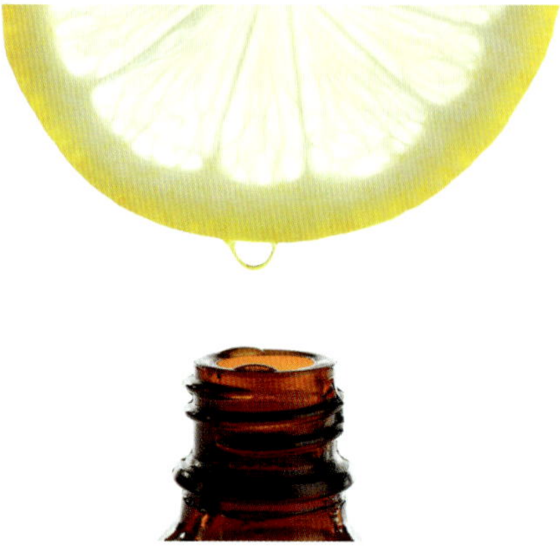

Eine Ölmischung, die Vertrauen und Schutz fördert:

Fichte, Balsamtanne, Zedernholz und Ylang Ylang

- **Fichte** steht für Stärke, Würde, Erdung und Schutz und vermittelt das erhabene Gefühl der Bergwälder. Fichte hilft auch bei emotionalen Blockaden.
- **Balsamtanne** gibt Erdung, stärkt das Vertrauen und fördert ein Gefühl von Frieden.
- **Zedernholz** schenkt klare Gedanken, ein gutes Gedächtnis und fördert die Erdung.
- **Ylang Ylang** wirkt entspannend, ausgleichend und fördert Selbstvertrauen und Harmonie.

Vetiver unterstützt:

- Das Gefühl von Frieden sowie Geduld und Kommunikation bei Kindern, die unruhig und nicht kontaktfreudig sind.
- Das Gefühl der Erdung. Es beruhigt und hilft, die eigene Mitte zu finden.
- Das Lösen von Stress und emotionalen Traumata.

Beste Verwendung: Riechen oder vernebeln. Dr. Terry Friedman machte Studien mit Lavendel, Vetiver und Zedernholz bei Kindern mit Konzentrationsschwierigkeiten. **Lavendel** zeigte eine 60%ige Verbesserung der Kinder, **Zedernholz** und **Vetiver** lagen sogar bei 83% und 100%.

Zedernholz unterstützt:

- Stärke, Würde und Schönheit. Zeder war einst ein Symbol für diese Attribute.
- Die Stimulation der Zirbeldrüse und die Freisetzung von Melatonin. Zedernholz enthält 98% Sesquiterpene.
- Einen regenerierenden Tiefschlaf und geistige Klarheit
- Die Verbesserung der Konzentration bei Kindern durch das Vernebeln von Zedernholz
- Erdung und Ruhe
- Selbstvertrauen
- Die Regeneration von Haut und Haar

Anwendung: Im Diffuser vernebeln; auf Fußsohlen auftragen; mit reinem Pflanzenöl verdünnen und als Kopf- und/oder Körpermassage verwenden.

Wie das Schlafengehen für Kinder richtig Spaß machen kann

Ein Vater hat zwei Söhne im Alter von sechs und drei Jahren. Er erzählt schmunzelnd:

Mein Sechsjähriger hat einen Dinosaurier-Diffuser und mein Dreijähriger einen Delfin-Diffuser. Jeden Abend vor dem Zubettgehen bitten sie mich, den „Rauch" einzuschalten.

Ihre Lieblingsöle zum Vernebeln sind **Lavendel, Zitrone** und **Mandarine**. Ich beobachte sie immer amüsiert, wie sorgfältig sie ihre Auswahl treffen, welches Öl sie an diesem Abend verwenden wollen. Sie betrachten jedes Fläschchen sorgfältig, riechen die Öle hingebungsvoll und erklären mir dann, warum sie heute genau dieses ausgewählte Öl haben wollen: „Ich will Zitrone, weil die Sonne heute den ganzen Tag nicht da war." Oder: „Ich will Pfefferminze, weil mein Lehrer mir heute ein Pfefferminz Zuckerl geschenkt hat."

Der Kinder-Diffuser und die duftenden ätherischen Öle helfen dabei, das Schlafengehen für meine Kinder schöner zu machen – und für mich natürlich einfacher!

Wie Schulkinder morgens munter und energiegeladen aus dem Bett kommen

Wenn Schulkinder morgens nicht aus den Federn kommen, helfen 2 Tropfen **Pfefferminzöl** oder **Zitrone** im Diffuser.

Du kommst herein, ziehst die Vorhänge auf und gibst deinen Kindern einen Guten-Morgen-Kuss. „Aufstehen Kinder!", ermunterst du sie. Dann machst du dich in der Küche zu schaffen, um das Frühstück zu bereiten. Du erwartest, dass die Kinder aus dem Bett hüpfen, ins Badezimmer gehen und sich für die Schule fertig machen. Wenn du nach einer Viertelstunde nachschauen kommst, liegen sie immer noch im Bett und dösen vor sich hin.

Anstatt zu schimpfen, wende diesen einfachen Aroma-Tipp an:

Du kommst wie immer morgens ins Kinderzimmer herein, ziehst die Vorhänge auf und gibst deinen Kindern einen Guten-Morgen-Kuss. „Aufstehen Kinder!", ermunterst du sie und schaltest beim Hinausgehen den Diffuser mit 2 Tropfen eines ätherischen Öls wie **Zitrone** oder **Pfefferminze** ein. Nach einer Viertelstunde kommen die Kinder gut gelaunt, fix und fertig zum Frühstück herunter.

Was ist geschehen?

- Das **Pfefferminzöl** hat den Kindern den Schlaf aus den Augen gerieben und mit seinem erfrischenden Duft die Lebensgeister geweckt.
- **Zitronenöl** hebt die Emotionen an und weckt die Lebensfreude. Außerdem verbindet man den Duft von Zitrone mit Reinheit und einem Gefühl von Struktur und Ordnung. Zum Duft von Zitrone aufzuwachen, macht das Gemüt hell und lebenslustig und lässt die Welt in Ordnung erscheinen.

Überaktive Kinder

Eine friedvolle Ölmischung aus **Mandarine, Kamille, Patschuli, Ylang Ylang** und **Orange** hilft überaktiven, ausgelassenen und streitenden Kindern dabei, wieder in Balance zu kommen. Ein Aroma-Diffuser mit dieser lieblichen Ölmischung, der im Hintergrund auf der Kommode steht und leise Duftmoleküle in den Raum bläst, ist die ideale Lösung.

Eine Mutter erzählt:

„Die Kinder waren aneinandergeraten und zankten sich. Kein Ermahnen oder Schimpfen half. Ich stellte den Aroma-Diffuser mit Düften von **Mandarine, Kamille, Patschuli, Ylang Ylang** und **Orange** im Kinderzimmer auf die Kommode und ging wieder in die Küche, um das Abendessen zu bereiten. Als ich bald darauf im Zimmer nachschaute, weil es so still schien, saßen meine zwei Streithähne vereint auf dem Sofa und lasen sich gegenseitig eine Geschichte vor. Diese ätherischen Öle sind eine unschätzbare Hilfe!"

Angst vor der Schule

Das Öl für Mut: Wie dein Kind sich nicht unterkriegen lässt

Eine Mutter kam mit ihrem Sohn Felix zur Beratung in die Praxis. Der Junge war übergewichtig und in seiner Bewegungsfreiheit stark eingeschränkt. Still hielt er sich in einer Ecke des Behandlungszimmers auf, als wollte er sich verstecken. Er musterte die ungewohnte Umgebung verunsichert, während die Mutter mit dem Heilpraktiker sprach.

„Weil er dick ist und mit seinen Klassenkameraden nicht so mithalten kann, haben sie ihn ständig im Visier. Sie hänseln ihn. Er fürchtet sich jeden Tag vor der Schule!" Der Heilpraktiker hörte aufmerksam zu und riet der Mutter schließlich: „Reiben Sie abends und morgens diese spezielle Ölmischung auf seine Fußsohlen. Sie enthält **Fichte, Rainfarn** und **Weihrauch**. Öle, die Mut und Stärke fördern. Sehen Sie, was passiert."

Nicht lange danach änderte sich die Situation.

„Hey, kleiner Dicker", fuhren die Schulkameraden fort, ihn zu hänseln, aber Felix reagierte nicht mehr darauf. Er beachtete sie gar nicht einmal. Das verdutzte die Schulkollegen, und sie versuchten noch heftiger, ihn zu provozieren. Sie wollten ihn so richtig zornig machen, das bereitete ihnen Spaß. Aber Felix blieb ruhig und gelassen und machte sogar Scherze darüber.

Das verdarb den Angreifern nicht nur gehörig den Spaß am Hänseln, sondern es imponierte ihnen, wie gut Felix mit diesen Attacken umging. Nach einer Weile hatten die Mitschüler sogar Respekt vor ihm und seinen Strategien. Sie ließen ihn in Ruhe, und er fand sogar einige Freunde unter ihnen.

Die Mutter erzählte dem Heilpraktiker später: „Der Junge hat sich total verändert. Er geht jetzt gerne zur Schule. Die Mitschüler respektieren ihn auf einmal, und er hat sogar begonnen, Sport zu treiben, um Gewicht zu verlieren." Beglückt fügte sie hinzu: „Danke für dieses wunderbare Öl!"

Anwendung der Ölmischung aus Fichte, Rainfarn und Weihrauch, die mutig macht:

- Morgens und abends eine Ölmischung aus **Fichte, Rainfarn** und **Weihrauch** riechen und auf die Fußsohlen auftragen, um mutig und gelassen dem Leben zu begegnen.
- Andere Öle, die Mut machen, sind **Bergamotte, Muskatellersalbei, Wacholder, Majoran, Geranie und Zypresse**.

Unsere Scheidungskinder

Die folgende Geschichte hat mit der Erfahrung eines Kindes zu tun, das aus der Balance geworfen und zwischen zwei Welten hin und her gerissen war. Scheidungskinder sind oft unvermittelt aus dem vertrauten, sicheren Leben herausgefallen und können dadurch gehörig aus dem Gleichgewicht geraten. Deshalb sind sie manchmal auch aggressiv oder frustriert und lassen ihre Frustration an anderen aus.

Ein traumatisiertes Kind, ein wimmernder Hund und ein beruhigendes Öl

Alfred erzählte die Geschichte eines verbitterten Scheidungskindes, das durch ätherische Öle zurück zu Liebe, Mitgefühl und Vergebung fand.

„Ich besuchte meine Familie für die Feiertage, als das Undenkbare passierte – das Kind eines Freundes wurde von unserem Pitbull Maxi „angegriffen".

Der besuchende Freund war im Prozess eines bitteren Scheidungskrieges und wollte seinem sechsjährigen Sohn für das gemeinsame Wochenende eine interessante Abwechslung bieten und ihm eine glückliche Zeit bereiten. Wir boten ihm an, mit uns zu unserem Familientreffen zu kommen, denn da würde es auch genügend andere Kinder verschiedener Altersgruppen zum Spielen geben. Die ersten paar Stunden spielten die Kinder friedlich miteinander, so dachten wir. Auch unser Hund Maxi war mit von der Partie. Aber später erfuhren wir, dass dieser kleine Junge nicht nett zu unserem Hund war und ihn tatsächlich den ganzen Tag reizte und foppte.

Unser Hund Maxi hatte ja keine Ahnung, dass er vielleicht noch etwas anderes als ein großer Welpe und Schoßhund war. Er war ein Haustier, das Kinder liebte und nie im Leben jemanden gebissen hätte. Wir waren alle entsetzt und konnten es nicht glauben, dass Maxi den kleinen Buben gebissen haben sollte. Es schien gar nicht seine Art zu sein.

Als wir das laute Schreien vom Garten her hörten, stürmten wir hinaus und fanden diesen kleinen Jungen, der von der Stirn stark blutete. Wir waren entsetzt. Das Kind wollte sich einfach nicht beruhigen und ließ sich auch nicht berühren. Der Bub lief wie wild umher und trat und kämpfte gegen jeden, der irgendwie an seine Wunde herankommen wollte.

Ich hatte ein paar Öle im Auto, die ich immer in meiner kleinen Notapotheke dabei habe. Aber so schockiert wie ich war, dachte ich zuerst gar nicht an sie. Nachdem sich der erste Schock bei mir gelegt hatte, schnappte ich einige Öle und lief in die Küche; denn mittlerweile hatte der Vater des Jungen ihn gepackt und gewaltsam in die Küche getragen.

Ich bat die Umstehenden, sich für einen Moment zurückzuziehen, tropfte 5 Tropfen einer ***beruhigenden Ölmischung*** in meine

Handfläche, verrieb das Öl und fächelte den Duft vor dem Gesicht des Kindes einfach hin und her. Ich konnte den weinenden Kleinen ja nicht einmal bitten, tief Luft zu holen oder auch nur einen Atemzug aus dem Fläschchen zu nehmen, um das beruhigende Öl einzuatmen, so traumatisiert war er. Innerhalb von nur ein paar Augenblicken flüchtete dieser erschrockene kleine Junge einfach in die ausgestreckten Arme seines Vaters und begann zu wimmern.

Ein Kindergesicht kann ziemlich stark bluten, so dass man nicht gleich erkennt, wie tief eine Wunde ist. Ich hoffte auf das Beste, nahm ein gedämpftes Frotteetuch und sagte immer wieder: „Es ist nur ein Kratzer, aber wir werden das beheben ... Papa ist hier und wird es reparieren."

Zum Glück war das auch wirklich der Fall, denn es stellte sich heraus, dass die Wunde eigentlich nur ein kleiner Kratzer war, der aber stark blutete. Es gab keine andere Verletzung, und der Kratzer war so leicht, dass es keine Notwendigkeit zur Sorge oder gar für Nähte gab.

Während ich mich um das Kind bemühte, hatten einige der Männer den Hund gepackt und ihn in ein anderes Zimmer gebracht. Er war ebenfalls traumatisiert und wimmerte. Er hatte nie zuvor jemandem etwas zuleide getan. Normalerweise war der Hund ganz lieb. Ich ging zu ihm ins Schlafzimmer, und mein Herz tat weh, als er wimmerte und unterwürfig auf dem Boden zu mir kroch, den Schwanz fest zwischen seinen Beinen eingeklemmt.

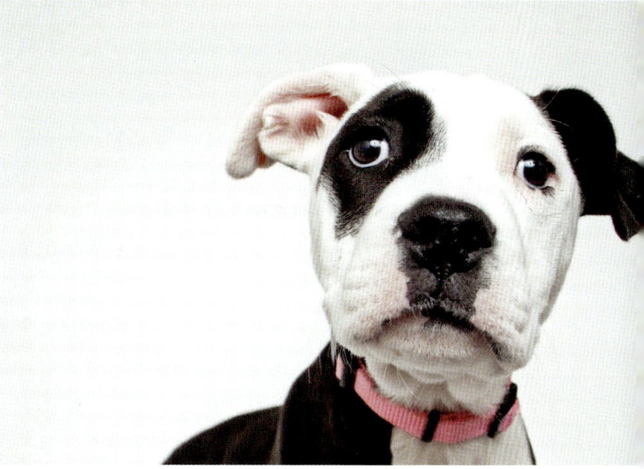

Ich hatte Lavendelöl an meinen Händen, das er sofort begierig abzulecken begann. Das entspannte Maxi, und auch er beruhigte sich sichtlich.

Dieses Ergebnis war zwar großartig, aber ich machte mir sowohl Sorgen um den Jungen als auch um den Hund, als etwas Unglaubliches passierte. Der Junge kam mit seinem Vater zu uns ins Zimmer und der Vater sagte: „Der Kleine möchte sich gerne bei dem Hund entschuldigen." Ich schaute den Jungen verwundert an und fragte: „Warum?" Dann erzählte er, dass er eigentlich derjenige war, der zuerst den Hund gepackt und ihn oft hart an den Ohren gezogen hatte. Der Hund versuchte ihn mit der großen Pfote wegzuschieben und war versehentlich mit den Klauen an seine Stirn gekommen. So musste der Kratzer entstanden sein. Der Bub verteidigte den Hund und sagte bestimmt: „Maxi hat mich gar nicht gebissen."

Wir waren erleichtert. Maxi hatte das Kind überhaupt nicht angegriffen!"

Anwendung ätherischer Öle für verletzte Gefühle:

- Wenn das Herz weint und der sichere Boden unter den Füßen wegbricht, dann geben erdende, stützende Öle wie **Balsamtanne, Sandelholz, Weihrauch** und **Zedernholz** Halt.
- Auch liebliche Blütendüfte wie **Geranie, Ylang Ylang, Kamille** und **Rose** streicheln das Herz.
- Zitrusdüfte von **Bergamotte, Orange, Mandarine, Limette** und **Grapefuit** klären die trüben Gedanken und erhellen das Herz.

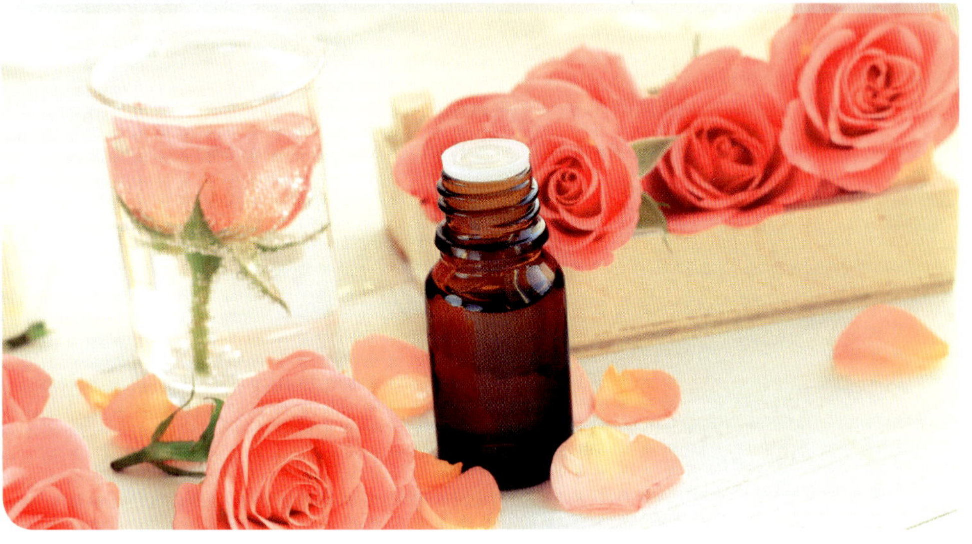

Wenn sich Eltern scheiden lassen

Petra war gerade elf Jahre alt geworden. Fleißig mit ihrer Hausaufgabe beschäftigt, merkte sie den Tumult im Nebenzimmer nicht. Plötzlich klirrten Scherben. Etwas musste passiert sein. Petra sprang auf und lief in die Küche, um nachzusehen. Die Mutter wandte sich schnell ab und machte sich emsig an die Arbeit, die Scherben eines Tellers vom Boden aufzukehren. „Alles okay", rief sie mit starker Stimme schon von Weitem, aber ihre Stimme zitterte.

„Ich bin gleich fertig mit der Hausaufgabe, dann helfe ich dir beim Abendessen", rief Petra und kehrte beruhigt wieder an ihren Arbeitsplatz zurück.

„Wo ist Papa?", fragte das Kind, als sie wenig später beim Abendessen saßen. „Er kommt heute nicht", sagte die Mutter mit leichtem Ton, als wollte sie eine dunkle Wolke wegschieben. Er kam auch am nächsten Tag nicht nach Hause, und als die Tage vergingen, bohrte Petra immer tiefer nach. Sie wollte wissen, wo der Papa war. „Einmal muss ich es dir sagen", begann die Mama mit trauriger Stimme. „Papa und ich, wir lassen uns scheiden."

Petra blieb der Mund offen. Sie sprang auf wie von einer Tarantel gestochen, knallte die Gabel auf den Tisch und rannte in ihr Zimmer. Sie schlug die Türe hinter sich zu, dass die Wände zitterten und das Mauerwerk rund um den Türstock bröckelte. Sie warf sich auf ihr Bett und heulte wie ein Wasserfall. Gedanken schossen ihr durch den Kopf, Gedanken, wie ihr Vater sie zu ihrem letzten Geburtstag – das war doch erst unlängst – zu einer Bootsfahrt am See mitgenommen hatte. Sie waren zusammen so glücklich und ausgelassen gewesen.

Mama klopfte behutsam an die Türe. „Darf ich reinkommen?" Petra antwortete nicht. Als die Mama ihren Kopf vorsichtig zur Tür hereinstreckte, schrie Petra außer sich: „Ich hasse dich! Ich hasse dich! Lass mich in Ruhe." Sie schluchzte laut auf und bohrte ihren Kopf in das Kissen. Die Mutter kannte ihre Tochter und zog sich behutsam zurück.

„Was soll ich tun?", seufzte sie am Telefon und erhoffte sich von ihrer Freundin, die Kinderpsychologin war, einen Rat in dieser schwierigen Situation. „Ich kenne Petra. Wenn sie wütend ist, lässt sie mich nicht an sich heran und wird nur noch wilder, wenn ich versuche, sie zu beruhigen", klagte die Mutter. Die Freundin erinnerte sich: „Ich habe ihr doch zum Geburtstag den Aroma-Diffuser für ihr Zimmer geschenkt. Wenn sie morgen in der Schule ist, verneble in ihrem Raum einfach die liebliche Ölmischung aus **Mandarine, Geranie, Lavendel** und **Kamille.** Der Duft wird sie wieder in Balance bringen, bevor du mit ihr von Herz zu Herz sprechen kannst. Dann erkläre ihr einfach deine Situation."

Am Morgen rannte Petra grußlos und ohne Frühstück an der Mutter vorbei zur Türe hinaus zum Schulbus. Sie hatte ihre Schultasche unter dem Arm. „Mein armes Kind!", dachte die Mutter. Um Petra die Trennung und den Umbruch, der jetzt auf sie beide zukam, zu erleichtern, machte sie im Kinderzimmer den duftenden Aroma-Diffuser an, wie ihre Freundin ihr geraten hatte. Da läutete das Telefon: „Petra ist heute nicht zur Schule gekommen."

Die Mutter stand wie versteinert da. „Wo ist mein Kind?" Sie lief zum Auto und fuhr die Straßen suchend ab, wo sie ihre Tochter vermutete. Sie lief durch den Park, lief durch die Gänge im Kaufhaus. Sie suchte überall, aber sie fand Petra nicht. Als sie aufgelöst und mit pochendem Herzen wieder nach Hause kam in der Hoffnung, dass Petra inzwischen heimgekommen war, stürmte sie ins Kinderzimmer. Und wirklich – da saß Petra ruhig auf ihrem Bett und schaute ihre Mama mit großen Augen an.

Mit einem Sprung war die Mutter beim Bett und umarmte das Kind. Sie drückte Petra an sich. Die spürte das Herzrasen ihrer Mutter und erkannte erst jetzt, welche Sorgen sie ihrer Mutter bereitet haben musste. Still saßen sie einen Augenblick nebeneinander.

Petra schien sich beruhigt zu haben. Erst jetzt bemerkte die Mutter den beruhigenden Duft, der von der Zimmerecke herüberwehte. Dankbar nahm sie einen tiefen Atemzug, dann begann sie zu sprechen:

„Weißt du, Petra, dein Papa und ich haben uns einmal sehr geliebt. Der Himmel hat uns dich geschenkt, und wir haben uns bemüht, gute Eltern zu sein. Doch in den letzten Jahren hat Papa sich von mir zurückgezogen. Er hat gesagt, er liebt mich nicht mehr. Aber das hat nichts mit dir zu tun. Du weißt ja, wie Papa dich mag!", Petra lächelte. „Du wirst deinen Papa jedes zweite Wochenende sehen und mit ihm tolle Dinge erleben. Dein Papa hat dich unendlich lieb, das musst du wissen." Petra nickte. Die Mutter hielt sie fest im Arm.

Anwendung ätherischer Öle in unbeständigen Zeiten:

Wenn die Welt um unser Kind herum zu wanken beginnt und der sichere Boden unter seinen Füßen weggezogen wird, dann helfen erdende ätherische Öle mit ihrer starken, stützenden Präsenz. Sie stehen wie Wächter rechts und links und um uns herum, um unsere Gefühle zu schützen, glücklichere Gedanken herbeizuholen, die Widerstandskräfte zu stärken und Mut und Zuversicht in die Zukunft in uns zu verankern. Sie sind zuverlässig wie eine rettende Brücke über einen reißenden Fluss.

Wir können Liebe nicht zwingen, aber wir können über die Brücke der Liebe in eine bessere Zukunft gehen.

Dabei unterstützen uns folgende ätherische Öle:

- **Zypresse** unterstützt unsere Gefühle hilfreich dabei, die Trauer zu verarbeiten und den Sinn und Lauf des Lebens zu erkennen und zu akzeptieren.
- **Weihrauch** hilft bei Schock oder Verlust, uns sanft in unsere eigene Mitte zu führen, wo wir sicher und geborgen sind. Es öffnet das Herz und hebt unsere Sinne himmelwärts.
- **Mandarine** versteht es, mit ihrem lieblichen Duft ein Herz aus dem Strom trüber Gedanken zu retten und es mit Mut, Zuversicht und Freude zu inspirieren.
- Blütenöle wie **Rose, Rosengeranie, Ylang Ylang** oder **Kamille** sind Herzensöffner, die Licht in traurige Gedanken werfen und einen Blick in einen neuen, besseren Lebensabschnitt eröffnen.

Essenzielle Ernährung –
Unsere Kinder werden dicker und dicker

Die Lebensmittelindustrie hofiert unsere Kinder. Ihr Geschäftsmodell ist es, lockende und preiswerte Nahrungs- und Genussmittel herzustellen, damit die Eltern sie kaufen. Es muss gut schmecken und süchtig machen, damit möglichst viel gekauft wird. Und was schmeckt den Kindern meistens am besten? Süßes! Daher wird neben chemischen Geschmacksverstärkern und künstlichen Farbstoffen viel Zucker verwendet.

Ein durchschnittliches Kind verzehrt heute fast dreiundzwanzig Kilogramm Zucker pro Jahr!

- **Ein Sodagetränk enthält 50 g Zucker. Zehn Limonaden bringen ½ kg Zucker auf die Waage.**
- **Kommerzielle Fruchtsäfte sind zuckersüß. Man bedenke nur, wie viel Zucker im selbstgemachten Holundersaft steckt und wie schnell so eine Flasche bei den Kindern geleert ist.**
- **Ein Fruchtjoghurt, 250 g, enthält dreizehn Stück Würfelzucker.**
- **Cornflakes enthält pro Packung, je nach Hersteller, zehn bis fünfzig Stück Zucker.**
- **Ein Energieriegel beinhaltet durchschnittlich 20 g Zucker.**
- **Dazu kommt der beliebte Schokoladeaufstrich zum Frühstück oder die süße Konfitüre.**
- **So zwischendurch ein Keks mit Schokoladenüberzug und dazu ein süßer Kakao.**
- **Kekse und Kaugummi für unterwegs nicht zu vergessen.**
- **Der versteckte Zucker im Ketchup, der den Hamburger erst genießbar macht, der Zucker in der Salatsauce vom Supermarkt und in all den anderen alltäglichen Genussmitteln – das summiert sich.**
- **Am Ende der Tages hat das Kind 150 g Zucker oder mehr verzehrt. Manchmal viel mehr.**

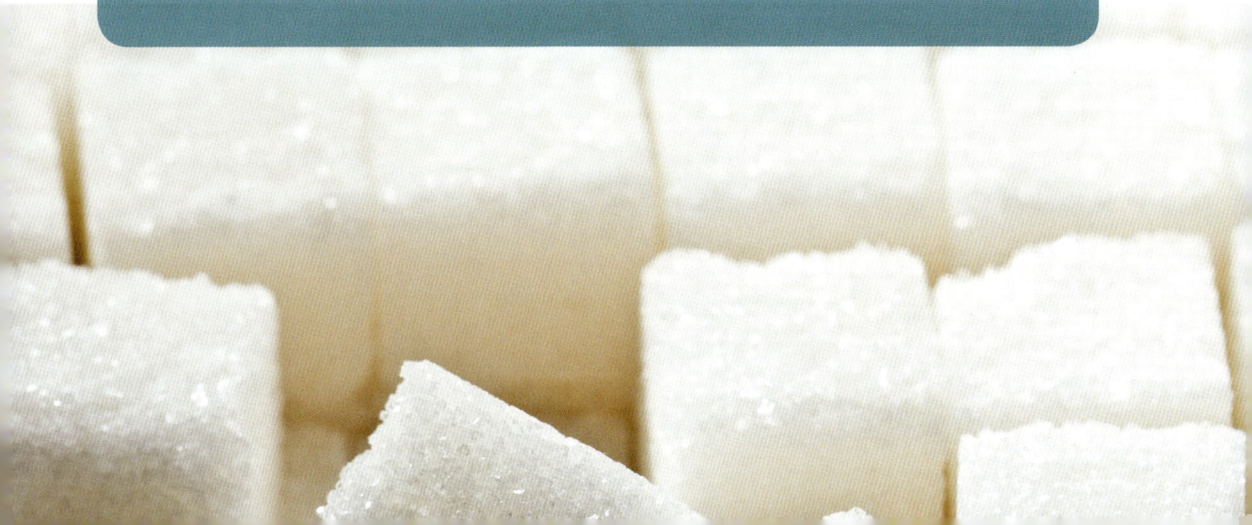

Übergewicht – eine Epidemie

Die Werbung lockt. Der soziale Druck auf die Eltern steigt, denn ihre Kinder wollen auch „die rosa Flasche" mit Erdbeergeschmack oder „den Hippo", der vom praktischen, mundgerechten Trinktütchen lacht. Diese hochverarbeiteten, süßen, mit lockenden Aromen chemisch geschönten Lebensmittel stehlen dem Kind die Nährstoffe, denn sie ersetzen die gesunden, hochwertigen Nahrungsmittel. Eine direkte Auswirkung von übermäßigem Zuckergenuss sind erhöhte Leberenzyme, die die Leber schädigen. Der Arzt wird bald eine nichtalkoholische Fettlebererkrankung im Kind diagnostizieren!

Der erste Schritt, diesem Zeitgeist entschieden entgegenzutreten, ist, den übermäßigen Zuckergenuss zu stoppen. Kinder wissen intuitiv, was ihnen bekommt. Mit ein bisschen Aufklärungsarbeit und Konsequenz lernt das Kind, dass natürliche Nahrungsmittel, Obst und Gemüse, es stark und klug machen und es sich damit viel besser fühlt.

Um eine neue Esskultur einzuführen, könnte man beim Frühstück beginnen, einen frischgepressten Gemüsesaft mit 1 Tropfen **Zitronenöl** oder einen warmen Brei mit Obst und 1 Tropfen **Orangenöl** zu servieren. Es braucht drei Wochen Zeit, um eine neue Gewohnheit zu etablieren. Dabei genügt es nicht, den übermäßigen Zuckergenuss zu streichen. Man muss eine neue Gewohnheit finden und liebgewinnen, um das Alte zu ersetzen. Ätherische Öle helfen dabei, denn sie veredeln den Geschmack jeder Speise und entwickeln frühzeitig die Gaumenfreude des Kindes für das Natürliche, Köstliche. Kinder lechzen nach natürlichen Nährstoffen, denn der Körper benötigt sie zum Wachstum und Aufbau.

Zur essenziellen – also lebenswichtigen – Ernährung zählen neben unseren heimischen Obst- und Gemüsesorten wohl auch die Ningxia-Wolfsbeeren, Gojibeeren genannt, die als „Vitaminpille frisch vom Baum gepflückt" bezeichnet werden. Sie enthalten essenzielle Mikronährstoffe, die in der herkömmlichen Nahrung aufgrund der Ausbeutung der Böden in der Landwirtschaft nicht mehr vorhanden sind.

Die beste Gehirnnahrung für dein Kind

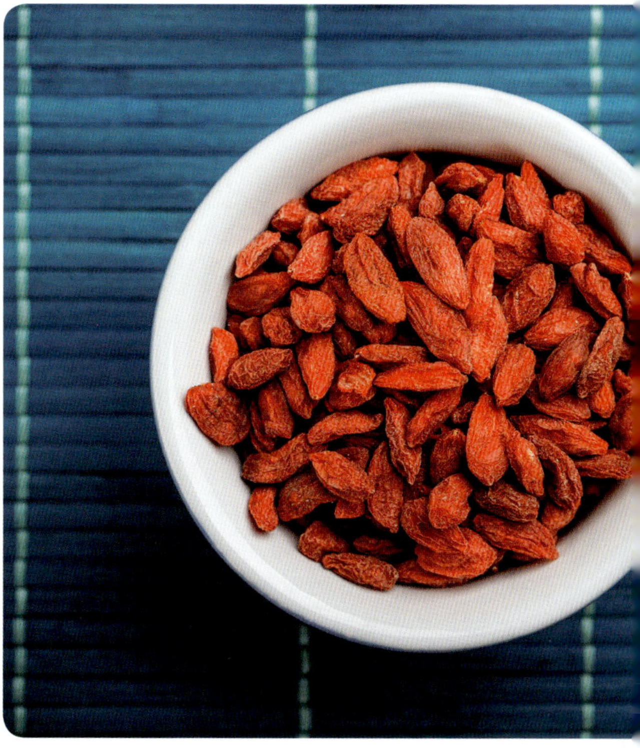

Vergleiche die „Fruchtdrinks", die in den bunten Verpackungen zum Einkauf locken, mit Mutter Naturs bester Gehirnnahrung: Ningxia-Wolfsbeeren (*Lycium barbarum*) – eine bioaktive Fundgrube! Ihr Nährstoffgehalt ist unübertroffen, denn sie enthalten:

- 67-mal mehr Thiamin (Vitamin B1) als brauner Reis
- 2-mal mehr Niacin (Vitamin B3) als Backhefe
- 3-mal mehr Vitamin C als rohe Orangen
- 5-mal mehr Kalzium als roher Blumenkohl
- 2-mal mehr Beta-Carotin als roher Spinat
- Reichlich Polysaccharide, Ellagsäure und Polyphenole
- Erstaunliche 16% Eiweiß!

Kinder lieben die getrockneten Wolfsbeeren, die wie Studentenfutter gegessen oder in Wasser eingeweicht im Frühstücksbrei verzehrt werden. Auch als natürliches, köstliches Getränk mit ätherischen Ölen zum Schulbrot sind sie sehr beliebt.

Was trinkt dein Kind?

Die „Lieblingsgetränke" der Kinder sind heute Cola, Limonade, Eistee, gemischte Fruchtsäfte in allen Geschmacksrichtungen und Sprudel. Keines dieser Getränke ist für die Gesundheit der Kinder zuträglich. Die wenigsten Kinder greifen nach einem Glas Wasser, um ihren Durst zu löschen. Daher reichen wir Himbeersaft, Holundersaft und alle möglichen Fruchtsäfte und „Lieblingsgetränke" als Durstlöscher. Das ist auch ein Grund dafür, warum unsere Kinder immer dicker werden.

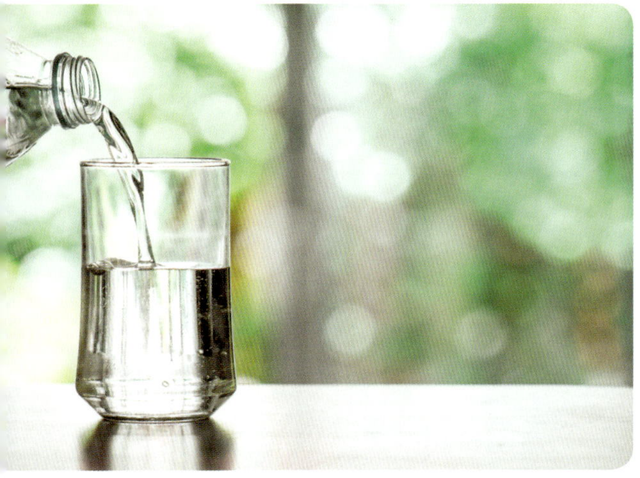

Mineralwasser kann die Kinderzähne angreifen. Die beliebten Mineralwässer mit Fruchtaroma zeigen zwar bunte Bilder von saftigen Früchten am Etikett, doch sie enthalten Chemikalien, synthetische Aromastoffe und Konservierungsmittel sowie eine Unmenge an Zucker. Hier ist der Beweis:

Getränk	Würfelzucker
Cola, (1 l)	37
Apfelsaft (1 l)	40
Limonade (1 l)	40
Orangensaft (1 l)	33
Apfelschorle (1 l)	22
Eistee (1 l)	28
Instant Kakaopulver (100 g)	25

(Quelle: www.humanistische-aktion.de/zucker.htm)

Die Ernährungsgewohnheiten, die Kinder automatisch von ihren Eltern übernehmen, werden durch das ganze Leben bis ins Alter beibehalten! Ätherische Öle im Trinkwasser bieten die ideale gesunde Alternative!

Köstliche Getränke, die sehr gesund sind

Wie wäre es mit diesen leckeren warmen oder kalten Getränken:

- 1 Glas reines Wasser mit 1 Tropfen **Zitronenöl** mit Minzeblättern
- 1 Glas reines Wasser mit 1 Tropfen lieblichem **Mandarinenöl**
- 1 Glas reines Wasser mit 1 Tropfen erfrischendem **Pfefferminzöl** mit Zitronenscheibe
- 1 Glas reines Wasser mit 1 Tropfen fruchtigem **Orangenöl**
- 1 Glas reines Wasser mit 1 Tropfen kräftigem **Limettenöl** mit Kirsche

Die richtige Zubereitung des Getränks mit ätherischen Ölen:

- Man füllt ein wenig Wasser in ein Glas, fügt 1 Tropfen ätherisches Öl bei und füllt das Glas mit Wasser auf. Durch den Wasserstrahl verteilt sich das ätherische Öl im Glas, das andernfalls oben auf dem Wasser schwimmen und die zarten Lippen der Kinder beim ersten Schluck reizen würde.
- Oder man rührt das ätherische Öl gut in das Wasser ein. Ein kleiner Quirl oder Rührbesen ist dabei hilfreich. Manche Kinder trinken Wasser noch lieber, wenn es warm ist.

- Nicht vergessen, das Getränk in einer Glasflasche zu servieren (auch Babyglasflasche). Bekanntlich reagiert ein ätherisches Öl mit Plastik. Es heftet sich an die Chemikalien (Plastik) und löst sie auf. Das kannst du dir selbst beweisen. Nimm ein Stück Styropor und gib 1 Tropfen Zitronenöl darauf. Sofort reagiert das Zitronenöl mit dem Styropor, einem für das Zitronenöl unnatürlichen, lebensbedrohlichen chemischen Material, um diesen Schadstoff zu eliminieren. Es frisst ein Loch in den Schaumstoff! Genauso agiert das Zitronenöl in unserem Körper, um Schadstoffe und Gifte abzubauen und auszuleiten.
- Wenn man daher das Getränk im Plastikgeschirr serviert, löst das ätherische Öl die Gifte aus dem Plastik, und das Kind würde diese giftigen Substanzen mit dem Wasser trinken. Daher wird bei der Arbeit mit ätherischen Ölen niemals Plastik verwendet. Man verwendet Trinkbehälter und Flaschen aus Glas, **keine** Plastikbehälter!

Die erschreckende Tatsache: Unsere Kinder sterben jünger

Wissenschaftler warnen, dass dies die erste Generation in der Geschichte der Menschheit sein wird, wo die Kinder früher sterben als ihre Eltern. Mit anderen Worten, die heutigen Kinder erreichen nicht mehr das Alter ihrer Eltern! Dagegen müssen wir mit gesunder Ernährung und bewussten Lifestyle-Entscheidungen gegensteuern. Die vier Grundpfeiler der Gesundheit – Atmung, Ernährung, Bewegung und Ruhe – sind besonders für die heranwachsenden Kinder wichtig.

Geschichten, die das Herz berühren

Seid ihr meine Eltern oder bin ich adoptiert?

Der zehnjährige Markus lag in seinem Bett, die Decke über den Kopf gezogen und schluchzte bitterlich in sein Kissen. Leise öffnete die Mutter die Türe, um nachzusehen, ob das Kind schlief. Es war bereits nach Mitternacht. Als sie gerade die Türe wieder schließen wollte, stutzte sie.

Sie kam leise ans Bett heran, um ihren Jungen zuzudecken, als sie leises Wimmern hörte. Für einen Augenblick stand die Mutter wie angewurzelt da. Ihr Sohn weinte? Das kannte sie von ihm nicht. Im Gegenteil, in letzter Zeit benahm er sich ziemlich „unabhängig" und war schwer zugänglich.

„Mein Schatz, was hast du? Warum weinst du denn?", fragte sie ihn mit vorsichtiger, leiser Stimme. „Woran denkst du? Was ist denn los?" Ratlos lauschte sie in die Stille, während sie begütigend über die Bettdecke strich.

Schließlich presste Markus hervor: „Seid ihr wirklich meine Eltern oder bin ich adoptiert?" – und ein Schluchzer schüttelte seinen kleinen Körper. Die Mutter war schockiert. Mit allem hätte sie gerechnet, aber nicht mit einem solchen Ansinnen! Sichtbar bewegt, beugte sie sich schützend über das Kind und fragte: „Wie kommst du denn auf diesen Gedanken?" Ein Hauch von Geranienparfüm begleitete die Mutter und hüllte nun die beiden wie mit einem Schleier ein. „Weil du mich nicht lieb hast!", schluchzte das Kind nun ungehemmt.

Sie war eine liebende Mutter, die ihre Kinder unterstützte, wo sie nur konnte, und mit der Aufsichtspflicht nahm sie es auch ernst. Sie war streng, aber gerecht, und vor allem liebevoll besorgt um das Wohlergehen ihres Jungen. Da fiel ihr eine kleine Auseinandersetzung ein, die sie am Nachmittag mit ihrem Sohn hatte.

Markus wollte trotz Husten hinaus zum Spielen gehen. Er war von diesem Gedanken geradezu besessen. Nichts hätte ihn davon abhalten können, sein Vorhaben auszuführen, wäre da nicht seine besorgte Mutter gewesen. Sein Freund wartete ungeduldig im Hof und schaute immer wieder zum Fenster hoch, den Fußball unter den Arm geklemmt.

Sie hatte ihm geduldig erklärt, warum er heute mit dem Husten nicht rennen und sich nicht überanstrengen durfte. Die Luft draußen war kalt und nass. „Sonst bist du morgen krank", hatte sie ihn ermahnt. Aber ihre wohlmeinenden Worte gingen dem Jungen bei einem Ohr hinein und beim anderen hinaus. Er konnte nur an eines denken: „Fußball, jetzt!"

„Am liebsten würde ich weglaufen", presste der Junge hervor und unterbrach die Gedanken der Mutter abrupt. „Weglaufen!" Sie presste ihre Hand auf ihr Herz und fühlte plötzlich, wie tief das Verbot ihrem Sohn gegangen sein musste, dass er sogar weg wollte, als gehörte er nicht zur Familie. „Aber ich wollte dich doch nur vor einem größeren Schmerz bewahren, Kind!", brach es aus ihr hervor. „Übermorgen bist du bei deinen Freunden zum Geburtstag eingeladen, da willst du doch gesund sein, oder?"

Sie nahm wahr, dass das Schluchzen langsam aufhörte. Dachte Markus über ihre Worte nach? Vorsichtig erklärte sie: „Schau, du bist schon groß und willst unabhängig sein und deine eigenen Wege gehen. Aber wir Eltern haben doch auch eine Aufgabe. Wir müssen für dich sorgen und dich vor Unglück bewahren."

Sie erzählte ihm eine kleine Geschichte:

Eines Tages gab es einen kleinen Adler-Jungen, der behütet in seinem Nest hoch oben in einer Felsennische im Adlerhorst aufwuchs. Seine Eltern sorgten für ihn. Interessiert beobachtete er immer wieder, wie seine Eltern fortflogen. Er wollte auch fliegen und sagte öfter: „Ich will auch fliegen." Doch die Eltern beruhigten ihn: „Es ist noch nicht so weit. Warte noch."

Als die Adler-Eltern einmal zur Futtersuche ausgeflogen waren, dachte der Jungvogel wagemutig: „Ich probier's mal alleine" und flatterte mit den Flügeln. Doch ehe er sich versah, saß er am steinigen Boden in der Tiefe. „Nanu", schüttelte er sein Federkleid. „So einfach geht das Fliegen doch nicht."

Beinahe hätte er sich die Flügel gebrochen. Da saß er nun in einer nassen, kalten Welt, ohne Schutz, hungrig und alleine, als seine Eltern ihn da unten fanden. „Wir haben dir gesagt, es ist noch zu früh. Warte noch, wir machen das zusammen. Wir zeigen es dir."

Sie strich dem Jungen behutsam über das Haar und trocknete noch eine Träne. Der Junge atmete tief. Er war eingeschlafen.

Anwendung ätherischer Öle in emotional stressvollen Situationen:

Manchmal wirken ätherische Öle unterschwellig. Sie hängen wie ein zartes Versprechen im Raum und signalisieren mit dem wohlbekannten Duft der Mutter, der ihren Händen, Haaren und ihrer Kleidung entströmt, Schutz und Geborgenheit. Das geplagte Kinderherz empfindet: „Die Welt ist in Ordnung. Alles ist gut."

In der Situation in der obigen Geschichte wäre es nicht möglich gewesen, das verletzte und verunsicherte Kind mit einer beruhigenden Fußmassage zu „überfallen". Doch wenn die Mutter weiß, was ihr Kind bewegt, kann sie in den kommenden Tagen und Wochen gezielt mit ätherischen Ölen arbeiten, die es beruhigen, trösten, aufbauen und ihm Mut machen.

Beruhigende ätherische Öle:

- **Lavendel**, der die sonnendurchtränkten Düfte der Provence ins Herz hereinholt.
- **Baldrian**, der sich wie ein Samthandschuh auf gestresste Nerven legt.
- **Mandarine**, die eine Erinnerung an sonnendurchflutete Zitrushaine in das Gedächtnis zaubert.
- **Balsamtanne**, die den Weihnachtstannenwald direkt in die Stube bringt – ein Duft, der in Zeiten der Trauer und Einsamkeit glückliche Kindheitserinnerungen wachruft.

Tröstende ätherische Öle:

- **Orange**, die Sonne und Freude ins Herz hereinholt.
- **Weihrauch**, der die Sinne zu höheren Welten emporhebt.
- **Kamille**, die wohltätig einen sanften Schleier um die Schultern legt.
- **Rose**, der königliche Duft der Liebe, der das Herz betört.

Aufbauende ätherische Öle:

- **Rosmarin**, das Öl der Liebe und Freude, das anregt und ermutigt.
- **Sandelholz**, das erdende Öl, das die Lebenskraft stärkt.
- **Wacholder**, der mit seinem Duft ausgleicht und seelische Schmerzen lindert.
- **Zedernholz**, das balsamische Holz, das Ausdauer, Kraft und Würde verleiht.

Ätherische Öle, die Mut machen:

- **Geranie**, ein beliebtes Parfüm, das auch die Angst vertreibt.
- **Bergamotte**, der Mutmacher, der stärkt und schützt.
- **Muskatellersalbei**, das Öl der Kreativität, das neue Wege geht.
- **Zitrone**, die Kraft der Reinheit und Klarheit der Gedanken und Gefühle.

Mama, wacht die Omi Mia nicht mehr auf?

Heiliger Weihrauchduft durchzog den Raum, und eine feierliche Stimmung lag in der Luft. Rechts und links vom Bett hatte die Mutter eine Kerze angezündet. Omi Mia lag so still und friedlich da. Im flackernden Kerzenschein schien ein Lächeln über ihr Gesicht zu huschen. Sie hatte die Augen geschlossen und atmete nicht. Am Bettende stand die Mama mit roten, verweinten Augen und hielt die Hand der kleinen Rosi behutsam und zart.

„Wir verabschieden uns jetzt von unserer Omi", hatte die Mama ihrer kleinen Tochter erklärt, bevor sie das Zimmer betraten. Sie hatte dem Kind ihr Kleidchen zurechtgezupft und die langen blonden Locken gekämmt und zurechtgebunden.

„Mama", wollte Rosi wissen: „Schläft die Omi Mia?" Die Mutter schluckte schwer und legte ihren Arm schützend um das Kind: „Weißt du, die Omi ist jetzt beim lieben Gott." „Wann kommt sie denn wieder?", fragte Rosi.

Mama wischte sich verstohlen eine Träne von der Wange, setzte sich in den Lehnstuhl, nahm das Kind auf den Schoß und sagte zärtlich:

„Siehst du die Duftwölkchen, die dort (aus dem Aroma-Diffuser) aufsteigen? Die duften so lieblich. Sie streicheln wie Engel über dein Herz und deine Haare mit ihren samtweichen Händen, so wie Omi Mia es immer getan hat." Rosi schmiegte sich wohlig an ihre Mama. „Dieser samtweiche Duft wird dich immer an deine liebe Omi erinnern."

Die weichen Worte der Mutter und der erdende Duft des Weihrauchöls hatten Rosi müde gemacht. Sie war eingeschlafen. Die Mama sah ihre Tochter betrübt an. Doch das Kind schien glücklich zu lächeln, so wie sie es immer tat, wenn sie draußen auf der Wiese mit ihrer Omi spielte.

Anwendung ätherischer Öle in der Sterbebegleitung:

Kinder nicht in den Prozess des veränderbaren Lebens einzubinden, um sie vielleicht vor der Wahrheit zu schützen, ist im kindlichen Bewusstsein für immer schmerzlich verankert. Ein lieber Mensch verschwindet plötzlich aus ihrem Leben und kehrt nie mehr zurück. Ein Unverständnis und das Gefühl des Betrogenseins macht sich im Herzen des Kindes breit. Wie kann ein Mensch plötzlich verschwinden, ohne Abschied zu nehmen? Dieser Gedanke wird noch Jahre später zutiefst schmerzen und die Ohnmacht zu Bewusstsein bringen, einen unwiederbringlichen Augenblick des Abschieds verpasst zu haben.

In der Sterbebegleitung werden ätherische Öle verwendet, die ein banges Herz beruhigen und den Gang über die Schwelle in ein neues Leben erleichtern. Sie erlösen die schweren Gedanken, die auf ein Leben zurückblicken, das Gutes und Böses gesehen hat. Sie heben ein schuldbeladenes Herz in lichtere Höhen und fächeln ihm Gedanken des Friedens und der freudigen Erwartung zu. Sie knüpfen behutsam die Fesseln des Lebens auf, um die Seele wie in einem luftigen Ballon himmelwärts zu tragen.

Für die Hinterbliebenen schenken ätherische Öle ein Gefühl von Schutz und Sicherheit. Sie helfen dabei, den Verlust zu verarbeiten und das Alleinsein zu überwinden. Sie weben Gedanken der Hoffnung und des Wiedersehens in die trüben Tage, die einem Abschied von einem geliebten Menschen unweigerlich folgen.

Öle für die Sterbebegleitung und Trauerphase:

- **Blumige Düfte wie Geranie, Jasmin Absolue, Palmarosa, Rose, Römische Kamille oder Ylang Ylang trösten das Herz.**
- **Aufmunternde Öle wie Zitrone, Bergamotte, Orange oder Mandarine bringen Leichtigkeit in trübe, schwere Gedanken.**
- **Eine Mischung aus zwei oder mehreren dieser ätherischen Öle kann in der Sterbebegleitung und Trauerphase ein tröstender Begleiter sein.**
- **Man vernebelt ein Öl oder eine Mischung daraus in einem Aroma-Diffuser.**
- **Das Öl kann auch als Parfüm getragen und auf Herz oder Fußsohlen aufgetragen werden.**

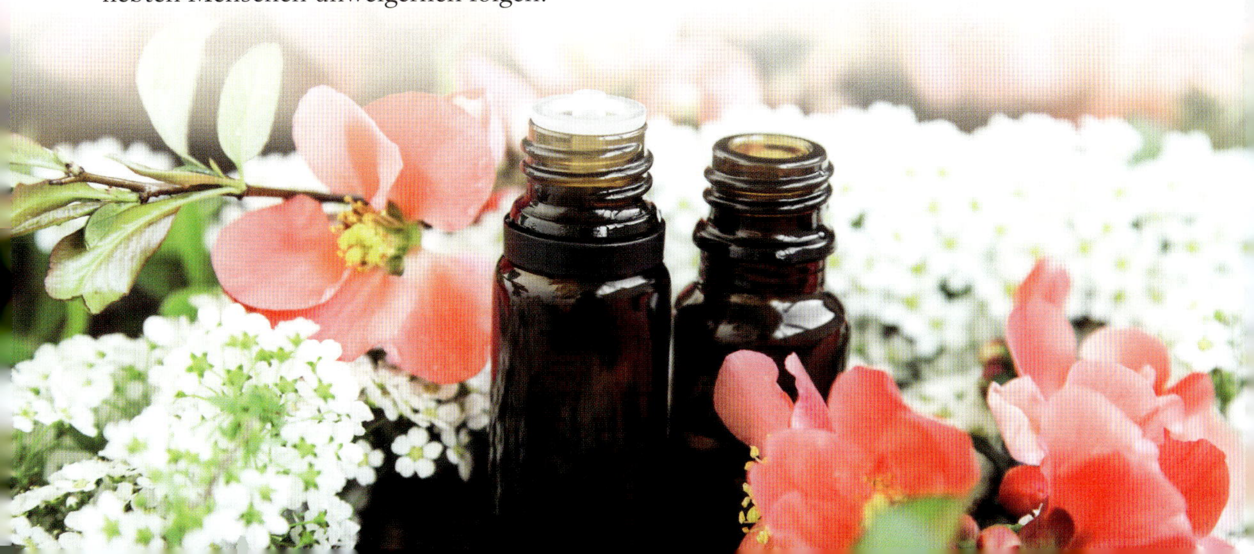

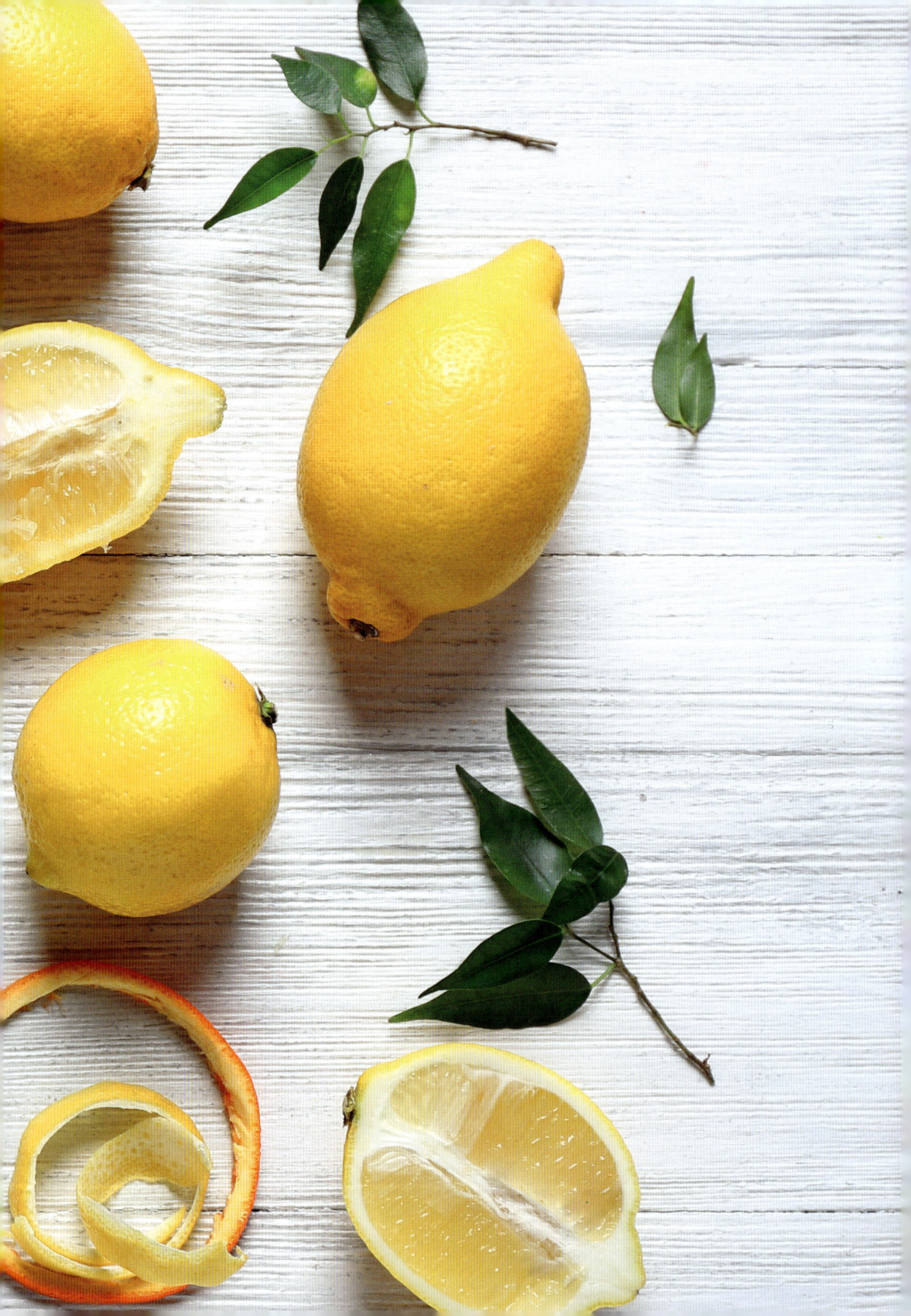

BESCHWERDEBILDER VON A BIS Z 9

Von Aufmerksamkeitsdefizit bis Zahnen führen ätherische Öle durch diesen Abschnitt und bieten unseren Kindern ihre unterstützenden Maßnahmen an. Wir können unsere Kinder nicht immer vor Problemen bewahren, aber wir können ihnen zusätzliche Hilfen aus der Apotheke der Natur anbieten, die Unterstützung und Erleichterung bringen.

ADS, ADHS

ADS – Aufmerksamkeitsdefizitsyndrom

Ursache: ADS ist eine neurobiologische Störung, die sowohl genetische als auch umweltbedingte Ursachen (bakterielle, chemische und Schwermetallvergiftung, Impfschäden) haben kann.

Beschwerdebild: Verhaltensstörungen, Impulsivität, Konzentrationsschwierigkeiten

Allgemeine Behandlung: Psychotherapie, psychosoziale Interventionen, Coaching, Pharmakotherapie

Anwendung ätherischer Öle für ADS:
Verträumtheit:

- **Zypressenöl** – für Sicherheit und Erdung. Es wirkt krampflösend und beruhigend.
- **Zitrusöle** (Grapefruit, Limette, Mandarine, Orange, Zitrone) – pure Freude!
- **Melissenöl** – „Das Öl des Lichts", das aktiviert und ausgleicht.
- **Vetiveröl** – „Das Öl der Ruhe", das stabilisiert und besonders beruhigt.

Ablenkbarkeit und Zerstreutheit:

- **Zitrusöle** (Grapefruit, Limette, Mandarine, Orange, Zitrone) – Freude und Leichtigkeit!
- **Wacholderöl** – süß, würzig und herb. Es bündelt die Gedanken mit Fokus auf ein Ziel.
- **Zedernholzöl** – ist warm und harmonisierend und verleiht Kraft und Ausdauer.
- **Zypressenöl** – verleiht Sicherheit und erdet die flüchtigen Gedanken.

Selbstversunkenheit:

- **Pfefferminzöl** – das Öl, das wie ein frischer Wind aufweckt und anregt.
- **Zitronenöl** – die gebündelte Sonnenkraft im Fläschchen weckt auf und ermutigt.
- **Rosmarinöl** – das anregt und die Gedanken auf ein Ziel richtet.
- **Zypressenöl** – das fest verwurzelt in der Erde den Geist himmelwärts trägt.

Übergenauigkeit:

- **Lavendelöl** – um nicht alles so genau nehmen zu müssen.
- **Atlaszedernöl** – der starke Baum, der Gelassenheit verleiht.
- **Melissenöl** – um den selbst gemachten Stress abzulegen und Ruhe zu finden.
- **Mandarine**, **Bergamotte** – um Leichtigkeit und Lebensfreude einzufangen.
- **Römische Kamille** – der sanfte Duft, der die Strenge nimmt und die Bürde erleichtert.

(Quelle: Europäische Akademie für Aromatherapie)

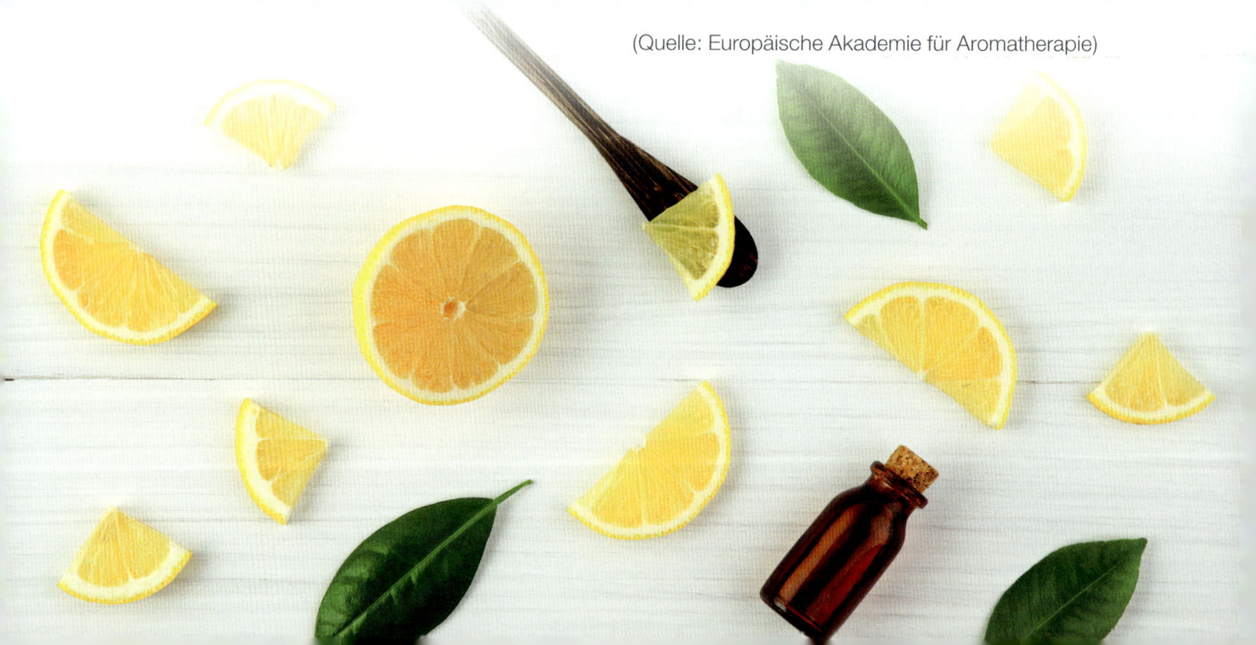

ADS – Mit Zitrone, Orange und Zypresse die Konzentration der Kinder fördern

„Ben, wach auf! Du träumst ja schon wieder", polterte die Lehrerin los, als sie geradewegs auf den Platz des zehnjährigen Schülers zuging. Der Junge zuckte zusammen. Verstört schaute er unter gesenkten Augenlidern seine Lehrerin an, und wenn man genau hinsah, zitterte der sensible Junge. Er wurde aus seinen Träumen gerissen, die draußen auf den Flügeln eines kleinen Vogels ruhten, der im hohen Kastanienbaum saß und laut zwitscherte. Nach dem Unterricht rief die Lehrerin Ben zu sich und gab ihm einen Briefumschlag mit. „Das ist eine Nachricht für deine Eltern", sagte sie bedeutungsvoll. „Vergiss nicht, sie ihnen zu geben."

Als die Mutter zur Sprechstunde in der Schule erschien, kam die Lehrerin gleich zur Sache: „Frau Heger, Ihr Sohn ist verträumt und passt in der Schule nicht auf. Das wird sich in seinen Noten niederschlagen. Ich sage Ihnen das rechtzeitig, damit wir etwas gegen sein Aufmerksamkeitsproblem tun können. Man nennt das ADS – Aufmerksamkeitsdefizitsyndrom." Die Mutter schluckte schwer. „Ich kenne eine Heilpraktikerin, die sich auf dieses Problem bei Schulkindern spezialisiert hat. Sie hat in den vergangen Jahren schon einigen meiner Schüler geholfen und kann Ihnen da sicher einen Rat geben."

Die Heilpraktikerin empfing sie mit einem strahlenden Lächeln. Ein angenehmer **Zitrusduft** begrüßte Mutter und Sohn im Warteraum und ließ die beiden ihre anfängliche Anspannung schnell vergessen. „Was kann ich für Sie tun?", fragte die Heilpraktikerin mit großer Aufmerksamkeit. „Bens Lehrerin, Frau Werner, hat uns zu Ihnen geschickt. Sie sagt, Ben passe in der Schule nicht auf", entgegnete die Mutter, während Ben sich in der Praxis umschaute und sich einige Spielsachen näher ansah. „Ich habe Sorge, dass Ben schlechte Noten bekommt und womöglich sitzen bleibt, obwohl er ein aufgewecktes Kind ist."

Während die Mutter erzählte, beobachtete die Therapeutin den Jungen aufmerksam. Ben interessierte sich nicht für sie, sondern hatte sogleich die Spielecke entdeckt. Er ging von Spielzeug zu Spielzeug, doch konnte er sich für keines entscheiden. Er interessierte sich für nichts Bestimmtes. Da erblickte er zufällig das Fenster, lief sogleich hin und schaute versonnen hinaus. Gleich darauf unterbrach Ben ungeduldig seine Mutter, weil er sofort eine Antwort auf seine Frage erwartete. Bevor er zu schreien und zu boxen begann, kümmerte sich die Mutter lieber gleich um ihn. Dann entdeckte er ein Buch im Regal, das er herauszog und darin zu blättern begann, um im nächsten Augenblick die Buntstifte auszuprobieren, die er in einer Schachtel neben einem Malblock entdeckte. Irgendwie war er überall und nirgendwo. Schweigend sah die Mutter zu ihrem Jungen hinüber.

Die Heilpraktikerin sprach: „Na, Ben, was sagst du dazu?" Der blickte verdutzt und wusste nichts dazu zu sagen. Er hatte überhaupt nicht zugehört. „Wozu soll ich was sagen?", fragte er. „Wir haben gerade von dir gesprochen, und ich will hören, was deine Meinung ist. Kannst du dich konzentrieren?" „Geht so", antwortete er schnell.

„Setze dich bitte auf diesen Tisch hier. Bestimmt kannst du ja mit einem Satz da hinaufspringen." Sie konnten gar nicht so schnell schauen, wie Ben triumphierend auf dem Behandlungstisch saß. „Bravo! Du bist ein starker Junge. Bitte ziehe mal deine Socken aus. Ich brauche deine Füße."

Sie brachte drei Ölfläschchen herüber. „Riech einmal", sagte sie und hielt Ben ein Fläschchen unter die Nase. Der schnupperte erst vorsichtig. Dann nahm er einen tiefen Atemzug und lachte: „Das riecht aber gut!" „Gut! Ich möchte wissen, ob du erkennst, was da drinnen ist", sagte sie. „**Zitrone**!", rief der Junge wie aus der Pistole geschossen. Dann nahm die Heilpraktikerin ein anderes Öl, und Ben erkannte die **Orange** sogleich." Und was meinst du ist das?" Ben roch an dem dritten Ölfläschchen.

„Ich weiß nicht, was das ist. Es riecht gut nach Wald, aber ich weiß nicht, was es ist." „Das ist **Zypressenöl**. Es macht dich stark, so stark wie ein Baum, der in der Erde fest verwurzelt ist. Nichts kann dich umstoßen." „Super!", staunte Ben. Und das **Zitronenöl** gibt dir ein Supergedächtnis. Stelle dir vor, was deine Lehrerin sagen wird, wenn du immer die richtige Antwort weißt!" Die Augen des Jungen leuchteten. „Das **Orangenöl** ist überhaupt ein Zauberöl", sagte sie bedeutungsvoll. „Es gibt dir Mut und Freude, alles, was du dir vornimmst, auch erfolgreich durchzuführen. Du musst nur daran riechen. Komm, wir mischen jetzt zusammen ein Zauberöl für dich!" Neugierig beobachtete der Junge die Heilpraktikerin.

Zur Mutter gewandt, erklärte sie: „**Zypressenöl** gibt dem Kind Sicherheit und Erdung. Es ist krampflösend und wirkt beruhigend; und die **Zitrusöle** vermitteln ein Gefühl von Ruhe und Gelassenheit. Sie entspannen und regen zugleich die Gedächtnisleistung an." Während sie erzählte, fügte die Therapeutin vor den staunenden Augen des Jungen in ein 15 ml Glasfläschchen mit Jojobaöl von jedem der drei Öle ein paar Tropfen hinzu. Das mischte sie vorsichtig, indem sie das Fläschchen sanft hin und her schwenkte. „So, fertig ist dein Zauberöl! Das wird dir gefallen", lächelte sie und fragte: „Ich würde jetzt gerne damit deinen Fuß massieren, darf ich?" „Ja", nickte Ben begeistert und begann bei der Berührung zu kichern. „Kitzelt es oder ist es angenehm?", lachte die Therapeutin. Der Junge grinste nur. Er genierte sich am Anfang ein bisschen, aber es gefiel ihm auch. „Ben, was hältst du davon, wenn du ab heute deine Hausaufgaben in der Hälfte der Zeit erledigst, die du immer dafür brauchst? Und dich beim Rechnen besser konzentrieren kannst? Dieses Öl wird dir dabei helfen." Der Junge überlegte: „Ja, das ist cool." Aber an seinem Gesichtsausdruck konnte man ablesen, dass er nicht wusste, wie ihm das Öl dabei helfen könnte.

„Ben, du kennst doch Darth Vader und Luke Skywalker, oder?" „Ja, die kenne ich!", rief er begeistert aus. „Du kennst doch auch ihre Schwerter aus Licht?", fragte die Therapeutin. „Ja, ja, die kenne ich auch", rief er und fuchtelte mit seinem imaginären Laserschwert wie wild durch die Luft. „Wenn du diese Düfte einatmest und sie auf dich wirken lässt, wird deine Konzentration so gebündelt wie die Laserschwerter von Darth Vader und Luke Skywalker." Dem Jungen blieb der Mund offen vor Staunen, und in seinen Gedanken malte er sich bereits aus, wie er als Held dastand.

Dann wandte die Heilpraktikerin sich an die Mutter. „Nehmen Sie die Ölmischung aus **Zitrusölen und Zypresse**, die ich Ihnen zusammengestellt habe, mit nach Hause und reiben Sie dem Jungen die Füße morgens und abends damit ein." Sie fügte hinzu:

„Nehmen Sie jeden Tag ein Taschentuch, geben Sie ein, zwei Tropfen Zitronenöl darauf und geben Sie das Taschentuch in eine kleine Box für Ben. Das soll er immer dabei haben und daran riechen, wenn er Unterstützung braucht. Das ist sein „Zaubertaschentuch", sein persönlicher Glücksbringer. Immer, wenn er eine Rechenübung macht oder in der Schule andere Aufgaben löst, soll er daran riechen. Diese Düfte werden ihm helfen." Sie erklärte: „Diese Düfte gehen direkt in das limbische System, in das Erinnerungszentrum des Gehirns, und wirken dort. Dieser Teil des Gehirns verarbeitet Emotionen, steuert das Triebverhalten und unterstützt auch die intellektuellen Leistungen. Es ist also wichtig, dass Ihrem Ben das „Zaubertaschentuch" gefällt und er immer wieder daran riecht."

Die Lehrerin lächelte zufrieden, als sie einige Tage später durch die Klasse ging und zu Ben hinüber sah. Der roch gerade an seinem Taschentuch und war eifrig bei der Sache. Man hätte eine Nadel fallen hören können, so leise war es im Klassenzimmer. Alle Kinder waren vertieft in ihre Rechenarbeit. „Normalerweise würde Ben jetzt dasitzen und verträumt zum Fenster hinaussehen und mit der Arbeit nicht rechtzeitig fertig werden. Aber heute ist er konzentriert. Sie müssen wohl schon bei der Heilpraktikerin gewesen sein", dachte sie erfreut.

ADHS – Aufmerksamkeitsdefizit-Hperaktivitätssyndrom

Ursache: ADHS ist eine neurobiologische Störung, die sowohl genetische als auch umweltbedingte Ursachen haben kann.

Symptome: Verhaltensstörungen, Impulsivität, Hyperaktivität

Allgemeine Behandlung: Psychotherapie, psychosoziale Interventionen, Coaching, Pharmakotherapie

Anwendung ätherischer Öle bei ADHS für eine ruhige, gelöste Atmosphäre:

- Ein Aroma-Diffuser mit ätherischen Ölen – **Mandarine, Kamille, Patschuli, Ylang Ylang, Orange** oder **Balsamtanne** – vernebelt eine sanfte Duftmischung in den Raum, die das Herz erfreut. Das Aroma hilft dabei, Anspannungen abzubauen und den Geist zu erfrischen. Der beruhigende Duft führt zu einem tiefen Gefühl von innerem Frieden.
- Wenn die Fußsohlen des Kindes damit eingerieben werden, tragen die Öle zu einer friedlichen Nachtruhe bei. Sie wirken nach einem überaktiven und stressigen Tag besonders beruhigend und tröstend.

Wie Mandarine, Kamille und Orange den nimmermüden Klassenclown zur Ruhe bringen

Pauli war der Albtraum jeder Lehrerin. Von der Zeit an, wo er morgens das Klassenzimmer betrat bis zum Unterrichtsende im Schulhof hörte man ihn mit seiner übermäßig lauten Stimme sprechen. Er redete und redete wie ein Wasserfall.

„Zuhören", bat die Lehrerin und wollte der Klasse ein Projekt erklären, doch Pauli war bereits voller Begeisterung und hochkonzentriert bei der Sache und sprudelte seine Erkenntnisse nur so heraus, ohne viel nachzudenken. „Pauli, bitte erkläre der Klasse einmal unser Projekt", versuchte die Lehrerin die Situation in den Griff zu bekommen. Sie bemühte sich, den Bewegungsdrang und den Redeschwall des Jungen für das Lernen in der Klasse zu nutzen. Pauli war in seinem Element. Er redete und redete, aber je mehr er redete, desto verwirrter schauten seine

Schulkameraden drein. Sie konnten seinen verwickelten Gedankengängen nicht folgen. „Hey, mach dich nicht so wichtig", wandten sich die anderen Kinder von ihm ab. Das verletzte Pauli zutiefst, und wieder endete die Situation zwischen Pauli und dem Rest der Klasse in Streit und Handgreiflichkeiten. Das Resultat war wie immer: Pauli blieb allein und war nicht in der Lage, Freunde zu finden.

Als er von der Schule heimkam, bemerkte die Mutter, dass etwas nicht stimmte. Er warf seine Schultasche ins Eck und rannte wie ein Verfolgter in den Hof hinaus. Dort hörte man den rhythmischen Aufschlag des Balls, den Pauli dribbelte und ins Netz zu werfen versuchte. Immer wenn er den Korb verfehlte, ärgerte er sich lautstark. Er sah nicht gerade glücklich aus, und die Mutter, die das typische Verhalten ihres Sohnes kannte, wollte seine Aggressivität nicht wecken. Daher sagte sie nichts. Sie griff zum Telefon und rief die Kinderärztin an.

Mit besorgter Stimme fragte sie: „Warum ist mein Kind so hyperaktiv und überdreht und hat so einen unbändigen Bewegungsdrang? Er kann nicht normal reden und sprudelt oft impulsiv so viel Unsinn heraus, dass es einem Angst und Bange wird." Die Kinderärztin wies sie an, eine Kinderpsychologin anzurufen und für Pauli einen Termin zu vereinbaren.

Einige Tage später war es so weit. Sie saßen im großen Warteraum. Weiße Wände, weiße Mäntel. Eine angsterregende Atmosphäre. Die Mutter wusste schon nicht mehr, wie sie ihren Pauli bändigen sollte. Er sprach jeden an, rannte mit der Sprechstundenhilfe mit, blätterte durch die Zeitschriften und benahm sich wie ein eingesperrter Löwe. Nach einer Stunde waren sie endlich an der Reihe. Sie saßen einer ernsten älteren Frau gegenüber, die über ihren Brillenrand den Knaben musterte.

Diese Ärztin musste schon viele solcher Kinder behandelt haben, denn ihre Diagnose und Therapie schien sofort festzustehen, während die Mutter noch versuchte, das Problem zu schildern. Sie schrieb auf ihren Block „Ritalin", unterschrieb das Rezept, drückte hart ihren Stempel darauf, gab es der Mutter und schüttelte ihre Hand. Bevor sie sich versahen, waren die beiden wieder draußen auf der Straße.

Die Mutter war mit dem Ergebnis sehr unzufrieden und rief eine Freundin an: „Sie hat uns gar nicht beraten. Ritalin, was ist das?" Und sie schilderte, was sie erlebt hatte. Als die Freundin das Wort „Ritalin" hörte, schrie sie entsetzt auf: „Um Gottes Willen! Ich hab schon einiges darüber gelesen. In der Zeitung war gerade ein sehr guter Bericht darüber. Ich bringe ihn dir morgen mit. Den musst du lesen." Der Aufschrei der Freundin alarmierte die Mutter.

„Was soll ich denn sonst nehmen?", fragte sie kleinlaut. „Da gibt es ein ganz natürliches Mittel, das mir meine Kinderärztin empfohlen hat. Es ist ein Öl, das wunderbar nach **Mandarine, Kamille** und **Orange** duftet. Meine Gisela wird schon beim Riechen zahm wie ein Lämmchen. Du weißt ja, sie ist sonst genauso impulsiv wie dein Pauli. Dieses Öl tut ihr sichtlich gut. Das bringe ich dir morgen auch zum Ausprobieren mit."

Als die Mutter am nächsten Tag den Artikel über Ritalin in der Zeitung las, war sie sprachlos. Sie umklammerte das Ölfläschchen, das ihre Freundin ihr gegeben hatte, wie ein Ertrinkender den Rettungsring. Der Duft war einfach himmlisch und verströmte Geborgenheit und Frieden und glättete ihre Nerven nach diesem Schock.

Diese Mischung aus **Mandarine, Kamille, Patschuli, Ylang Ylang** und **Orange** vereinigte in sich einen harmonischen Einklang, der das Herz und die Sinne beruhigte. Sie war überzeugt davon, dass dieser Duft ihrem Sohn auch Ruhe und Entspannung bringen würde.

Ritalin-Kinder! Erschreckende Nachricht: „Immer mehr Pillen für unsere Kinder"

Die österreichische Kronen-Zeitung berichtete am Dienstag, den 1. September 2015 – „Ritalin zur Leistungssteigerung boomt – Anzahl der Verschreibungen wurde jetzt verdreifacht". Peter Voitl, Fachgruppenobmann der Wiener Kinderärzte, erklärte: „Die Medikation ist für Eltern einfacher, als zu sagen, dass ein Kind eine Verhaltensstörung hat und eine Therapie braucht."

RTL berichtet am 28. November 2014: „Ritalin – So gefährlich ist das ADHS Medikament" und sagte: Allein in Deutschland leiden bis zu 500.000 Kinder und Jugendliche an ADHS, dem Aufmerksamkeitsdefizit- und Hyperaktivitätssyndrom.

Zwischen 2007 und 2012 haben die Methylphenidat Verschreibungen in Großbritannien um 50% zugenommen, und im Jahr 2013 wuchs der globale Methylphenidat Verbrauch auf 2,4 Milliarden Dosierungen, ein Zuwachs von 66% gegenüber dem Vorjahr. Die USA konsumiert mehr als 80% des weltweiten Verbrauchs an Ritalin.

Ritalin (Methylphenidat) ist eine Droge, die das zentrale Nervensystem anregt, indem Chemikalien in Gehirn und Nerven freigesetzt werden, die zu Hyperaktivität führen sollen. Kinder werden mit dieser Droge hellwach, hyperaktiv, leistungsfähiger, konzentrierter und kommen nicht zur Ruhe. Sie können nicht mehr schlafen und stehen wie unter Strom. Ritalin wird für Kinder mit Aufmerksamkeitsdefizitsyndrom und Aufmerksamkeitsdefizit- und Hyperaktivitätssyndrom (ADS, ADHS) eingesetzt und ist für Kinder unter sechs Jahren nicht genehmigt. Eine Überdosis kann tödlich sein.

Dr. Käte Niederkirchner, langjährige Kinder- und Jugendärztin und Ärztin für Psychotherapie (http://doktor-kaete.de) hat sich auf ADS und ADHS spezialisiert. Sie hat schon vielen Eltern Mut und Hoffnung geschenkt, wenn sie sagt:

„Ihr Kind, mit seinem ADHS, ist ein großes Geschenk. Aufgrund ihrer Eigenheiten sind diese Kinder besonders kreativ. Sie besitzen ein liebevolles Herz und sind große Seelen. Sie haben die Fähigkeit, Dinge zu spüren und Informationen aufzunehmen, die andere Menschen nicht so wahrnehmen.

Seien Sie sich bewusst, Sie haben ein wundervolles, tolles Kind; und wenn es Sie beruhigt, alle großen Menschen, die Sie kennen, von Leonardo Da Vinci über Albert Einstein bis Steve Jobs, dem Apple Gründer, und viele große Schauspieler und Künstler hatten und haben alle ADHS. Die Welt braucht ADHS und diese Großen Seelen, damit sie Veränderung und Güte in die Welt bringen."

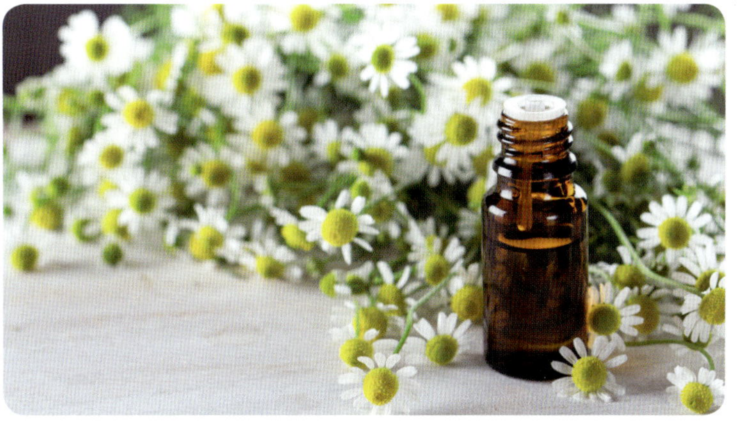

ALBTRÄUME

Ursache: Unerforscht. Bei Kindern könnten Albträume Erinnerungen aus früheren Leben sein, denn ihr Vorhang der Vergessenheit ist durchsichtig und das Tor zu ihrem Himmel der Erinnerungen steht noch offen.

Beschwerdebild: Aus dem Schlaf gerissen werden, mit erschreckenden Bildern aufwachen, Angst und Terror

Anwendung ätherischer Öle bei Angstzuständen:

Die folgenden ätherischen Öle werden zur Beruhigung verdünnt auf die Fußsohlen gerieben. Ätherische Öle können auch im Aroma-Diffuser vernebelt werden.

Ätherische Öle, wie **Fichte, Rainfarn** und **Weihrauch** oder eine Mischung daraus, haben sich als wirkungsvolle Öle gegen Angst und für Tapferkeit und Heldenmut bewährt. Auch **Lavendel, Bergamotte, Rose** und **Kamille** werden bei Angst, Furcht und Verzagtheit gerne eingesetzt.

- **Bergamotte** wirkt beruhigend und anhebend auf das Gemüt.
- **Fichte** entspannt die Muskeln und beruhigt mit einem duftenden Nadelholzaroma.
- **Kamille** beruhigt und entspannt und fördert die Nervenregeneration.
- **Lavendel** entkrampft und unterstützt den Geist bei nervösen Spannungen.
- **Rose** hat eine ausgleichende und harmonisierende Wirkung, die das Herz erfreut.
- **Weihrauch** löst Verkrampfungen und hebt den Geist himmelwärts.

Ölmischungen bei Angstzuständen:

- **Fichte, Rainfarn** und **Weihrauch** machen Mut und kräftigen und stärken die Emotionen.
- **Geranie, Weihrauch, Sandelholz** und **Neroli** helfen dabei, sich selbst sowie die Umstände zu akzeptieren, die man nicht ändern kann.
- **Jasmin, Ylang Ylang, Geranie** und **Rose** sind eine sanfte, duftende Kombination, die speziell für Mütter und Babys beruhigend und tröstend wirkt.
- **Mandarine, Kamille, Patschuli** und **Ylang Ylang** ergeben eine sanfte Duftmischung, die Anspannungen abbauen hilft und den Geist in ein tiefes Gefühl des Friedens führt.
- **Ylang Ylang, Sandelholz, Geranie** und **Rainfarn** fördern geistige und körperliche Harmonie und schenken ein Gefühl von Frieden und Wohlbefinden.
- **Weihrauch, Baldrian, Fichte, Sandelholz, Immortelle** und **Rose** sind eine beruhigende, erdende Mischung, die tiefsitzende emotionale Traumata lösen hilft.
- **Bergamotte, Melisse, Rose, Myrrhe** und **Sandelholz** sind eine milde und wohltuende Duftmischung, die Gefühle von Schutz und Geborgenheit hervorruft.

Neben ätherischen Ölen können die folgenden Maßnahmen für Kinder, die an Angstzuständen leiden, zielführend sein:

- Das Vernebeln der beruhigenden Öle und Ölmischung in einem Aroma-Diffuser.
- Eine gesunde Ernährung mit Multivitaminen und Mineralstoffen für Kinder, die mit ätherischen Ölen angereichert sind, um eine bessere Absorption der Nährstoffe zu gewährleisten.
- Statt Schokolade oder Softdrinks (Koffein), welche die Nerven reizen, lieber Obst aus biologischem Anbau oder Kräutertees mit ätherischen Ölen zu sich nehmen.
- Gewalttätige Sendungen im Fernsehen wirken sich nachteilig auf den Emotionalkörper aus. Heitere Sendungen wie Komödien, Natur- oder Sportsendungen sind angeraten.
- Sport treiben.
- Viel Schlaf, Ruhe und Frieden finden.
- Ein kleines Nachtlicht im Schlafzimmer vermittelt Sicherheit und vertreibt die Nachtschatten.
- Nachts ein Haustier im Zimmer zu haben, wirkt beruhigend und schützend.

Doch trotz aller Hilfsmittel steht selbst der größten Angst eine siegreiche Macht entgegen:

Die Liebe ist das Gegenmittel gegen die Angst. Liebe im Herzen vertreibt jede Angst – und ätherische Öle helfen, diese Liebe zu erwecken.

Wie ätherische Öle bei Albträumen in der Nacht helfen und deinem Kind sogar Mut machen

Maxi fuhr mit einem lauten Angstschrei aus dem Schlaf hoch. Zitternd und weinend rieb er sich die Augen. Es war 1 Uhr nachts. Die Mutter war sofort an seinem Bett und strich dem Jungen über die schweißnassen Haare. Er atmete schwer und kam erst langsam wieder zu Worten. „Hast du wieder schlecht geträumt?", fragte die Mutter mitfühlend.

Noch ganz in der nächtlichen Szene verhaftet, erzählte Max: „Ein Mann in silberner Rüstung stand plötzlich vor mir und schaute mich mit seinen wilden schwarzen Augen unter seinem Helm an. Er hob sein Schwert mit beiden Händen hoch und wollte es auf mich niederschmettern. Da bin ich aufgewacht."

Sie schlug vor: „Heute bist du der Stärkere. Wenn der böse Geselle in silberner Rüstung im Traum wiederkommt, wirfst du dich einfach in deine goldene Rüstung und ziehst dein goldenes Schwert. Gold ist viel stärker als Silber, da hat ein Angreifer keine Chance gegen dich. Allein bei deinem Anblick muss jeder Bösewicht zurückweichen", schilderte sie eindringlich. „Mit einer solchen geheimen Waffe, die dir jederzeit zur Verfügung steht, kann dir nichts Böses geschehen." Der Junge war erst sprachlos, dann begeistert.

Während die Mutter ihrem Maxi die Füße zart mit einer Ölmischung aus **Fichte, Rainfarn** und **Weihrauch** massierte, das dafür bekannt ist, Mut und Stärke im Bewusstsein zu verankern, sah Maxi sich bereits als der Hüne mit goldenem Schwert, der jede Situation mit Bravour meisterte. Fast konnte man meinen, er forderte die Nachtschrecken bereits zum Zweikampf heraus. Nun war er der Held seiner Träume. Die ätherischen Öle ermutigten ihn dazu.

Die Mutter wandte nun immer öfter vor dem Schlafengehen diese Ölmischung an. Max freute sich auf das Einschlafen, weil er jetzt gewappnet war. Er war gegen den Bösewicht in seinen Träumen gut gerüstet. Von nun an schlief er wunderbar ein und sprach nie wieder über den Mann in der silbernen Rüstung.

ALLERGIEN

Ursache: Eine Überreaktion des Immunsystems gegen Allergene; eine überlastete Leber durch Umweltgifte und vieles mehr.

Beschwerdebild: Geschwollene Augen, rinnende Nase, Atemnot und andere Symptome.

Allgemeine Behandlung: Antihistamine, Cortison, Antiallergika

Anwendung ätherischer Öle bei Allergien:

- **Lavendel** ist ein natürliches Antihistaminikum. Zusammen mit **Zitrone** und **Pfefferminze** ist dieses Öle-Trio das effektive Mittel gegen Allergien.
- Mit einem Aroma-Diffuser vernebeln, um die Raumluft von Chemikalien, Staubpartikeln, Tierhaaren und anderem zu reinigen.
- Auf die Fußsohlen auftragen und einreiben.

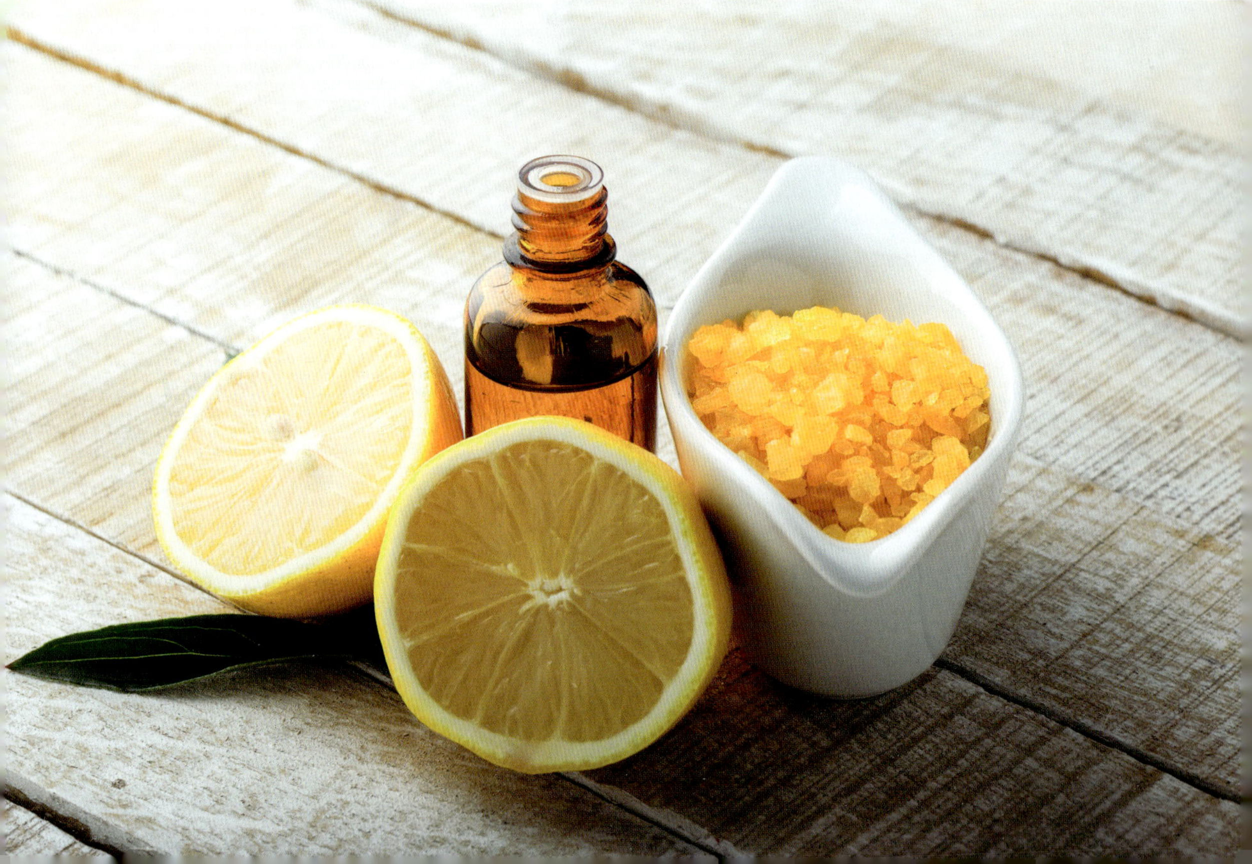

Wie eine Mutter den Heuschnupfen ihres Sohnes mit Lavendel behandelte

Eine Mutter berichtet, wie gut Lavendel die saisonale Allergie ihres Kindes in Schach hält:

Ich erhielt einen Anruf von der Schulkrankenschwester meines Sohnes. Sie sagte: „Ihr Junge hat rote und geschwollene Augen. Sie tränen, und der Arme sagt, sie würden ganz schlimm jucken. So rot, wie sie sind, kann ich mir gut vorstellen, wie sehr sie ihn schmerzen. Er hat mir erzählt, dass er an Heuschnupfen leidet." „Oh Gott, das habe ich befürchtet", entgegnete ich. „Der Pollenflug ist heute ganz besonders heftig für Allergiker."

Die Schwester fuhr fort: „Ich habe ihm seine Augen gewaschen und wollte ihm Augentropfen geben. Er hat mir gesagt: Das wirke nicht. Aber meine Mutter hat etwas Tolles, was sie mir immer gibt. Sie soll kommen, wenn es geht, und mir das bringen." Die Krankenschwester fügte noch hinzu: „Der Lehrer wollte ihn schon nach Hause schicken, aber er wollte bleiben und auf Sie warten."

Als ich mit meinem **Lavendelöl** bewaffnet in der Schule ankam, massierte ich erst einmal zwei Tropfen Lavendelöl in einem weiten Bogen um seine Augen. Mit dem restlichen Öl an meinen Fingern rieb ich seinen Nacken ein. Zuletzt gab ich ihm dann einen Tropfen Lavendelöl auf die Reflexzonenpunkte von Zeige- und Mittelfinger für seine Nebenhöhlen und massierte sie ebenfalls eine kurze Weile.

Nach nicht einmal zwei Minuten fing er schon an, sich besser zu fühlen, und war bereit, in die Klasse zu gehen. Er wollte den Rest des Tages in der Schule bleiben! Als er nach Hause kam, waren seine Augen wieder glasklar, und er hatte keinen Schnupfen mehr."

EIN TIPP zum sanften Umgang mit Allergien im Kinderzimmer

Es gibt eine sichere und erfolgreiche Anwendung von Ölen bei Kindern allgemein und insbesondere für Kinder mit Allergien. Das ist das Vernebeln von ätherischen Ölen im Kinderzimmer.

Die duftenden Ölpartikel, die den Raum unsichtbar durchfluten und nur mit der Nase wahrgenommen werden können, werden eingeatmet und unterstützen die Kinder auf vielerlei Weise. Sie helfen, das Immunsystem zu stärken, die Zellen zu reinigen und bestimmte Heilungsprozesse einzuleiten.

Wenn der Diffuser abends zum Einschlafen läuft, haben die Kinder zusätzliche Vorteile. Sie schlafen besser ein. Der Körper beruhigt sich von den Aufregungen des Tages. Schöne Träume entführen das Kind in eine Welt, die sie auf den nächsten Tag vorbereiten. Während die Kinder in dieser positiven Umgebung schlafen, arbeiten ätherische Öle ungehindert daran, ihr Allergieproblem auszuarbeiten.

Selbst die größeren Kinder, die ja gewöhnlich nicht mehr auf ihre „Alten" hören, erfreuen sich an ihren Lieblingsdüften, die sie selbst in ihrem eigenen Zimmer vernebeln können. Das ist natürlich ein Traum für Eltern! Man weiß ja, wie schwer es ist, seinen „großen" Kindern eine „gesunde Lebensweise" anzubieten. Allzu oft rümpfen sie die Nase über den grünen Spinat oder die gemeinsame Wanderung mit der Familie in die Berge. Man kann sie schwer hinter ihrem Computer hervorlocken, um bessere Alternativen zu bieten, die der Gesundheit dienlicher wären.

Doch bei dem Diffuser und den duftenden Aromaölen scheint das ganz anders zu sein. Kinder LIEBEN Düfte! Und ihre Gesundheit profitiert wie von selbst davon.

ASTHMA

Bei Asthma handelt es sich um eine chronische Erkrankung. Während eines Asthma-Anfalls schwellen die Bronchiolen an und sind mit einem dicken, klebrigen Schleim belegt. Die Muskeln der Luftröhren verkrampfen sich – und es kommt zu Atemnot. Im Kindesalter wird Asthma bis zu 70% durch Allergene verursacht. Weltweit leiden rund 300 Millionen Menschen an Asthma. In Mitteleuropa sind 10–15% der Kinder und Jugendlichen davon betroffen.

Ursache: Allergenbedingt (Pollen, Tierhaare, Schimmelsporen, Lebensmittel etc.) oder eine Abwehrreaktion des Immunsystems auf Stress, sportliche Überbelastung oder Atemwegsinfektionen.

Symptome: Chronische Entzündung, Überempfindlichkeit, Hustenanfälle, Atemnot.

Allgemeine Behandlung: Kortisontherapie

Anwendung ätherischer Öle bei Asthma:

- ***Eucalyptus radiata, Eucalyptus citriodora,*** **Myrte, Balsamtanne** und **Weihrauch** finden bei Asthma Anwendung.
- Die Öle werden auf die Fußsohlen aufgetragen.
- Für Asthma-Probleme ist die rektale Anwendung ätherischer Öle über Nacht am effektivsten. Man verdünnt ätherische Öle mit reinem Pflanzenöl und füllt eine Kapsel damit.
- **Achtung**: Das Einatmen ätherischer Öle darf ausschließlich unter ärztlicher Aufsicht vorgenommen werden.

Asthma und Lavendel: Wie Lavendel Husten und Keuchen beruhigt

Ein Erfahrungsbericht einer Mutter:
Mein jüngerer Bruder litt an Asthma. Als er ein kleines Kind war, hatte eine Erkältung bei ihm ein Asthma-Leiden verursacht, so dass er jedes Mal, wenn er an Atemnot litt, Ventolin nehmen musste. (Ventolin ist ein Medikament, das über einen Inhalator die Atemwege kurzfristig erweitert.)

Wenn er gerade nicht erkältet war, hatte er Ruhephasen, in denen seine Kindheit schön und unbeschwert war. Aber er fürchtete sich jedes Mal, wenn eine Erkältung im Anzug war, denn er wusste, dass das Asthma wieder zurückkommen würde.

Bei so einem Asthma-Anfall verkrampfte sich sein kleiner Körper aus Angst, während er hilfesuchend und mit weit aufgerissenen Augen nach Luft rang. Durch seine Angst und dieses Engegefühl in seiner Brust verkrampften sich seine Atemwege natürlich noch mehr, und man konnte seine pfeifende Atmung und das Ringen nach Luft von weitem hören.

Die Mutter hatte das Ventulin-Spray immer griffbereit an einem sicheren Ort, aber bis sie damit zur Stelle war, vergingen gefühlte Stunden für ihn.

In den letzten Jahren war er Gott sei Dank nicht mehr so sehr von Asthma-Anfällen geplagt. Aber nun fing es wieder an. Eine Erkältung hatte ihn heimgesucht. Letzte Nacht hustete und keuchte er wie verrückt, und Ventolin half ihm schon lange nicht mehr.

Er schaute mich fragend an, ob ich nicht ein Hilfsmittel für ihn hätte, denn er wusste, dass ich mit allerhand Mittelchen arbeitete. Er ließ mich ein paar Öle an ihm ausprobieren. Zuerst gab ich ihm **Lavendel** zum Einatmen, aber das brachte keine Erleichterung. Dann rieb ich 2 Tropfen **Weihrauchöl** auf seine Füße und konzentrierte mich auf die Lungen-Reflex-Punkte in der Mitte des vorderen Fußballens. Ich begann, diese Stelle mit dem Öl in kreisförmigen Bewegungen und mit leichtem Druck zu massieren.

Er entspannte sich sichtlich, und nach zwei Minuten Massage schaute er mich ungläubig an: „Ich glaube, ich merke schon etwas. Die Spannung in meiner Brust und diese krampfhafte Atmung lässt nach. Das glaube ich jetzt nicht!" Ich musste über seinen erstaunten Gesichtsausdruck lachen: „Weißt du, ich verwende gerade das Weihrauchöl an dir. Weihrauch hat die Eigenschaft, Muskeln zu entspannen. Ich glaube, dadurch öffnen sich auch deine Atemwege. Weihrauch unterstützt das Immunsystem und bekämpft Infektionen."

„Aber du reibst damit ja meine Füße ein, nicht die Lungengegend oder die Nase?", flüsterte er gepresst. „Deine Brust reibe ich nachher noch ein", nickte ich. „Ich reibe deine Fußsohlen deshalb ein, weil von den Füßen Meridiane zu der Lunge führen, die die Wirkung des Weihrauchöls dorthin tragen."

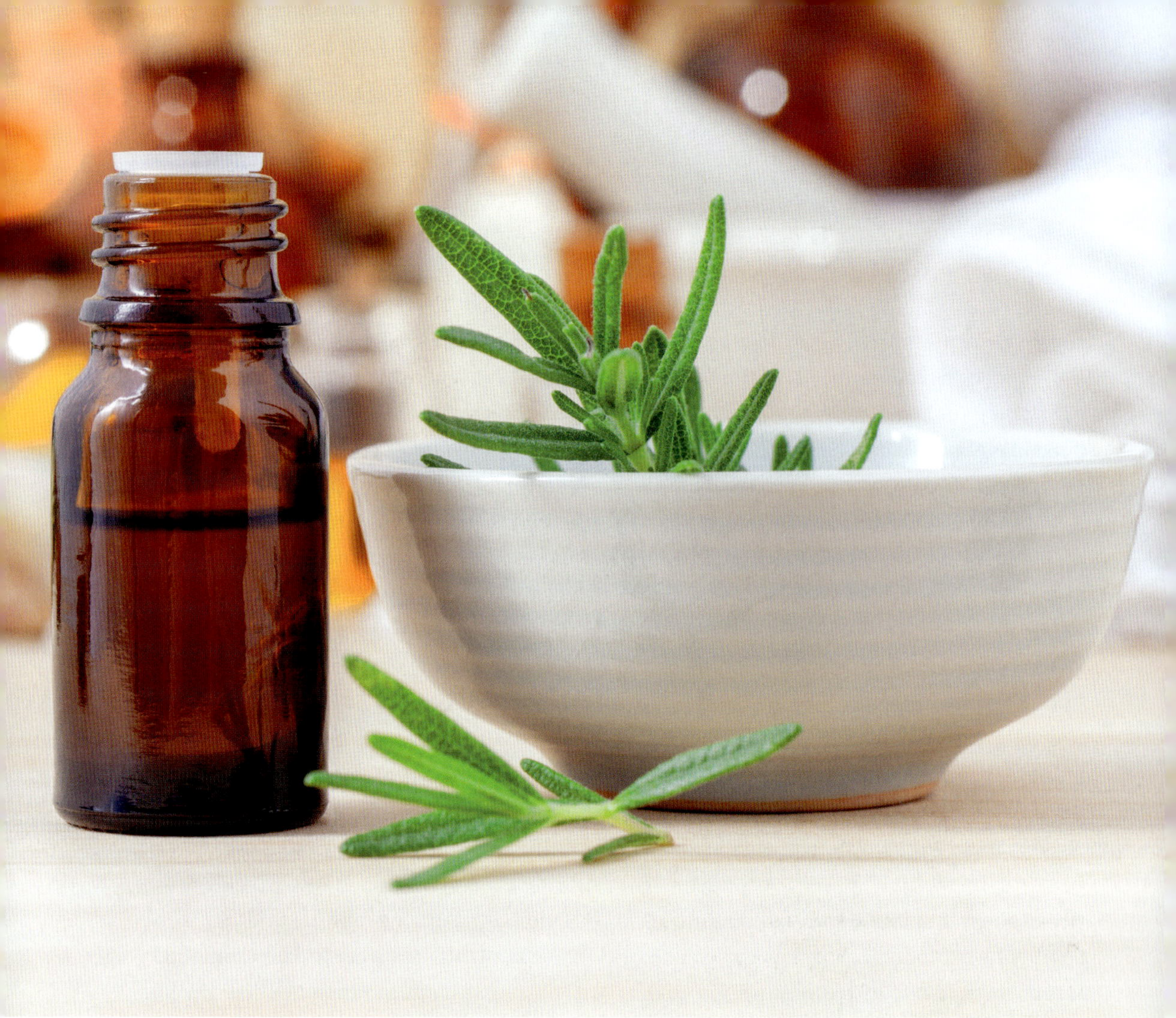

Während ich dann noch den zweiten Fuß massierte, sah er mich an, nahm einen tiefen Atemzug und sagte: „Ich kann wieder atmen. Es hat aufgehört!" Erstaunt fügte er hinzu: „Es ist frei. Ich muss nicht mehr husten!"

Ich rieb mehr Öl auf seine Füße, bevor er zu Bett ging, und er konnte gut schlafen. Er hustete in dieser Nacht kein einziges Mal mehr. Heute morgen sagte er mir, dass er nicht erwartet hätte, dass meine Öle helfen würden, aber er ließ mich gewähren, weil ihm nichts mehr half. Jetzt will er Weihrauchöl kaufen!

Husten muss Oregano und Thymian weichen

Ein Vater erzählt:

Im Umgang mit dem Husten meiner Kinder konnte ich die Intensität und Dauer des Hustens mit **Oregano** und **Thymian**, verdünnt mit einem reinen Pflanzenöl, auf Brust und Rücken meiner zwei und fünf Jahre alten Kinder reduzieren. Die Öle wurden abwechselnd nach Bedarf verwendet. Ich war sehr zufrieden mit den Ergebnissen.

AUTISMUS-SPEKTRUM-STÖRUNG

James Maskell, Autor des Buches *Evolution of Medicine*, sieht in all den Erscheinungsbildern wie Autismus, Allergien, Asthma, ADS, ADHS und anderen eine chronische pädiatrische entzündliche Erkrankung. Kinder können sich davon erholen und diese chronischen Entzündungskrankheiten umkehren. Das ist eine Hoffnung für Eltern von betroffenen Kindern, denn sie sehen sich nicht nur mit einer seelischen, sondern auch mit finanziellen Belastungen konfrontiert, die sie oft nicht alleine tragen können. „Die lebenslange Pflege eines autistischen Kindes beträgt im Durchschnitt 3,2 Millionen Dollar", sagt Dr. Maskell. „Eins von zweiunddreißig Kindern wird derzeit als autistisch diagnostiziert."

Ursache: „Autismus kann vererbt sein; aber auch Enzymmangel und Darmprobleme können eine Rolle spielen", sagt Rebecca Potter in ihrem Buch *The Essential Survival Guide to Medical Preparedness*. In der Schwangerschaft und bei der Geburt sind „die Gesundheit, Darmflora und der Enzymhaushalt der Mutter entscheidend für die Minimierung der Chancen von Autismus bei ihren Kindern".

Beschwerdebild: Autistische Kinder weisen leichte bis tiefgreifende Entwicklungsstörungen, soziale Verhaltensauffälligkeiten, sprachliche sowie kommunikative Verständigungsprobleme und Verdauungsstörungen auf. Oft sind diese Kinder hochbegabt.

Anwendung ätherischer Öle bei autistischen Kindern:

- Siehe das **Therapie-Protokoll für autistische Kinder** unten.
- Siehe das **Autismus-Protokoll für Verdauung und Gehirngesundheit** unten.
- **Vetiver** ist ein ätherisches Öl, das besonders beruhigend auf autistische Kinder wirkt. Alle erdenden Öle wie **Balsamtanne, Sandelholz, Zedernholz** und **Zypresse** haben eine ausgleichende Wirkung. Auch **Weihrauch, Lavendel** und **Melisse** sind beliebt.
- Falls Lavendel dein Kind nicht ausreichend beruhigt, nimm Vetiver! Lavendel ist ein Adaptogen und kann beides, beruhigen und aufwecken.
- Für den besten Erfolg wechselt man die Öle ab.

Ich bin die Mama eines autistischen Kindes im jugendlichen Alter

Eine Mutter erzählt von ihrer Tochter Stefanie, einem autistischen Kind, und wie ätherische Öle und Nahrungsergänzungen ihr „ihre Tochter zurückgebracht haben"!

Als meine Tochter Stefanie vier Jahre alt war, wurde sie mit dem „Asperger-Autismus-Syndrom" diagnostiziert, eine leichtere Art des Autismus. Ich hatte bis dahin keine Ahnung, dass mein Kind „anders" als andere Kinder war. Das trat erst zutage, als sie in den Kindergarten kam. Ich merkte bald, dass etwas bei meinem Kind nicht stimmte. Sie war zurückgezogen, unzugänglich und großteils nur mit sich selbst beschäftigt. Es schien, als bemerkte sie andere Kinder gar nicht. Sie lebte in ihrer eigenen Welt. Auch fiel es ihr schwer, sich in einer fremden Umgebung zurechtzufinden.

So kam es, dass immer dann, wenn andere Kinder im Kindergarten mit ihr spielen wollten, sie diese brüsk zurückstieß und verärgert und schreiend davonrannte. Stefanie konnte sich nicht konzentrieren, und die kleinste Ablenkung trieb ihre Gedanken in eine neue Richtung. Auch hatte sie die Angewohnheit, alles, was sie tat, sechsmal zu wiederholen. Wenn sie einen Schritt vorwärts machen wollte, machte sie diesen ersten Schritt sechsmal, bevor sie loslief. Wollte sie ihre Hausschuhe anziehen, stellte sie den Schuh wiederholt hin, genau sechsmal, bevor sie ihn anzog.

„Das ist kein normales Verhalten", hatte die Erzieherin mir zu erklären versucht und uns eine ärztliche Untersuchung nahegelegt. Ich war empört darüber und wollte nicht wahrhaben, dass unsere Stefanie anders sein sollte. Ich war wochenlang hin und her gerissen, bis ich eines Tages beschloss, dieser Ungewissheit ein Ende zu setzen. Ich ging mit meinem Kind zum Kinderarzt. Die Diagnose „Asperger-Autismus" brachte schließlich die traurige Klarheit und Gewissheit.

Daraufhin begann ich alles zu lesen, was mir über Autismus in die Hände fiel. Ich wollte alles wissen! Ich wollte wissen, wie ich mein Kind am Besten unterstützen konnte.

Da las ich:

Motorische Ungeschicklichkeit:

Autisten, obwohl blitzgescheit, kommen mit ihrer Umgebung oft nicht zurecht. Sie brauchen ihre bestimmte Ordnung. Wenn ihre Schuhe nicht jeden Tag an derselben Stelle stehen, bricht für sie eine Welt zusammen. Sie fangen zu schreien und zu randalieren an, wohl deshalb, weil sie sich in ihrer Welt nicht mehr zurechtfinden.

Soziale Defizite:

Wenn sie unter Fremden sind, dann sind sie entweder ganz in sich gekehrt und abweisend, damit die Umwelt sie bloß in Ruhe lässt, oder sie biedern sich anderen hemmungslos an, wollen Fremde umarmen und küssen und stellen sich zur Schau: Zum Beispiel drehen sie sich wie besessen, bis sie umfallen. Sie sprechen direkt aus, was sie denken, und erfassen nicht, dass sie die Gefühle anderer verletzen könnten. Sie empfinden keine Gefühle anderen gegenüber.

Jahre später, als Stefanie sechzehn Jahre alt war, lernte ich ein **Therapie-Protokoll mit ätherischen Ölen** kennen, das autistische Kinder und Erwachsene bei der Reaktivierung der Nervenbahnen in der Wirbelsäule bis zum Gehirn hinauf unterstützt.

Bei dieser Behandlung werden Öle wie **Lavendel** und **Weihrauch** verwendet sowie ***beruhigende Ölmischungen***, die Ruhe und Frieden in ein überaktives Gehirn bringen, um es zur Ruhe kommen zu lassen. Zusätzlich werden Ölmischungen angewendet, die das Gedächtnis und die Merkfähigkeit des Gehirns steigern und den Nervenbahnen den zündenden Impuls geben, mit den jeweiligen Gehirnarealen wieder Kontakt aufzunehmen und richtig zusammenzuarbeiten.

Diese Technik wurde entwickelt, um die Wirbelsäule zu „erwecken"; denn wenn die Nervenbahnen mit dem Gehirn richtig verschaltet sind und die Gehirnregionen die aktiven Impulse zur Ausführung feinmotorischer Aktivitäten erhalten, dann sind wir einen großen Schritt vorangekommen.

Ätherische Öle sind bekannt für diese Wirkweise. Sie feuern Nervenimpulse in die Nervenleitbahnen, verbinden brachliegende oder verschaltete Synapsen und stellen den inneren Fluss des Lebens wieder her. Das Ergebnis sind Leichtigkeit und Freude bei der Ausführung der verschiedenen Aktivitäten im täglichen Leben und eine feinmotorische Kunstfertigkeit der Finger.

Ätherische Öle arbeiten bekannterweise aber auch auf der Gefühls- und somit auf der sozialen Ebene und gleichen mit ihren positiven Schwingungsimpulsen Defizite aus. Das bewerkstelligen sie, indem sie in das Erinnerungszentrum des Gehirns gehen – in das limbische System – und dort alte, unbrauchbar gewordene Denkmuster auflösen, neue Erkenntnisprozesse anstoßen und das Gefühl in Richtung Glück, Freude und Liebe lenken.

Ich kann aus meiner Erfahrung sagen: Ätherische Öle mit ihren einzigartigen Wirkungen auf die feinstofflichen sowie auf die körperlichen Energiebahnen zeitigen Ergebnisse!

Wir haben Stefanies Zustand dadurch nahezu normalisiert! *

Ein Therapie-Protokoll für autistische Kinder

Es gibt viele Hirnstörungen wie Autismus, ADS, ADHS – und die Liste ließe sich fortsetzen. Jedes von diesen Kindern kann von den folgenden Schritten profitieren, daher stelle ich hier diese Therapieform vor. An dieser Stelle möchte ich der *Mutter von Stefanie* herzlich danken, dass sie ihre Erfahrung und Erfolgsgeschichte mit ihrem autistischen Kind mit uns Müttern teilt!

* Ist Autismus ein Gendefekt oder wird er durch Umwelteinflüsse verursacht? Siehe *Autismus und Impfungen* von Dr. Andrew Wakefield unter Literaturhinweise am Ende des Buches.

- Man findet einen Bereich, etwa das Schlafzimmer, wo es keine Ablenkungen gibt, um sich dem Kind ganz zu widmen. Kinder verdienen unsere ungeteilte Aufmerksamkeit.
- Das Kind legt sich mit dem Gesicht nach unten hin.
- Die Öle werden in der Reihenfolge bereitgestellt, wie man sie anwenden will.
- Man nimmt ätherische Öle, die einerseits beruhigen (**Balsamtanne, Lavendel, Mandarine, Weihrauch, *beruhigende Ölmischungen***) und andererseits die Gehirntätigkeit stark anregen (**Zitrone, Pfefferminze, Sandelholz, Zedernholz, Rosmarin, Basilikum**). Auch ist das ätherische Öl der **Immortelle** hilfreich, denn es ist dafür bekannt, Nervenimpulse zu feuern und Nervenregeneration zu unterstützen.
- Man nimmt jeweils ein Öl und reibt 1 Tropfen auf die Fußsohlen des Kindes, beginnend mit der großen Zehe.
- Das macht man mit jedem der Öle, die auf beide Füße aufgetragen werden. Dabei wird mit dem rechten Fuß begonnen, und man reibt jedes Öl im Uhrzeigersinn ein.
- Dann kitzelt man dreimal leicht den Rücken, um die Sinnesnerven an der Wirbelsäule des Kindes zu erwecken. Dies stimuliert die Nervenbahnen und die Rezeptoren im Gehirn.
- Danach lässt man das Kind sich zusammenrollen „wie eine Garnele" (Embryonalstellung).
- Man reibt eine Ölmischung aus **Fichte, Rainfarn** und **Weihrauch**, die Mut und Stärke repräsentiert und die inneren und äußeren Sinne stärkt, dreimal in kleinen Kreisen vom Kreuzbein bis zum Halsende.

Man kann diese Anwendung zwei- bis dreimal am Tag wiederholen. Das Kind wird uns durch sein Verhalten wissen lassen, wann und wie oft diese Behandlung benötigt wird.

Ich habe die Anwendung mit den ätherischen Ölen zweimal am Tag, fünf Monate lang, gemacht, und danach einmal am Tag für zwei Monate.

Danke an die Öle, die mir meine Tochter zurückgebracht haben!

Autismus-Protokoll für Verdauung und Gehirngesundheit

Stephanies Mutter erzählt auch, wie sie den Zustand ihrer Tochter Stefanie durch gesunde Nahrungsergänzungen um 75% verbessern konnte.

Wie für alle Kinder, so ist für autistische Kinder die Ernährung ganz besonders wichtig. Meine Tochter nimmt seit sechs Monaten ein **Probiotikum** und **Enzyme** sowie ein ***Verdauungsöl***. Sie nimmt das Probiotikum vor jeder Mahlzeit, dreimal am Tag. Sie nimmt Enzyme zweimal pro Tag vor den großen Mahlzeiten, das sind bei ihr Frühstück und Mittagessen. (Wenn ein Kind Probleme mit dem Schlucken von Pillen hat, öffnet man die Kapseln und streut das Pulver über das Essen.) Sie reibt sich auch das Verdauungsöl (siehe Magen-Darm Seite 186) zwei- bis dreimal pro Tag auf den Bauch, morgens und abends und wenn nötig vor dem Schlafengehen.

Sie ist glücklicher, isst besser und hat mehr Energie – das sind die offensichtlichen Auswirkungen. Aber vor allem ist sie ein gut funktionierendes autistisches Mädchen. Ihre Konzentration und Fähigkeit, bei der Sache zu bleiben, haben enorm zugenommen, und ihre Ticks sind stark zurückgegangen. Wir haben eine Gesamtverbesserung von **75%** in nur wenigen Wochen gesehen!

1. Sie hat jetzt eine bessere Konzentrationsfähigkeit: Sie bleibt im Gespräch bei einem Thema und schweift nicht ab. Sie lacht mehr und ist fähig, in Situationen gelassener zu sein.

2. Sie bleibt bei der Sache: Ihre Aufgaben sind Wäsche waschen, Geschirr spülen oder Lesen, und sie macht jetzt alles viel schneller und ist dabei glücklich. Ich muss dazu sagen, dass sie sich früher oft aufgeregt hat oder wütend wurde, wenn Dinge, die sie machte, nicht richtig liefen. Jetzt aber finde ich sie tanzend und lächelnd, wenn sie ihre Arbeit macht.

3. Sie hat keine nervösen Ticks mehr: Seit sie klein war, hatte sie immer ein zwanghaftes Verhalten. Zum Beispiel berührte sie jedes Möbelstück mehrmals, sie berührte ihre Fußsohlen mehrmals, strich sich mehrmals mit den Fingern durch die Haare. Jetzt bemerken wir, dass sie nur einmal tief Luft holt, und anstatt einen nervösen Tick zu haben, lächelt sie jetzt nur.

Eine beruhigende Ölmischung für autistische Kinder

Eine Heilpraktikerin berichtet:
In meiner Heilpraxis verwende ich die **Craniosacral-Technik**, wenn autistische Kinder zu mir kommen. Dies ist eine biodynamische Arbeitsweise, die im Körper den *„Atem des Lebens"* fließen lässt, der jedem Lebewesen innewohnt. Dieser Lebenshauch ist eine Ordnungskraft, die sich auch der Körperflüssigkeit (vor allem der Zerebrospinalflüssigkeit) bedient und die Blaupause der Gesundheit darstellt. Ziel der Behandlung ist es, den Zellen und Geweben die Information vom Rhythmus des Lebens zurückzugeben. Gesundheit und Wohlbefinden sind die natürliche Folge.

Das Besondere an autistischen Kindern ist, dass sie sich nicht länger als fünfzehn oder höchstens zwanzig Minuten hinlegen und einen entspannten Zustand einnehmen können, was bei Kindern sowieso schwierig ist. Aber bei autistischen Kindern ist es besonders auffällig.

Ich habe in meiner Praxis einen Diffuser und verneble eine beruhigende Ölmischung aus **Mandarine, Orange, Ylang Ylang** und **Patschuli** in den Raum. Das mache ich gerne, weil ich weiß, dass dieser liebliche Duft eine beruhigende Wirkung auf meine Patienten hat. Wie ganz besonders meine autistischen Kinder darauf ansprechen, war kaum zu glauben.

Bei einem Kongress berichtete ich meinen Kollegen, dass autistische Kinder bei mir vierzig Minuten lang ruhig auf der Liege liegen;

und sie sagten zu mir: „Das ist nicht möglich!" Also machte ich einmal ein Experiment, um herauszufinden, ob ich recht oder unrecht hatte.

Ich wusste, dass an jenem Tag zwei autistische Patienten angesagt waren. Also ließ ich den Diffuser komplett ausgeschaltet. Und siehe da, ohne die beruhigende Wirkung dieser ätherischen Öle waren die Kinder nervöser, unruhig und zappelig und hielten es kaum zwanzig Minuten lang auf der Liege aus. Ich war mir jetzt sicher, dass es an der Vernebelung der ätherischen Öle im Raum lag und der Duft eine große Wirkung auf das Nervensystem der Kinder ausübt.

Ich empfehle jeder Familie, sich einen Diffuser zu besorgen und vor dem Schlafengehen eine *beruhigende Ölmischung* zu vernebeln. Man hat nichts zu verlieren!

Mandarinenwasser für unseren autistischen Sohn

Eine Mutter erzählt, wie sie ihr Kind zum Wassertrinken bringt:
Unser mittleres Kind, sieben Jahre alt, wurde mit etwa vierundzwanzig Monaten mit Autismus diagnostiziert. Wir konnten es in keiner Weise dazu bringen, Wasser zu trinken. Es erbrach das Wasser jedes Mal. Das war eine schwierige Situation, denn wir mussten darauf achten, dass das Kind nicht dehydrierte.

Das Einzige, was er zu sich nehmen konnte, waren süße Säfte, und da hatten wir das Problem, dass er zu viel Zucker bekommen könnte. Die Zähne werden schlecht, Diabetes, Übergewicht! Wir waren immer hinter einer Lösung her, wie wir ihm dennoch reines Wasser ohne so viel Süßes geben konnten, bis wir durch Zufall auf die Idee kamen, dem Wasser ätherische Öle zuzusetzen, die nach Obst schmeckten, wie z.B. **Mandarinenöl**. Das liebte er!

Wir waren so glücklich, dass er das Wasser trank und behielt. Wir haben auch unterschiedliche Geschmacksrichtungen probiert, zum Beispiel **Orangenöl**, das mag er auch sehr; und **Zitronenöl** wollen wir auch bald einführen.

Für Kinder mit besonderen Lernschwierigkeiten: Wie du mit Fichte, Rainfarn und Weihrauch schulische Leistungen verbessern kannst

Der Erfahrungsbericht einer Mutter:
Ich habe einen Neunjährigen, der mit Lernentwicklungsverzögerung diagnostiziert wurde. Er hat Schwierigkeiten mit dem Lesen und der Rechtschreibung, und egal wie viel Zeit wir in das Studium seiner Rechtschreibwörter investierten, fand er es schwierig, auch nur vier von zehn Wörtern richtig zu buchstabieren. Wir lernten mit ihm täglich über eine Stunde, machten verschiedene Übungen, aber er konnte sich nicht verbessern.

Dann erzählte mir eine Freundin von ätherischen Ölen und riet zu einer Ölmischung aus

Fichte, Rainfarn und **Weihrauch** auf einer Mandelölbasis. Ich rieb jeden Morgen 1 Tropfen dieser ätherischen Ölmischung auf seinen Nacken; und es dauerte nicht lange, da hatte er, nachdem wir die Rechtschreibung seiner Worte lernten, zehn von zehn Wörtern richtig. Das war erstaunlich!

Nach einem Monat verkürzten wir die Zeit, die wir mit dem Erlernen seiner Rechtschreibwörter verbrachten. Vom Frühjahr bis zum Ende des Schuljahres erreichte er bei jeder Rechtschreibprüfung eine 100%ige Erfolgsquote. Seine Mathe-Noten hatten sich verbessert, und auch bei seinen anderen Tests war er erfolgreicher.

Diagnostizierte Impulsstörung: Wie eine Ölmischung aus Fichte, Rose und Weihrauch Wutausbrüche besänftigt

Der Erfahrungsbericht einer Mutter:
Mein vierjähriger Sohn Julian hörte einfach nicht auf mich! „Fass das nicht an!", sagte ich ihm immer wieder, sowohl begütigend als auch mit lautstarker Stimme. Er hörte nicht und musste trotzdem – wie aus einem Zwang heraus – alles berühren.

Am Schlimmsten war es immer im Supermarkt. Er räumte sämtliche Regale aus, und alle meine Ermahnungen zeigten keine Wirkung. Im Gegenteil. Er wurde nur wütender und kickte und boxte plötzlich wie aus heiterem Himmel wild um sich. Da waren selbst fremde Menschen in seiner Reichweite vor ihm nicht sicher. Ohne ersichtlichen Grund hatte er immer wieder die größten Wutanfälle.

Dieses Verhalten begann erst, als er das Alter von drei Jahren erreichte. Davor war er das süßeste Kind, das man sich nur vorstellen konnte. Ich war buchstäblich am Ende meiner Weisheit. Ich sagte dem Arzt bei der routinemäßigen Untersuchung meines Sohnes: „Sein Verhalten ist unerträglich." Der Arzt fragte: „Was machen Sie in diesen Fällen?" Ich antwortete: „Ich habe alles versucht. Ich habe ihm gut zugeredet, habe mit ihm geschimpft, ihn in sein Zimmer geschickt und ihm sogar sein Lieblingsspielzeug weggenommen und seine Lieblingsaktivitäten gestrichen. Nichts half!"

Sie seufzte: „Ich bin grundsätzlich gegen Medikamente. Aber ich kann schon nicht mehr. Einer von uns braucht etwas – entweder Julian für sein Verhalten oder ich für meine Nerven!" Der Arzt schickte uns zu einem Verhaltensspezialisten, der erklärte mir: „Ihr Sohn hat eine Impulsstörung. Grundsätzlich denkt Julian nie über etwas nach, das er tut. Er reagiert einfach nur impulsiv."

Der Therapeut wollte meinem Sohn ein spezielles Medikament verordnen und sagte: „Bei diesem Medikament ist es normal für Ihren Sohn, wenn er die ersten zwei Wochen nach der Einnahme nur noch schlafen will. Sein Körper muss sich erst an das Mittel gewöhnen." Ich war schockiert und wollte das für mein Kind nicht! Doch ich wusste nicht, was ich sonst tun konnte.

Nach dem Gespräch mit einem befreundeten Heilpraktiker, der in seiner Praxis erfolg-

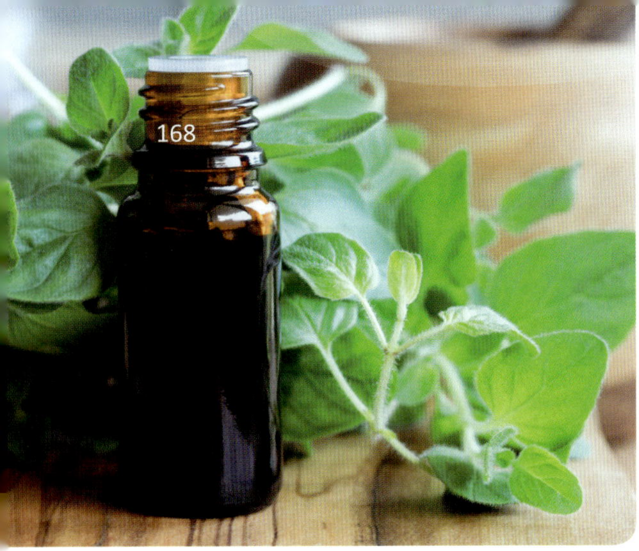

reich ätherische Öle verwendet, schöpfte ich Hoffnung. Er sagte: „Bestelle dir eine Ölmischung aus **Fichte, Rose, Weihrauch** und anderen Ölen. Die werden Julian helfen, seine Wutausbrüche zu zähmen."

Ich bestellte also diese Ölmischung und begann, morgens und abends das lieblich duftende Öl auf seine Füße zu reiben. Der Wohlgeruch hüllte nicht nur Julian, sondern auch mich ein, und ich fühlte, wie die leichten und beschwingten Duftwellen auch mein Herz berührten. Ich wurde ruhig, und meine Nerven fanden wieder Frieden. Nach einer Woche bemerkte ich erstaunt: „Er hat ja keine Wutanfälle mehr. Er ist richtig brav!" Manchmal setzte Julian spontan zu einem Ausbruch an. Doch der Anfall war schnell wieder verflogen. Dankbar dachte ich: „Ich habe meinen süßen kleinen Jungen zurück!"

Mein Sohn ist jetzt fünf Jahre alt und sagt manchmal zu mir: „Mama, ich brauche meine Öle, bitte. Ich fühle, dass ich wieder schlimm werde."

Anwendung ätherischer Öle bei Verhaltensstörungen:
Eine *beruhigende Ölmischung* aus **Lavendel, Schwarzfichte, Geranie, Weihrauch, Sandalwood, Ylang Ylang, Vetiver, Zimt** und **Rose** ist eine Mischung von Düften, die dazu einlädt, die chaotische Energie des täglichen Lebens zu überwinden. Sie bietet Hilfe auf dem Weg zu besseren Leistungen. Sie hält emotionale Einflüsse in Balance, ohne bei jedem unkontrollierten Anstoß ausrasten zu müssen.

Schon ein bis zwei dieser ätherischen Öle, nacheinander aufgetragen, haben eine besondere Wirkung. Aber das ganze Duftbouquet in seiner reichen aromatischen Fülle vertieft und verstärkt den Einfluss auf den empfindlichen Emotionalkörper des Kindes.

Diese ätherischen Öle werden gerne verwendet:
Lavandula angustifolia (Lavendelöl), *Picea mariana* (Schwarzfichte), *Pelargonium graveolens* (Geranie), *Boswellia carteri* (Weihrauch), *Santalum paniculatum* (Sandelholz), *Cananga odorata* (Ylang Ylang), *Vetiveria zizanoides* (Vetiver), *Cinnamomum verum* (Zimt), *Rosa damascena* (Rose)

EMOTIONEN

Depression, Stimmungsschwankung

Ursache: Eine psychische Erkrankung mit vielfachen Ursachen

Beschwerdebild: Stimmungstief, Freudlosigkeit, Antriebsarmut

Allgemeine Behandlung: Antidepressiva

Anwendung ätherischer Öle bei einem Stimmungstief:

- Ätherische Öle sind geradezu berühmt dafür, Gefühle anzuheben. Jedes ätherische Öl ist dazu imstande. Süße Blumendüfte wie **Rose, Rosengeranie, Ylang Ylang** oder **Jasmin** üben einen starken Eindruck auf das Gefühlszentrum im Gehirn aus. Auch die anregenden Zitrusöle wie **Zitrone, Orange, Mandarine, Grapefruit** oder **Limette** heben das Gemüt wirksam an.
- Eine *beruhigende Ölmischung* kann aus folgenden Ölen zusammengestellt werden: **Mandarine, Kamille, Patschuli, Ylang Ylang** und **Orange**. Einfach einatmen genügt. Man kann sie auch auf das Herz reiben und die Fußsohlen damit massieren.
- Eine freudvolle Ölmischung kann man aus Ölen wie **Geranie, Jasmin Absolue, Palmarosa, Rose, Römische Kamille, Zitrone, Bergamotte, Mandarine** und **Ylang Ylang** zusammenstellen. Sie hat Kinder (und Erwachsene) mit schweren Gefühlsschwankungen und einem schweren Gemüt wie durch Zauberhand ins Leben zurückgebracht.

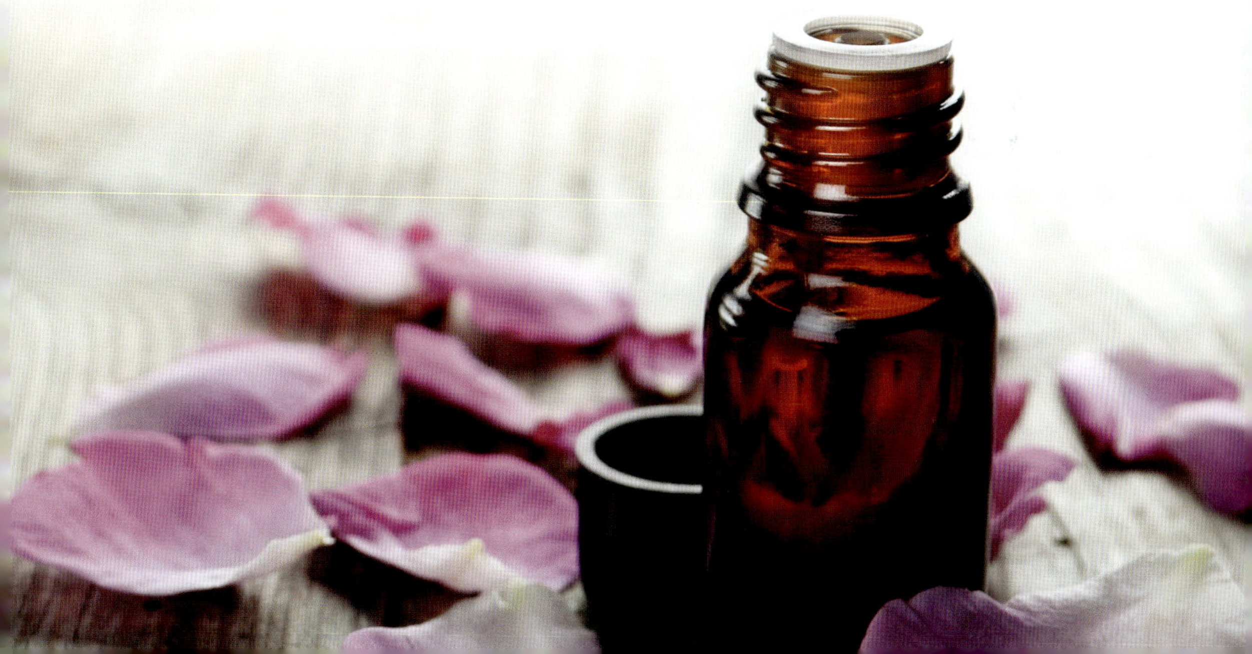

Wie ätherische Öle bei Stimmungsschwankungen helfen

Peter erzählte die Geschichte seines fünfjährigen Sohnes, der durch die einfache Anwendung einer Ölmischung von traurig auf glücklich schaltete.

Mein fünfjähriger Sohn ist eine alte Seele, und er ist wirklich ein tiefer, begabter Denker. Es ist unmöglich für ihn, mit Kindern zu spielen, die jünger als er sind, und er reagiert frustriert, wenn ältere Kinder „wie Babys" handeln (in seinen eigenen Worten). Diese Frustration führt ihn dazu, sich zu isolieren, und es macht ihn traurig und deprimiert.

Sein bester Freund kam gestern zu Besuch und blieb über Nacht. Er ist sieben Jahre alt, aber manchmal benimmt er sich wie ein Kleinkind. Während des Abends bemerkte ich, dass es draußen im Hof still geworden war. Ich sah meinen Sohn schmollend und traurig auf seiner Schaukel sitzen. Sein Freund, der ihn liebte und seine Stimmungsschwankungen verstand, versuchte, ihn zum Spielen zu animieren. Aber mein Sohn wollte nicht.

Ich hatte eine *beruhigende Ölmischung* besorgt, die aus **Mandarine, Kamille, Patschuli, Ylang Ylang** und **Orange** bestand und für stressvolle Momente besonders gut geeignet ist. Der Verschluss der Flasche war kein einfacher Tropfer, sondern ein Roll-On.

Ich rief meinen Sohn herein und bat ihn, mich etwas an ihm ausprobieren zu lassen. Ich rollte die *beruhigende Ölmischung* – eine Duftwolke von aufmunternder Mandarine und Orange, mit einem Hauch von tröstender Kamille und erdendem Patschuli und dem süßen Aroma von Ylang Ylang – auf seine Handgelenke und auf den Nacken und schickte ihn zurück zum Schaukeln.

Innerhalb von zwei Minuten – und ich übertreibe nicht – rannte mein Sohn wieder im Hof umher. Ich hörte, wie sein Freund ihn fragte, ob das, was Papa getan hatte, seiner Stimmung geholfen hätte. Er sagte: „Ja, ich fühle mich jetzt viel besser!"

Seine Freude war so offensichtlich, dass meine Frau, die im Nebenzimmer ruhte, ihn lachen hörte und herauskam, um mich zu fragen, ob alles in Ordnung wäre. Anscheinend hatte sie seine Stimmungsänderung mitbekommen und war auch erstaunt.

INFEKTIONSKRANKHEITEN

Ursache: Virusinfektion der oberen Atemwege; bakterielle Infektion

Beschwerdebild: Husten, Schnupfen, Halsschmerzen

Allgemeine Behandlung: Allgemeine Maßnahmen; Antibiotika bei bakterieller Infektion

Anwendung ätherischer Öle bei Infektionen:

- Eine *Antimikrobielle Ölmischung* aus **Zimt, Nelke, Zitrone, Rosmarin** und ***Eucalyptus radiata*** mit reinem Pflanzenöl verdünnen und alle paar Stunden auf die Fußsohlen reiben und unverdünnt im Aroma-Diffuser vernebeln.
- Eine verdünnte Ölmischung kann auch vom Ohrläppchen bis zum Schlüsselbein aufgetragen werden.
- **Pfefferminzöl** reguliert die Körpertemperatur und wird auf Fußsohlen, Stirn und Nacken aufgetragen.
- Bei Husten und Halsschmerzen den Hals mit **Weihrauch** einreiben.
- Gegen Husten und Verschleimung hilft ***Eucalyptus radiata***, verdünnt auf die Brust aufgetragen. Ein warmer Wickel sorgt für Tiefenwirkung.
- Viel Trinken, zum Beispiel heißen Tee mit **Zitronenöl**.

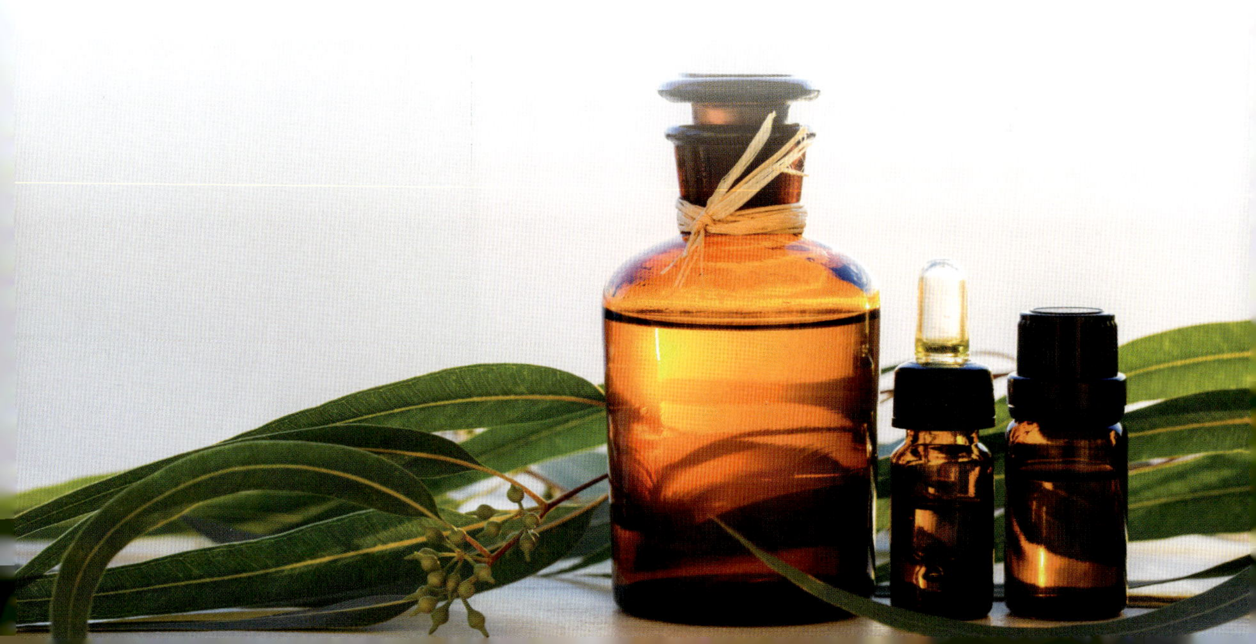

Keuchhusten

Ursache: Bakterielle Tröpfcheninfektion

Beschwerdebild: Schwere, krampfartige Hustenanfälle (Stakkatohusten) mit Keuchen, Schleimproduktion, Erkältungserscheinungen und allgemeinem Unwohlsein

Allgemeine Behandlung: Antibiotika

Anwendung ätherischer Öle bei Keuchhusten:
Diese antibakteriellen ätherischen Öle können begleitend angewendet werden:

- **Thymian** und **Majoran** – verhelfen zu einem befreiten Atmen
- **Zedernholz** – beruhigt mit einem aromatisch warmen, erdenden Duft
- **Mandarine** – entspannt, beruhigt und wirkt emotional aufmunternd
- **Zypresse** – erweitert die Bronchien und schenkt emotionale Befreiung
- **Pfefferminze** – wirkt schleimlösend, schenkt emotionale Stabilität
- **Zitronengras** – wirkt beruhigend auf das Gemüt

Anwendung:
Ätherische Öle mit reinem Pflanzenöl mischen und auf die Fußsohlen auftragen. Bei ganz kleinen Kindern wird im Verhältnis 1:30 stark verdünnt. Man zieht Babys und Kleinkindern, die ihre Zehen gerne in den Mund stecken, zum Schutz Söckchen oder Schuhe an.

Keuchhusten Fußsalbe:
- 10 ml Avocadoöl
- 10 ml Mandelöl
- 30 ml Kokosöl oder Sheabutter
- 20-30 Tr. ätherische Öle (siehe oben)

Anwendung:
Sheabutter oder Kokosöl, Mandel- und Avocadoöl im Wasserbad flüssig werden und auskühlen lassen. Ätherische Öle unterrühren und in ein Döschen füllen. Setzen lassen und kühl lagern.

(Quelle: Europäische Akademie für Aromatherapie)

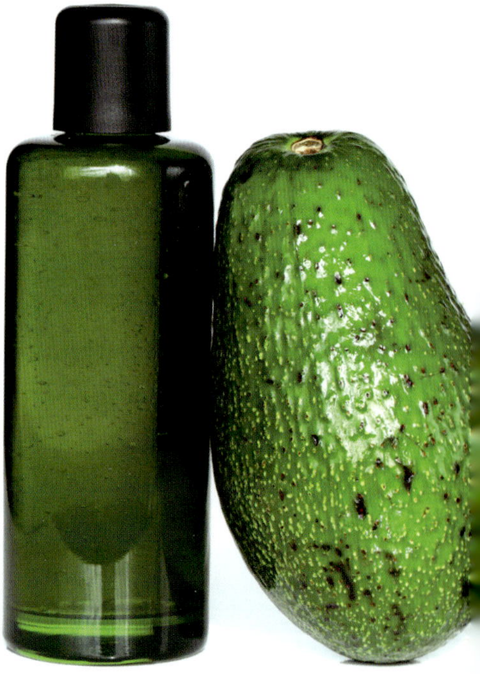

Wie die antibakterielle Wirkung von Thymianöl Keuchhusten löst, entkrampft und beruhigt

Mit weit aufgerissenen Augen und nach Luft ringend saß Angi im Bett und hustete. Speichel rann aus ihren Mundwinkeln. Sie hatte Keuchhusten.

Ihre Mutter stand hilflos neben ihrem Bett. „Tief atmen, tief atmen", sagte sie immer wieder, und aus ihrer Stimme war Angst und Verzweiflung zu hören. Jeder Hustenanfall nahm Angi den Atem, und jedes Atemholen brachte einen neuen Hustenreiz hervor. Nach einer Zeit, die wie eine Ewigkeit erschien, ließ der Husten nach – und Ruhe kehrte ein.

Die Mutter wischte dem Kind den Schweiß von der Stirn und streichelte zärtlich über ihr Haar. „Mein Gott, diese Anfälle sind ja lebensgefährlich!", dachte sie verzweifelt, doch mit einer beruhigenden Stimme sagte sie: „Jetzt ruhe dich ein wenig aus, mein tapferes Kind", und deckte Angi zu.

Dann ging sie zum Telefon und rief ihre Freundin an: „Du, Angi hat von der Schule Keuchhusten mit nach Hause gebracht. Was soll ich tun? Der Arzt hat Antibiotika verschrieben. Gibt es sonst noch etwas, womit ich ihr diese schrecklichen Anfälle erleichtern könnte?"

„Ach, die arme Kleine!", sagte die Freundin: „Hast du Thymianöl zu Hause?" „Ja", antwortete die Mutter. „Dann nimm 1 Tropfen **Thymianöl** in viel reinem Pflanzenöl. Damit reibe ihr die Füße zwischen den Hustenanfällen ein. Das hat meinem Franzi geholfen, die bakterielle Infektion rascher zu beseitigen. Das wird auch deiner Angi helfen."

Sie eilte in die Küche und machte gleich diese Thymian-Ölmischung. Als sie ins Kinderzimmer kam, quengelte das Kind. Sie begann behutsam Angis Füße mit der duftenden Ölmischung zu massieren. Das gefiel dem Töchterlein. Sie schnurrte wie ein Kätzchen.

Die Mutter gab auch 3 Tropfen des besänftigenden **Mandarinenöls** in den Aroma-Diffuser, der im Kinderzimmer stand, und schaltete ihn ein. „Das wird das Kind nach dieser Anstrengung beruhigen", dachte sie sich.

Als sie nach einiger Zeit wieder nach Angi schaute, war das Kind eingeschlafen.

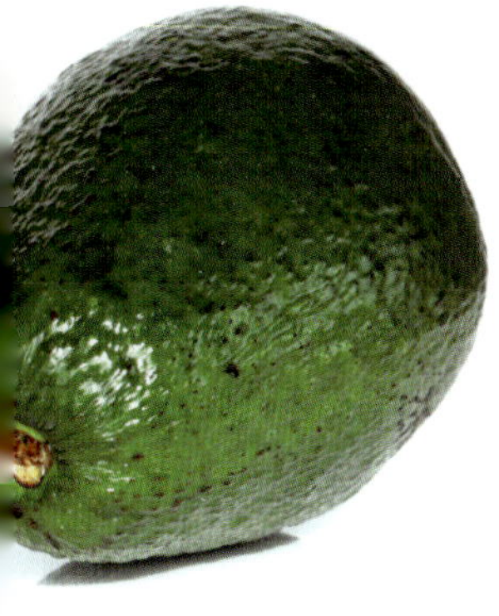

Bindehautentzündung

Ursache: Durch eine Infektion oder durch Umwelteinflüsse (Pollen, Hausstaub etc.) hervorgerufen.

Beschwerdebild: Tränende, juckende Augen, Lichtempfindlichkeit

Allgemeine Behandlung: Antibakterielle Augentropfen

Anwendung ätherischer Öle bei Bindehautentzündung:

Achtung: Ätherische Öle werden niemals in Augen oder Ohren gegeben oder auf empfindliche Schleimhäute aufgetragen. Sollte trotz aller Vorsicht dennoch einmal ein ätherisches Öl ins Auge geraten und das Auge brennen, muss es mit einem reinen Pflanzenöl (z.B. das Öl aus der Küche) und NICHT mit Wasser behandelt werden. Man nimmt das reine Pflanzenöl und „löscht" das Brennen, indem man das Auge damit wäscht und so das ätherische Öl verdünnt.

- Man nimmt **Lavendelhydrolat**, sprüht es auf ein Wattepad und legt es behutsam auf das Auge.
- Man verdünnt das **Lavendelöl** stark mit einem reinen Pflanzenöl, beispielsweise 1 Tropfen Lavendelöl auf 1 Esslöffel Sonnenblumenöl, und trägt es in weitem Bogen um das Auge herum oder am Nasenrücken entlang auf. Bei Kindern ist dabei besondere Vorsicht geboten, weil sie oft unbewusst im Gesicht reiben und dadurch das ätherische Öl ins Auge bekommen könnten.
- Bei kleinen Kindern ist das Einreiben der **Fußsohlen** sicherer. Ein Tropfen **Lavendelöl** oder **Zitronenöl** verdünnt auf die Fußreflexzonen für das Auge reiben. Die Reflexzonen befinden sich auf der Unterseite der 3. und 4. Zehe.
- Bei Kindern ist die Anwendung mit einem Aroma-Diffuser besonders empfehlenswert, weil das ätherische Öl in den Raum vernebelt wird und kein unmittelbarer Augenkontakt besteht.
- Zur Vorbeugung und Behandlung von Bindehautentzündung wird **Lavendelöl, Copaiba, Zitrone** oder **Weihrauch** im Raum vernebelt, wodurch potenzielle Infektionskeime und Erreger unschädlich gemacht werden.

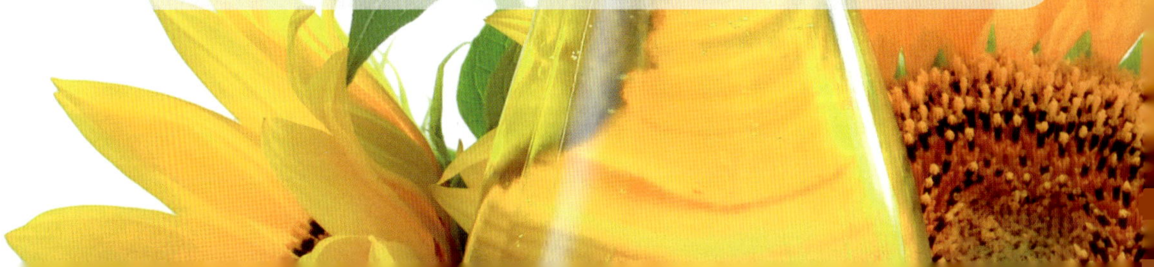

Ätherische Öle für den Aroma-Diffuser bei Bindehautentzündung:

- **Lavendel** (*Lavandula angustifolia*) ist ein mildes, entzündungshemmendes und das Gewebe regenerierendes Öl, das gleichzeitig auch das psychische Unbehagen ausgleicht sowie zu Geduld verhilft und Ruhe verschafft.
- **Copaiba** (*Copaifera reticulata*) ist ein stark entzündungshemmendes Öl, das gleichzeitig auf der Haut als mild und nicht reizend empfunden wird.
- **Zitrone** (*Citrus limon*) hat sich als antibakterielles Öl in unzähligen wissenschaftlichen Studien als höchst effektiv erwiesen. Sein erfrischender Duft entspannt und beruhigt.
- **Weihrauch** (*Boswellia carteri*) aktiviert die Selbstheilungskräfte des Körpers, unterstützt ein gesundes Immunsystem und wirkt beruhigend auf die Psyche.

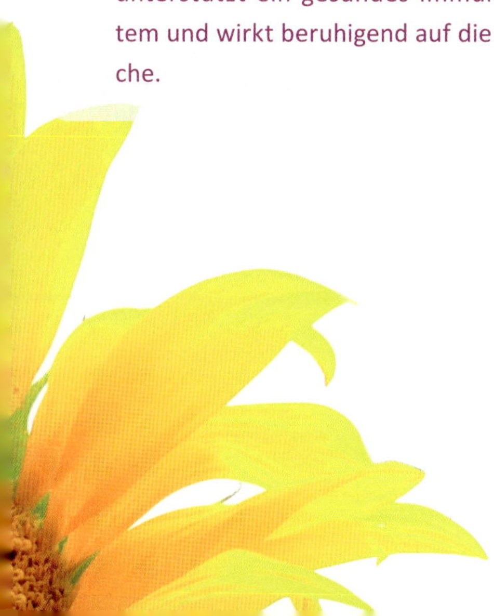

Wenn Kinder aus Kindergarten oder Schule eine Bindehautentzündung mit nach Hause bringen

Ein Vater kann davon ein Lied singen:
Bei unseren Kindern (wir haben vier) kommt eine Ansteckung im Schnitt viermal häufiger vor als bei Familien mit nur einem Kind. Die Ansteckungsgefahr ist groß, weil die Kinder im Kindergarten auf engem Raum miteinander in ständigem Kontakt sind. Oft verlangen die Kindergärten einen Bescheid vom Arzt, dass die Kinder wieder gesund sind und keine Ansteckungsgefahr mehr von ihnen ausgeht, bevor sie den Kindergarten besuchen dürfen.

Aber dieser Vater hat ein Hilfsmittel, worauf er vertraut: „Wir vernebeln ätherische Öle von **Lavendel** und **Rosmarin** über Nacht (die ganze Nacht) im Schlafzimmer mit dem positiven Effekt, dass die Kinder spätestens nach zwei Tagen wieder in Kindergarten und Schule sein können."

Die Alternative ist klar: „Die Augen mehrmals am Tag eintropfen, was sehr unangenehm ist. Eine Woche lang zu Hause bleiben, herumtoben, Unfug treiben und an Vaters Nerven rütteln. Danach ist die Bindehautentzündung auch vergangen. Es dauert eben nur länger und tut weh. Ätherische Öle arbeiten schneller und sind schmerzfrei!"

Wie man juckende, gerötete Augen mit einer reinigenden Ölmischung stoppen kann

Eine Mutter schildert ein Erlebnis mit ihrem Kind, einem scheinbar unüberwindbaren Augenproblem und dem bevorstehenden Klavierkonzert:
Eines Morgens wachte mein neunjähriger Sohn mit einem ganz roten und juckenden Auge auf. Es war der Tag vor seinem großen Auftritt, wo er vor der versammelten Klasse eine Klaviersonate vortragen durfte – sein ganzer Stolz.

Natürlich wollten wir diesen letzten Tag nutzen, um ihn der Vorbereitung des bevorstehenden Events zu widmen. „Müssen wir den Auftritt jetzt absagen?", dachte ich besorgt. Mein Sohn hatte so viel für diesen Tag geübt. Er tat mir leid.

Nachdenklich musterte ich meinen Sohn. Leider war dieses Augenproblem nichts Neues. Es war in der Vergangenheit schon öfters aufgetreten. Sämtliche Arztbesuche, die wir gemacht hatten, alle Arzneimittel, die wir in der Vergangenheit verwendet hatten, alle Kosten, die vergeudete Zeit sowie alle Mühen, die wir auf uns nehmen mussten, hatten keinen nennenswerten Erfolg gebracht. Auf keinen Fall wäre das Auge über Nacht wieder gut geworden. Da musste schnelle Hilfe her. Ich beschloss etwas auszuprobieren.

Man kann sich ja vorstellen, dass mein kleiner Konzertmeister mit einem feuerroten Auge von seinen Klassenkameraden nicht die Würdigung erfahren hätte, die ihm gebührte. Womöglich hätten diese Umstände dazu geführt, dass mein Sohn seine Konzentration verlieren und sein Konzert nicht fehlerfrei meistern würde.

„Wie könnte ich jetzt dem kleinen Mann den Tag retten?", war mein einziger Gedanke.

Ich beschloss, dieses Mal vorsichtig zwei Tropfen eines ätherischen Öls, verdünnt in Kokosöl, auszuprobieren. Meine Wahl fiel auf eine ***reinigende Ölmischung***, bestehend aus dem milden **Teebaumöl** und den reinigenden Ölen **Zitronella** und **Rosmarin**. Also trug ich diese Ölmischung gut verdünnt in weitem Bogen um seine Augen herum auf. (NICHT ins Auge, auch nicht in die unmittelbare Nähe des Auges!)

Mein Sohn hielt still, als wollte er alles tun, nur um seinen großen Auftritt nicht zu gefährden. Er merkte, wie bemüht ich um sein Wohl und seine verdiente Auszeichnung in der Schule war, für die wir nun wochenlang täglich zusammen geübt hatten. Daher vertraute er mir. Seine Augen tränten ein wenig, aber das legte sich ziemlich schnell.

Nach ein paar Minuten schickte ich ihn duschen, und als er fertig angekleidet herunterkam, war keine Rötung und kein Juckreiz mehr zu sehen! Man hätte nicht vermutet, dass er jemals ein Augenproblem hatte. Er strahlte mich an, und ich schaute zuerst ungläubig. Dann lehnte ich mich erleichtert in meinem Lehnstuhl zurück und dankte in meinem Herzen diesem wunderbaren Öl.

Ich brauche euch ja wohl nicht zu sagen, wie erfolgreich er am nächsten Tag seinen großen Auftritt hingelegt hat!

Wir wendeten noch einige Tage lang diese reinigende Ölmischung, unser *Reinigungsöl*, dreimal täglich an, nur um sicherzustellen, dass die Symptome nicht wiederkämen. Mein Sohn hat seither kein Problem mit seinen Augen mehr!

Ätherische Öle, die bei Grippe geholfen haben

Eine Mutter berichtet:
Im vergangenen Winter bekamen meine beiden kleinen Kinder die Grippe. Wegen der Verwendung von ätherischen Ölen zeigten sie die Auswirkungen der Grippe nur für drei Tage, jeder mit nur einem „schlechten" Tag. Ich habe eine Mitarbeiterin, deren Tochter drei Wochen lang mit der Grippe und mit einer anschließenden Lungenentzündung noch ein paar Wochen länger zu kämpfen hatte. Meine Kinder litten nur drei Tage lang unter der Grippe, und die Art und Weise, wie die Öle ihnen geholfen haben, überzeugten mich! Ich hatte zuvor nicht viel Erfahrung mit den Ölen, aber seither bin ich ein begeisterter Anwender ätherischer Öle!

Diese Öle habe ich verwendet:

Die *Antimikrobielle Ölmischung*: Wir haben diese Mischung aus **Zimt, Nelke, Zitrone, Rosmarin und Eukalyptus** unverdünnt alle paar Stunden auf ihre Fußsohlen gerieben, sowie den Duft während des Tages im Raum vernebelt. Wir mischten die Ölmischung mit Olivenöl und rieben das Öl vom Ohrläppchen bis zum Schlüsselbein. Alle Mitglieder unseres Haushalts benutzten diese Mischung am Hals und auf den Fußsohlen mehrmals am Tag, um die Infektion zu bekämpfen. Niemand sonst hat sich angesteckt!

Pfefferminze: Wir gaben Pfefferminzöl zusätzlich auf die Fußsohlen, um die Ölmischung zu verstärken. Wir verdünnten auch Pfefferminze mit Olivenöl und trugen das Öl auf den oberen Rücken und auf den Nacken auf, um das Fieber zu kühlen.

Weihrauch: Wir trugen Weihrauch unverdünnt am Hals, entlang des Halses vom Ohrläppchen bis zum Schlüsselbein hin auf, wann immer sie zu husten anfingen oder sich über Halsschmerzen beklagten. Ich habe noch nie eine so schnelle Wirkung wie die von Weihrauch bei Halsschmerzen gesehen.

Eucalyptus radiata: Wir rieben bei Husten und Verschleimung das Eukalyptusöl auf die Brust.

Zitrone: Wir gaben ihnen viel Wasser und Tees mit Zitronenöl zu trinken, um ihnen zu helfen, Toxine aus dem Körper zu spülen.

Meine Kinder hatten nur einen Tag lang hohes Fieber. Sie zeigten nur insgesamt drei Tage lang Auswirkungen der Grippe und waren bereits am vierten Tag wieder gesund! Sie haben sich auch im Laufe des Winters keine der Folgeerkrankungen (wie etwa eine Lungenentzündung) zugezogen.

Anwendungen ätherischer Öle bei Atemwegsinfektionen:

Der Aroma-Diffuser:

Man vernebelt ätherische Öle von **Balsamtanne, *Eucalyptus radiata*, Lavendel, Pfefferminze, Vetiver, Wacholder** oder **Weihrauch** in einem Aroma-Diffuser im Kinderzimmer. Je jünger das Kind ist, desto leichter sollte der Duft sein und desto weniger Tropfen eines ätherischen Öls werden verwendet. Es genügt bereits, dem Vernebler 2-5 Tropfen zuzusetzen. Die Öle werden abwechselnd etwa viermal über den Tag verteilt – jeweils bis zu 10-15 Minuten lang – in den Raum vernebelt.

Die Fußsohlen-Einreibung:

Die Füße des Kindes werden mit 1 Tropfen eines der folgenden Öle, verdünnt in 1-2 Esslöffeln Kokosöl, eingerieben.

- **Pfefferminzöl** hilft, das Fieber zu senken.
- ***Eucalyptus radiata*** ist entzündungshemmend und schleimlösend und besonders beliebt in der Arbeit mit Infektionen der Atemwege.
- **Lavendel** beruhigt körperliche Entzündungsreaktionen und emotionale Schwächezustände.
- **Weihrauch** ist ein besonders mildes Nerventonikum.
- Auch **Wacholder** regeneriert die Nerven und wirkt antiseptisch.
- **Vetiver** ist entzündungshemmend und wirkt auf den Körper beruhigend.
- **Balsamtanne** unterstützt mit seinen entzündungshemmenden Eigenschaften die Regeneration der Atemwege. Das Öl erhellt das Gemüt und schenkt mit seinem Tannenduft tiefe Ruhe und Geborgenheit.

Der Brustwickel:

Für einen Brustwickel ist folgendes zu beachten: **KEIN Pfefferminzöl** im Brust- und Halsbereich kleiner Kinder anwenden! Pfefferminzöl hat einen konzentriert scharfen Geruch, der dem kleinen Kind den Atem nehmen könnte! Für den Brustwickel wird ein Tuch mit warmem Pflanzenöl, beispielsweise Kokosöl, benetzt. In das warme Öl rührt man 1 Tropfen eines der oben erwähnten Öle oder eine Mischung daraus ein. Ätherische Öle müssen in reichlich Trägeröl gründlich eingerührt werden, damit sie die Haut des Kindes nicht reizen. Der Wickel kann auf Brust- und oberen Rückenbereich aufgelegt werden.

Das Einnehmen:

Größere Kinder werden sich über ein „Hustenbonbon" freuen, das man aus Honig und 1 Tropfen eines ätherischen Öls, gut verrührt, herstellt. Man kann die Honig-Ölmischung auch in warmen (nicht heißen) Tee und Limonaden einrühren. Hierbei werden nur ätherische Öle verwendet, die als Nahrungsergänzung gekennzeichnet sind.

Ätherische Öle: Unsere natürlichen Antibiotika

Aus den Erfahrungen einer Krankenschwester:
Meine Tochter Silva war sechs Monate alt und hatte eine schreckliche Atemwegsinfektion. Ich trug sie die halbe Nacht auf meinem Arm, weil sie im Liegen keine Luft bekam. Sie fieberte, und ich wusste, sie brauchte ausreichend Flüssigkeit. Doch schon kleine Schlucke Wasser verursachten einen nicht endenwollenden Reizhusten. Es war herzzerreißend anzusehen, wie sie zwischen Husten und Keuchen lethargisch in meinem Arm hing. An ein Schlafen konnte ich nicht denken. Mir fielen zwischendurch immer wieder die Augen zu, dann schreckte ich hoch. Ich konnte doch mein Baby jetzt nicht im Stich lassen!

Als Krankenschwester – und wie es jede gute Mutter täte – brachte ich Silva zum Kinderarzt. Wie erwartet, verschrieb er ein Antibiotikum. Ich gab ihr die volle Dosis von Amoxicillin wie verschrieben, doch nach einer Woche ging es ihr nicht besser. Im Gegenteil, sie wurde immer kränker. Ich machte wieder einen Termin beim Kinderarzt, und er verschrieb ein anderes Antibiotikum. Anstatt besser, wurde Silvas Zustand immer schlechter.

Der dritte Weg zum Kinderarzt führte dazu, dass der Arzt Steroide für mein jetzt sieben Monate altes Baby verschreiben wollte. Als ganzheitliche Krankenschwester verstand ich die möglichen negativen Auswirkungen dieses entzündungshemmenden Medikaments und entschied, dass ich das nicht mehr mitmachen würde. Schwäche, Verhaltensänderungen, Magenverstimmung, Knochenverlust und ein verlangsamtes Wachstum sind nur einige der Nebenwirkungen!

Ich verließ die Praxis mit einem kranken Baby. Der Kinderarzt rief mir nach, dass ich die vorgeschriebene Behandlung für ihre neue Diagnose, Asthma, mitmachen musste. Ich glaubte nicht, dass sie Asthma hatte. Sie reagierte einfach nicht auf die vorherigen Antibiotika.

Als letzte Hoffnung kontaktierte ich eine andere Krankenschwester, die in meiner Gemeinde lebte. Sie leitete eine erfolgreiche Aromatherapie-Praxis. Sie riet mir dazu, einen Aroma-Diffuser ins Kinderzimmer zu stellen und in das Wasser zum Vernebeln entweder 2 Tropfen ***Eucalyptus radiata*, Lavendel** oder **Pfefferminze** zu geben. Außerdem zeigte sie mir, wie ich die Füße des Kindes mit reichlich Kokosöl, vermischt mit 1 Tropfen eines dieser Öle, einreiben sollte. Dann riet sie mir, milde, für das Baby angenehme Brustwickel mit ätherischen Ölen zu machen.

Innerhalb von fünf Tagen nach der Verwendung von diesen ätherischen Ölen – **Lavendel, Pfefferminze und Eukalyptus** – hatte ich ein neues Baby. Es konnte wieder frei atmen und schlief endlich eine Nacht durch. Ihr Appetit kehrte zurück, und sie trank begierig wie früher. Sie strampelte vergnügt in ihrem Gitterbettchen, ohne Hustenanfälle oder Atemnot. Bald war Silva wieder vollkommen gesund.

Die Ohrinfektion

Anwendung ätherischer Öle bei einer Ohrinfektion:

- **Lavendel**, die ***Antimikrobielle Ölmischung*** und das ***Reinigungsöl*** werden sowohl für Ohrinfektionen als auch zur Vorbeugung wiederkehrender Infektionen verwendet.
- Lavendel verdünnen und 1-2 Tropfen hinter das Ohr zum Kiefer hin reiben und öfters wiederholen.
- 1 Tropfen Lavendel auf einen Wattebausch tropfen und leicht ans Ohr legen. (Ätherische Öle niemals in den Ohrkanal geben.)
- Man kann auch warmes Olivenöl mit 1 Tropfen des ätherischen Öls auf den Wattebausch geben und nachts sanft ans Ohr legen.
- 1-2 Tropfen des verdünnten Öls auf die Reflexzonen der Füße auf die Unterseite der 3. und 4. Zehe reiben.
- Andere wirksame Öle sind **Teebaum, Römische Kamille** und **Thymian**.

Ein Rezept bei Ohrinfektion:

- Je 1 Tropfen **Lavendel, Teebaum, Römische Kamille** und **Thymian** mit reinem Pflanzenöl verdünnen und hinter das Ohr reiben.
- Die Ölmischung auf ein Wattepad geben und leicht ans Ohr legen.

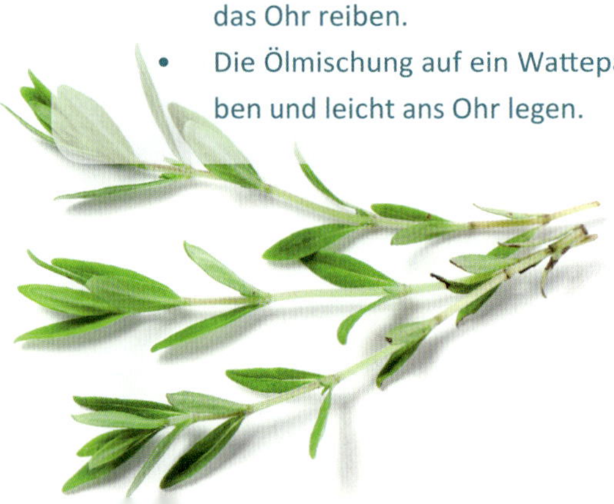

Hier ist eine Geschichte aus dem Buch *Duftmedizin – Ätherische Öle und ihre therapeutische Anwendung*, die die einfache Anwendung ätherischer Öle bei einer Ohrinfektion und ihre rasche Wirkung zeigt:

Natürliche Antibiotika und die Ohrinfektion

Georg weint. Er hat Ohrenschmerzen. Seine Mutter nimmt ihn und bringt ihn zum Kinderarzt. Der Arzt verschreibt ein Antibiotikum. Das Antibiotikum soll seine Ohren kurieren, aber das Antibiotikum stürzt sich auch wie ein hungriger Drache auf Georgs Darmtrakt. Das Kind hat keinen Hunger mehr. Der Drache hat in seinem Inneren gewütet und alle Bakterien getötet, die er in seine Klauen bekommen konnte. Erst wenn er ganze Arbeit geleistet hat, zieht er sich zurück und hinterlässt einen vollkommen geschwächten und ungeschützten Darm, weil er jetzt bakterienfrei ist. Er blitzt wie ein blank gescheuerter Dielenboden, der so sauber und glatt ist, dass man darauf ausrutschen könnte. Sowohl die guten als auch die unfreundlichen Bakterien sind nun abgetötet.

„Einen Bissen für die Mama", versucht die Mutter das Kind zum Essen zu überreden. Doch ohne die freundlichen Darmbakterien kann der Darm die Nahrung nicht verdauen. Unweigerlich treten Verdauungsprobleme auf. Die guten Bakterien waren auch immer zur Stelle, um das Immunsystem in seinen Funktionen zu unterstützen. Jetzt ruft das Immunsystem nach ihnen, aber keines ist da.

Das Immunsystem kann ohne seine Helfer nicht effektiv arbeiten und wird geschwächt.

Schon rollt die nächste Welle von Bakterien, Pilzen und Viren heran und überschwemmt den Körper des Kindes. Das Immunsystem kann sie nicht mehr abwehren. Georg wird wieder krank. Die Mutter bringt ihn zum Kinderarzt. Dieser verschreibt wieder ein Antibiotikum. Der Körper ist bereits geschwächt. Dieses Mal braucht das Kind zur Abwehr schon stärkere Antibiotika. Die Verdauung stagniert. Das Immunsystem schwächelt. Wo sind die Helfer? Wo sind die guten Bakterien?

Wenn Georg eine Krankheit überwunden hat, lauert schon die nächste auf ihn, denn sein Immunsystem wird von einem Antibiotikum zum nächsten immer schwächer. In Deutschland müssen 42,9% der Kinder im Alter von 0-6 Jahren Antibiotika nehmen![*]

Es gibt einen zentralen Unterschied zwischen Antibiotika und ätherischen Ölen. Die von Menschenhand erzeugten Antibiotika schlagen wahllos um sich und vernichten alle Bakterien, die ihnen in den Weg kommen. Sie können nicht zwischen „guten" und „feindlichen" Bakterien unterscheiden.

Ätherische Öle hingegen besitzen das instinktive Wissen, die Weisheit der Natur, zwischen den wirksamen und den krankmachenden Bakterien zu unterscheiden! Sie tun, je nach Notwendigkeit, für unseren Körper genau das Richtige. Sie beseitigen die Krankheitskeime und unterstützen das Wachstum nützlicher Bakterien. Außerdem geben sie unserem Immunsystem Schützenhilfe, damit dieses effektiver und kräftiger arbeiten kann. Dadurch geht unser Immunsystem mit Hilfe der ätherischen Öle aus jeder Krankheit gestärkt hervor. Es ist auch besser in der Lage, künftige Krankheitserreger abzuwehren. Hingegen lassen Antibiotika den Körper nach einer Krankheit geschwächt zurück und laden damit förmlich neue Krankheiten ein.

Georgs Mama kam zu mir, weil sie sich nicht mehr zu helfen wusste. „Das Kind ist ständig krank, und Georg weint immer noch, weil ihm das Ohr weh tut." Ich nahm einen Wattebausch, gab zwei Tropfen Lavendelöl darauf und reichte ihn der Mutter. „Legen Sie den Wattebausch ganz leicht auf Georgs Ohr", empfahl ich. Dann banden wir dem jungen Mann nach Seeräuberart ein Kopftuch um, das unbemerkt den Wattebausch am Ohr hielt. Es dauerte gar nicht lange, da hatte der Junge sein Ohr vergessen und tobte wie Captain Hook durch meine Praxis.

Mandelentzündung, Angina

Anwendung ätherischer Öle bei Angina:

- **Trinken:** Es ist wichtig, viel zu trinken, um die Schleimhäute feucht zu halten. Tees mit ätherischen Ölen – **Zitrone, Orange, Mandarine, Grapefruit** – sind hilfreich. Dazu rührt man in warmes Wasser 1 TL Honig ein, der mit 1 Tropfen Zitronenöl gut verrührt wurde. Schluckweise trinken.

[*] (Schindler, Krappweis, Morgenstern, Kirch W., in Pharmacoepidemiol Drug Saf. März 2003;12(2):113-20)

- **Gurgeln:** Man rührt 1 Tropfen ätherisches Öl in Aloe Vera Saft oder Salzwasser und gurgelt mehrmals täglich. Entzündungshemmende Öle wie **Copaiba** oder **Kamille** und das schmerzlindernde **Salbeiöl** eignen sich gut.
- **Inhalieren:** Den heißen Tee mit ätherischen Ölen in eine Schüssel gießen (Achtung: Das Wasser darf für Kinder nicht zu heiß sein.) Den Kopf über den Dampf halten, mit einem Handtuch bedecken und die aufsteigenden Dämpfe einatmen.

Die Mandeloperation: Wie Zypresse, Lavendel und Majoran nach einer Mandeloperation entkrampfend wirken und Schmerzen lindern

Erfahrungsbericht einer Krankenschwester:
Mein sechsjähriger Sohn Fabian hatte vor etwa zwei Wochen eine Mandeloperation. Die postoperative Anweisung des Arztes lautete: Trinken von einem halben Liter Flüssigkeit alle acht Stunden. Das war zum einen dafür gut, den Schluckapparat wieder zu trainieren, doch andererseits schmerzte es den verletzten Hals, der von der Operation rot entzündet und wund war und das Kind arg quälte.

Als Krankenschwester wusste ich, wie sehr meine Öle meinem Kind nach der Operation helfen würden. Ich wählte eine Ölmischung aus **Basilikum, Zypresse, Pfefferminze, Lavendel** und **Majoran** sowie **Immortelle**. Die Ärzte erlaubten, dass ich meine „Schmerzöle“ im Aufwachzimmer verwenden durfte. Die diensthabenden Krankenschwestern waren begeistert. „Hier riecht es aber gut!“, sagten sie.

Ich wählte diese Ölmischung aus **Basilikum, Zypresse, Lavendel** und **Majoran** zur Unterstützung der Muskeln. Die **Immortelle** sollte das Abheilen der Operationswunde unterstützen, den Heilungsprozess der Schleimhaut beschleunigen und gegen Schmerzen helfen; denn ich wusste, dass das Schmerzmittel Hydrocodon nach der Operation nach etwa zwei Stunden seine Wirkung verlieren würde.

Das Einzige, was Fabian beim Schlucken Erleichterung brachte, war ein Tropfen **Immortelle** und mehrere Tropfen meiner *muskelentspannenden Ölmischung* aus **Basilikum, Zypresse, Pfefferminze, Lavendel** und **Majoran** in Olivenöl verdünnt. Damit rieb ich ihn behutsam um seinen Hals und um die Ohren ein.

Es ist erstaunlich, wie gut die Anwendung mit den Ölen ihm geholfen hat! Die Rötung im Hals ging zurück, und schon am nächsten Tag konnte er leichter schlucken. Der Arzt erlaubte ihm einen Eislutscher, den er langsam, mit einiger Mühe, aber genüsslich verzehrte. Das Halskratzen von der Operationsnarbe und die geplagten Halsmuskeln und Mundschleimhäute schienen sich gut zu regenerieren, denn er machte bald mit seiner krächzenden Stimme wieder seine üblichen kleinen Späße. Der dicke Halsumschlag, der das kühlende Aloe Vera Gel mit ätherischen Ölen versiegelte, schien seine Wirkung nicht zu verfehlen, denn Fabian bekam wieder Hunger und wollte, trotz Anstrengung, etwas essen.

Anwendung ätherischer Öle nach einer Mandeloperation:

- Man mischt je 1 Tropfen **Basilikum, Zypresse, Pfefferminze, Lavendel** und **Majoran** in 1 Esslöffel reines Pflanzenöl (z.B. Olivenöl oder Kokosöl) und trägt 1-2 Tropfen dieser Ölmischung auf den Hals und um die Ohren herum auf, um die Regeneration des Schluckapparats anzukurbeln.
- Man reibt 1 Tropfen **Immortelle** vermischt in reinem Pflanzenöl zur Schmerzlinderung und Regeneration der Schleimhäute und Operationsnarbe auf Hals und um die Ohren.
- Als **Halswickel** empfiehlt sich eine Mischung aus **Aloe Vera Gel** mit je 1 Tropfen der angegebenen ätherischen Öle gut vermischt. Hat man nur ein oder zwei der empfohlenen Öle zur Hand, dann nimmt man eben diese Öle. Der Hals wird sanft eingerieben und ein Tuch darum gewickelt, um die Wirkung zu verstärken.
- **Kamillen-** und **Salbeitees**, schluckweise getrunken, wirken entzündungshemmend und schmerzlindernd. Zum Süßen des Tees nimmt man Honig, dem man 1 Tropfen **Lavendel** zur Wundheilung beimischt. Auch Zitrusöle (**Zitrone, Orange, Mandarine**) veredeln den Geschmack und entfalten zugleich ihre regenerierende Wirkung. (Nur ätherische Öle, die als Nahrungsergänzung gekennzeichnet sind, verwenden.)
- Das **Gurgeln** mit reinem **Aloe Vera Saft** aus dem Reformhaus, dem man 1 Tropfen **Lavendelöl** oder 1 Tropfen eines anderen ätherischen Öls beifügt, trägt zur rascheren Regeneration bei. Dabei ist unbedingt zu beachten, dass nur eine sehr geringe Menge des ätherischen Öls genügt, um eine große Wirkung zu erzielen. Es sollte keine Reizung oder andere zusätzliche Unannehmlichkeiten verursachen.

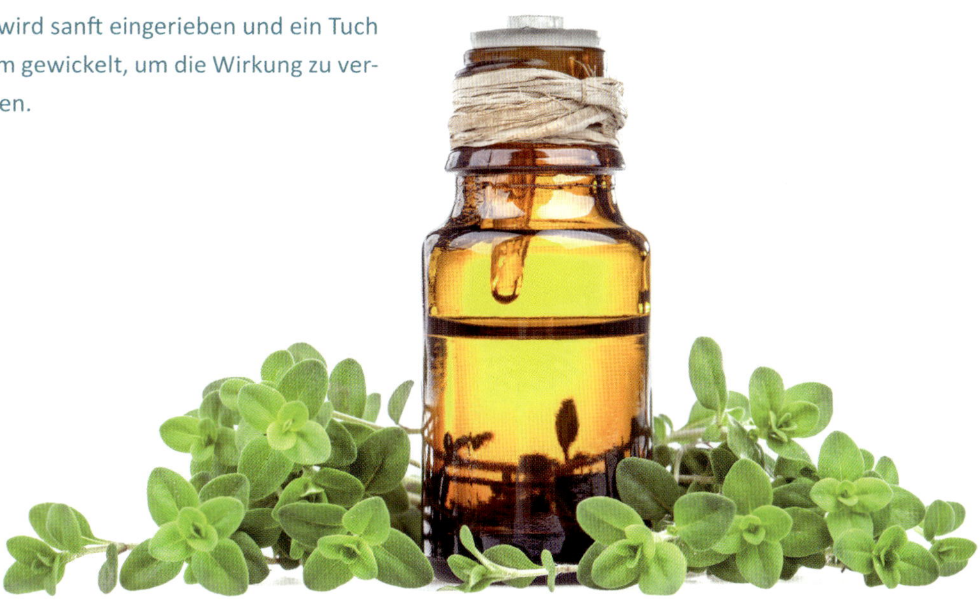

Harnwegsinfektion

Ursache: Ansiedlung durch im Darm befindliche *E. Coli*-Bakterien in Harnröhre, Harnleitern und Blase, bei Mädchen meist hervorgerufen durch ungenügende Toilettenhygiene.

Beschwerdebild: Vermehrter Harndrang, Brennen beim Wasserlassen

Allgemeine Behandlung: Antibiotika

Anwendung ätherischer Öle bei Harnwegsinfektion:

- **Zitrone, Wacholder, Oregano** und **Weihrauch sowie** die ***Antimikrobielle Ölmischung*** werden bei Harnwegsinfektionen eingesetzt.
- Man gibt 1-2 Tropfen **Zitronenöl** in ein Glas Wasser und lässt das Kind davon trinken. Das wiederholt man mehrmals am Tag. Anwender berichten, dass schon nach dem zweiten Glas die Symptome verschwinden. Zitronenöl unterstützt Vitamin A-Bildung, und Vitamin A ist ein Entzündungshemmer.
- Frisch gepresste Obst- und Gemüsesäfte mit 1 Tropfen **Zitrusöl** sind wohlschmeckend.
- Man macht ein bis zweimal täglich eine warme Kompresse mit einem der oben genannten Öle.
- Auch fermentierte Nahrung wie ungesüßter Joghurt oder Sauerkraut mit 1 Tropfen ätherischem Öl ist hilfreich. **Zitrusöle** werden von Kindern bevorzugt.

HAUT – WUNDEN

Wunden, Schnittwunden und Abschürfungen

Ursache: Verletzung

Beschwerdebild: Hautabschürfung bis zur blutenden, klaffenden Wunde

Allgemeine Behandlung: Kochsalzlösung zur Reinigung, Jodlösung zur Desinfektion, steriles Pflaster

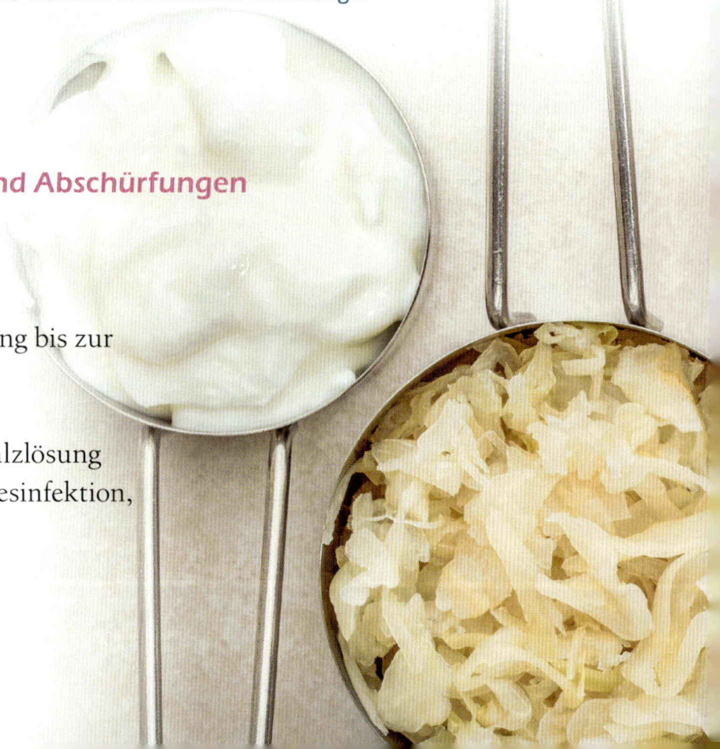

Anwendung ätherischer Öle bei Wunden, Abschürfungen und Blutergüssen:

- **Lavendel** (*Lavandula angustifolia*) ist das milde, desinfizierende und wundheilende ätherische Öl, das bei Verletzungen immer zur Hand sein sollte.
- Man tropft **Lavendelöl** (*Lavandula angustifolia*) zur Desinfektion pur in eine offene Wunde oder verdünnt, wenn die Haut nicht blutet. Ein Pflanzenöl (z.B. Olivenöl) in eine offene Wunde zu geben, würde Bakterien anlocken.
- Ein **Lavendelhydrolat** zur Reinigung ist auch geeignet.
- Nachdem die Wunde gereinigt ist, kann **Immortelle** und **Zistrose** die Wundheilung einleiten. Die Zistrose wird wegen ihrer Fähigkeit, Wunden rasch zu schließen, auch in der Aromatherapie *„die therapeutische Naht"* genannt.
- Um Schwellungen rasch abklingen zu lassen, verdünnt man **Zitronengras, Balsamtanne, Wintergrün** oder **Weihrauch** in Kokosöl und versorgt damit die wunde Stelle.

Wie Lavendel und Pfefferminze bei Schnittwunden und Abschürfungen helfen

Diese Mutter hat ihre Allzwecköle immer bereit:

Ich schnitt mir beim Kochen in den Daumen und fühlte einen pochenden Schmerz. Nachdem ich in meinem Aromatherapie-Referenzbuch nachgeschlagen hatte, wählte ich **Pfefferminze und Lavendel**. Ich gab jeweils von jedem Öl einen Tropfen in die Handfläche und steckte meinen wunden Daumen in das Öl, unverdünnt. Nach ein paar Sekunden wickelte ich ein Pflaster darüber. Als ich mit dem Pflaster fertig war, war mein Schmerz weg.

Ich verwende seither diese beiden Öle für alle möglichen Schnitte oder Kratzer, auch an meinem Kind – das Weinen hört sofort auf! Meine dreijährige Tochter fragt jetzt nach Lavendel oder Pfefferminze, wenn sie einen „kleinen Unfall" hatte.

Lavendel für Prellungen und Schwellungen

Eine Mutter berichtet von einem kleinen „Unfall" im Wohnzimmer:

Vergangenen Winter übte sich mein zweijähriger Sohn im Ringen und spielte ausgelassen mit seinem Großvater, als er hart auf einen Wärmestrahler fiel. Seine Wange schwoll sofort an, und ein tiefer, dunkler Bluterguss begann sich zu zeigen.

Wir hatten **Lavendel** zur Hand, das wir unverdünnt alle 20-30 Minuten etwa zwei Stunden lang auf seine Wange auftrugen. Die Schwellung ging zurück, und der Bluterguss verschwand völlig! Ich konnte es nicht glauben, denn obwohl seine Wange schlimm aussah, als er hinfiel, so konnte man nach zwei Stunden keine Anzeichen seiner Verletzung mehr sehen!

Diesen Sommer lief er im Park hinter die Schaukel eines älteren Kindes. Bei dem Zusammenstoß drehte er sich um und landete mit dem Gesicht im Kies. Seine Lippe war zerschnitten. Sie schwoll an und blutete stark. Wir haben wieder alle 20-30 Minuten Lavendelöl darauf gegeben, und erneut gab es innerhalb von ein paar Stunden keine Anzeichen von Schwellungen oder Blutergüssen mehr. Auch der Schnitt heilte relativ rasch.

Bluterguss: Das Knie des Kindes wurde zwischen Metallstäben eingeklemmt

Julia berichtet von ihrem Schulkind:
Meine zwölfjährige Tochter klemmte in der Schule den Muskel direkt über dem Knie (Quads und Sehnen) zwischen den Metallverstrebungen des Mittagstischs ein.

Als sie von der Schule nach Hause kam, hatte der blaue Fleck einen Durchmesser der Größe eines Tennisballs. Die Stelle war schwarz und lila und sah einfach furchtbar aus. Rund um das Knie, von vorne nach hinten, war das Gewebe hart, rot und entzündet.

Mein erster Gedanke war, ihre Schmerzen zu lindern, aber nicht mit hohen Dosen eines Schmerzmittels. Ich nahm meine ätherischen Öle **Balsamtanne, Wintergrün** und **Weihrauch** heraus, verdünnte je 2 Tropfen mit Kokosöl und massierte diese Ölmischung sanft um das Knie. Wir haben das zwei- bis dreimal am Tag gemacht. Das hat die Schwellung und den Schmerz rasch von ihr genommen.

Nach zwei Tagen, am Sonntagabend, ging sie schon fast normal, und die Prellung, die normalerweise über Tage hinweg ein furchtbarer Anblick gewesen wäre, war bald ganz verschwunden.

MAGEN-DARM

Blähungen

Ursache: Magen und Darm sind durch Luft und Gase angefüllt, verursacht durch Darmbakterien, Unverträglichkeit von Milchzucker und Gluten oder einer Funktionsstörung der Bauchspeicheldrüse.

Beschwerdebild: Bauchkrämpfe, Winde und Aufstoßen

Anwendung ätherischer Öle bei Blähungen:

- **Anis** *(Piminela anisum)*, **Estragon** *(Artemisia dracunculus L.)*, **Fenchel** *(Foeniculum vulgare)*, **Ingwer** *(Zingiber officinalis)*, **Koriander** *(Coriandrum sativum)*, **Kreuzkümmel** *(Cuminum cyminum)*, **Majoran** *(Origanum majorana)*, **Patschuli** *(Pogostemon cablin)*, **Pfefferminze**

(Mentha piperita), **Wacholder** *(Juniperus osteosperma u. scopolorum)* und **Zitronengras** *(Cympobogon flexiosus)* sind verdauungsfördernde Öle.

- **Anis** fördert die Verdauung.
- **Fenchel** ist ein blähungstreibendes Öl.
- **Koriander** ist verdauungsfördernd.
- **Kreuzkümmel** lässt Gase entweichen.
- **Majoran** lindert Koliken.

- Diese verdauungsfördernden Öle unterstützen den Körper bei Blähungen sowie Magenverstimmungen, sie regulieren die Verdauung, reinigen den Darm und bekämpfen Parasiten und Pilze.
- Öle verdünnt in reinem Pflanzenöl auf Bauch und Füße auftragen. Auch eine Bauchkompresse über den aufgetragenen Ölen ist wirksam. 1 Tropfen eines verdauungsfördernden Öls oder der *Verdauungsöl*-Mischung in Wasser gelöst, wirkt schnell und zuverlässig.

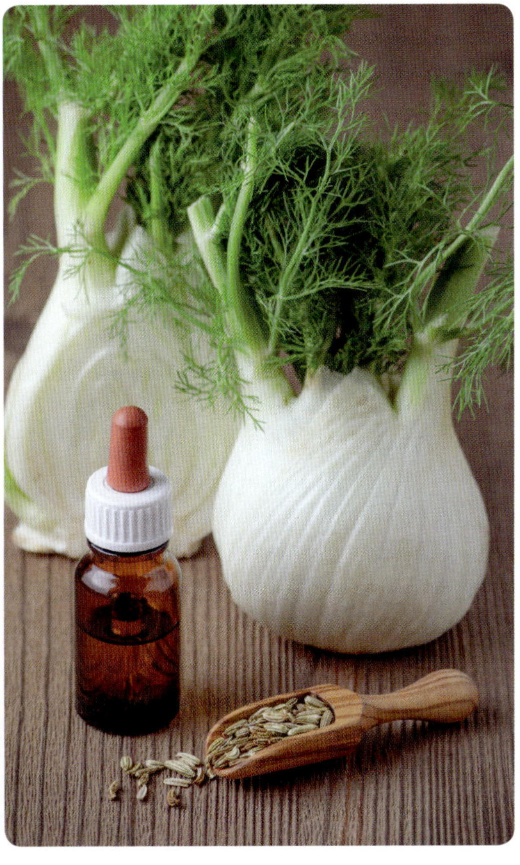

Verstopfung

Ursache: Ungenügende Flüssigkeitszufuhr, ballaststoffarme Ernährung, Stress.

Beschwerdebild: Darmträgheit

Allgemeine Behandlung: Änderungen des Lebensstils, Abführmittel

Anwendung ätherischer Öle bei Verstopfung:

- Das *Verdauungsöl* beziehungsweise die ätherischen Öle wie **Fenchel, Ingwer, Majoran, Pfefferminze** oder **Wacholder** oder **Mandarine, Orange** und **Rosmarin** verdünnt auf Bauch und Fußsohlen auftragen und einmassieren.
- Viel trinken und faserstoffreiche Nahrung essen.

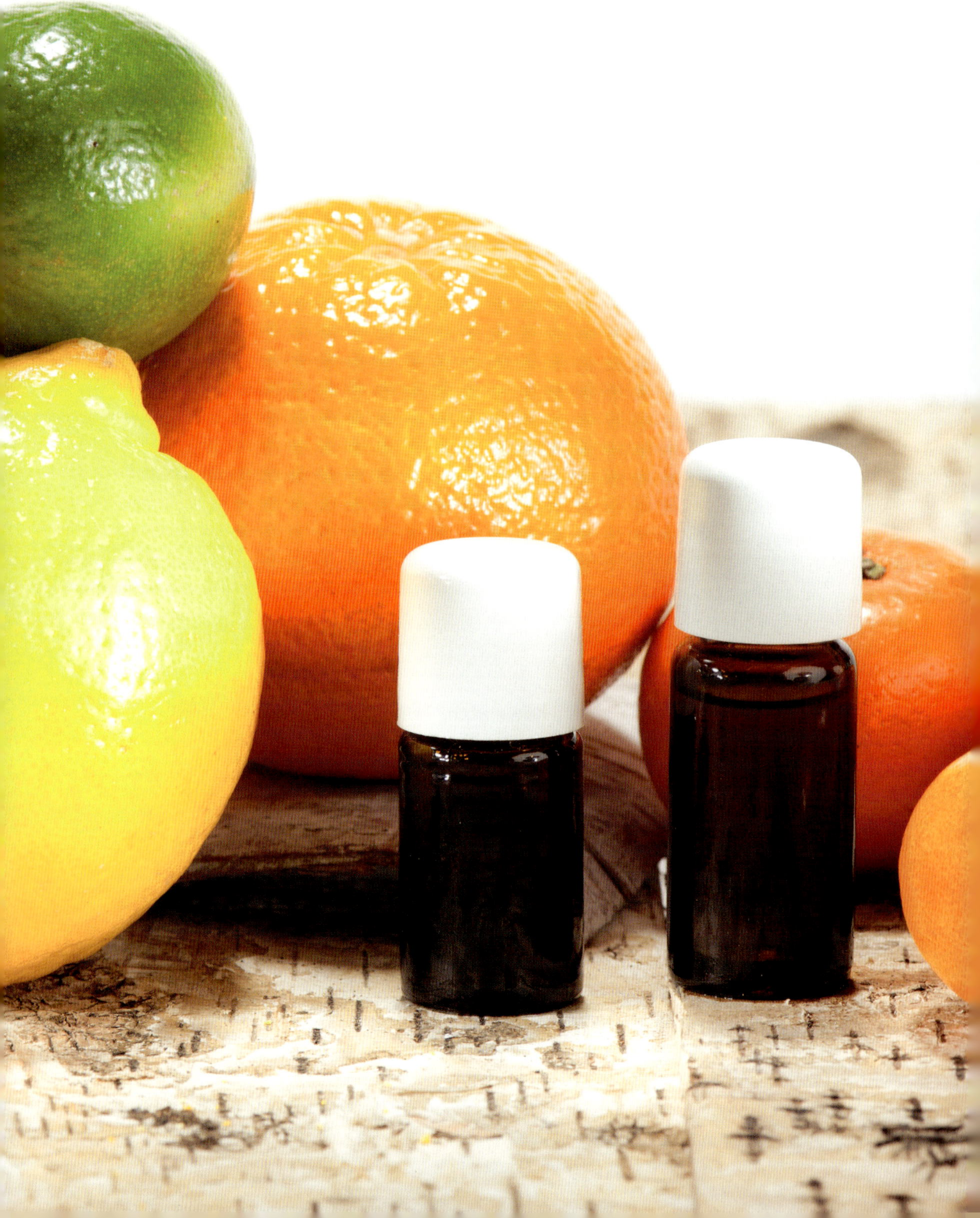

KINDERKRANKHEITEN 10

Dieses Kapitel steht im Zeichen der sogenannten „Kinderkrankheiten" und gibt einen Überblick über Ursachen, Beschwerdebilder und allgemeine Behandlungsmethoden sowie Anregungen zur Unterstützung mit ätherischen Ölen.

Diphtherie

Ursache: Bakterielle Infektion

Beschwerdebild: Halsschmerzen, Schluckbeschwerden, geschwollene Drüsen und Heiserkeit, Zungenbelag

Allgemeine Behandlung: Antibiotika

Anwendung ätherischer Öle bei Diphtherie:

- **Thymian, Gewürznelke** und ***Eucalyptus radiata*** können unterstützend eingesetzt werden. Wiederholt über den Tag einatmen und 1 Tropfen stark verdünnt im Essen als Nahrungsergänzung zu sich nehmen.
- Die Öle auf die Fußsohlen reiben.
- Die ätherischen Öle im Aroma-Diffuser im Krankenzimmer vernebeln, um die Luft von Keimen zu reinigen.

Masern

Ursache: Hochansteckende Virusinfektion, Tröpfcheninfektion

Beschwerdebild: Fieber, Husten, Schnupfen, Ausschlag über den ganzen Körper

Allgemeine Behandlung: Impfung, hustenlösende und fiebersenkende Medikamente

Anwendung ätherischer Öle bei Masern:

- **Lavendel-, Teebaum-, Nelken-** oder **Thymianöl** verdünnen und wiederholt auf die roten Stellen auftragen.
- In ein Badesalz einige Tropfen eines dieser Öle tropfen, gut mischen und in das Badewasser geben. Badedauer für Kinder ca. 15-30 Minuten täglich.
- Viel trinken: **Zitrusöle** in warmes Wasser oder Tee gut einrühren. Ätherische Öle werden immer emulgiert, also mit Honig oder Sahne vermischt, bevor sie dem Getränk zugefügt werden.
- Die ätherischen Öle im Aroma-Diffuser im Krankenzimmer vernebeln, um die Luft von Keimen zu reinigen.

Trotz Impfung wurden 100% der getesteten Kinder erneut mit Masern angesteckt, hingegen haben Kinder, die Masern hatten, eine lebenslange Immunität.

Mumps

Ursache: Ansteckende Virusinfektion, die durch Tröpfcheninfektion übertragen wird.

Beschwerdebild: Geschwollene Ohrspeicheldrüsen, Fieber, Schmerzen, Appetitlosigkeit

Allgemeine Behandlung: Keine spezielle Behandlung, eventuell fiebersenkende Mittel

Anwendung ätherischer Öle bei Mumps:

- Die ***Antimikrobielle Ölmischung, Eucalyptus globulus*** oder **Thymian** mit reinem Pflanzenöl vermischen und täglich öfters 2 Tropfen hinter das Ohr und den Hals entlang auftragen.
- Danach eine warme Kompresse auf die geschwollenen Drüsen und den Hals auflegen.
- **Pfefferminzöl** auf die Füße des Kindes auftragen, um die Körpertemperatur dadurch zu regulieren.

- Die ätherischen Öle im Aroma-Diffuser im Krankenzimmer vernebeln, um die Luft von Keimen zu reinigen.

Röteln

Ursache: Virusinfektion durch Tröpfchenübertragung

Beschwerdebild: Rötliche Flecken, die hinter den Ohren beginnen und sich über den ganzen Körper ausbreiten, Husten, Schnupfen, gerötete Augen.

Allgemeine Behandlung: Keine besondere Behandlung, Bettruhe

Anwendung ätherischer Öle bei Röteln:

- **Kamille, Lavendel** und **Teebaum** sind die ätherischen Öle, die wiederholt verdünnt auf die roten Hautstellen aufgetragen werden.
- Als Nahrungsergänzung 1 Tropfen unter die breiige Nahrung mischen.
- Die ätherischen Öle im Aroma-Diffuser im Krankenzimmer vernebeln, um die Luft von Keimen zu reinigen.

Scharlach

Ursache: Bakterielle Infektionskrankheit durch Streptokokken, die durch Tröpfcheninfektion übertragen werden.

Beschwerdebild: Schluckbeschwerden, Fieber, geschwollene Lymphknoten

Allgemeine Behandlung: Antibiotikum (Penicillin)

Anwendung ätherischer Öle bei Scharlach:

- Mit **Zitrone, Lavendel, Ingwer** oder **Pfefferminze** verdünnt mit reinem Pflanzenöl die geschwollenen Stellen hinter dem Ohr und am Hals sanft einreiben.
- Viel trinken. **Zitrusöle** verwenden.
- **Pfefferminze** zur Fiebersenkung auf die Fußsohlen reiben.
- Die ätherischen Öle im Aroma-Diffuser im Krankenzimmer vernebeln, um die Luft von Keimen zu reinigen.

Windpocken, Feuchtblattern

Ursache: Eine hochansteckende Virusinfektion, die mittels Schmier- und Tröpfcheninfektion übertragen wird.

Beschwerdebild: Juckender Hautausschlag mit rötlichen Bläschen

Allgemeine Behandlung: Juckreizstillende Cremes und antibiotische Salben

Anwendung ätherischer Öle bei Windpocken/Feuchtblattern:

- Man mischt 3 Tropfen **Oregano** oder eine ***Antimikrobielle Ölmischung*** aus **Nelke, Zimt, Zitrone, Eukalyptus** und **Rosmarin, Melisse, Zitrone, Lavendel** oder ***Melaleuca alternifolia*** in etwa 15 Tropfen reinem Kokosöl (50:50 Verdünnung. Bei kleinen Kindern ist eine stärkere Verdünnung empfohlen. Siehe Mischverhältnis unter *Richtlinien zur sicheren Anwendung ätherischer Öle* in Kapitel 2.)
- Diese Mischung wird mit einem Wattestäbchen mehrmals am Tag auf die Windpocken aufgetragen.
- **Rosen-, Melissen-** oder **Lavendelhydrolat**, auf die Stellen aufgesprüht, bekämpfen die Infektion und wirken lindernd bei Juckreiz.
- Zur Unterstützung des Immunsystems während des Krankheitsverlaufs können die Fußsohlen mit den Ölen, verdünnt in reinem Pflanzenöl, eingerieben werden. Auch als Vorbeugung empfiehlt sich das Einreiben der Fußsohlen.
- Die ätherischen Öle im Aroma-Diffuser im Krankenzimmer vernebeln, um die Luft von Keimen zu reinigen.

Windpocken-Epidemie unter geimpften Schulkindern: Wir haben die Windpocken durch die Verwendung von ätherischen Ölen in vier Tagen besiegt!

Eine Mutter berichtet:

Windpocken, auch Feuchtblattern genannt, sind eine ansteckende Infektionskrankheit. Immer wenn Windpocken in der Grundschule unter geimpften Kindern umgingen, waren die meisten Mütter in Panik. Als Mutter von drei (ungeimpften) Kindern, mit Ölen bewaffnet, war ich ruhig und gelassen.

Sechs Tage bevor meine sechsjährige Kathrin ihre ersten Blasen entwickelte, hörte ich von dieser Windpocken-Epidemie in der Schule. Zur Vorbeugung rieb ich jeden Abend vor dem Schlafengehen die Fußsohlen der Kinder mit einer ***Antimikrobiellen Ölmischung*** aus **Zimt, Nelke, Zitrone, Rosmarin** und **Eukalyptus** ein. Bei den ersten Anzeichen von

Blasen erhöhte ich unsere vorbeugende Anwendung von 1 Tropfen der *Antimikrobiellen Ölmischung* auf 2 Tropfen zweimal täglich – morgens und abends. Ich wartete ab.

In der Zwischenzeit recherchierte ich, ob ätherische Öle nicht nur den Juckreiz lindern, sondern möglicherweise sogar diesen lästigen Virus abwehren können. Ich war bereit, **Oregano,** eine ***Antimikrobielle Ölmischung, Melaleuca alternifolia,*** **Lavendel** und **Zitrone** auszuprobieren.

Als Kathrin am darauf folgenden Mittwoch von der Schule nach Hause kam und fünf Blasen an ihrer linken Schulter und im Nacken hatte. griff ich sofort nach meinen ätherischen Ölen. Ich begann mit **Lavendelöl**, verdünnte 1-2 Tropfen in reinem Pflanzenöl und betupfte damit die Feuchtblattern mit einem Wattestäbchen. Dann nahm ich **Oreganoöl**, in Kokosöl stark verdünnt, und trug es ebenfalls auf.

Nach diesem anfänglichen Tupfen habe ich je 3 Tropfen **Oregano,** die ***Antimikrobielle Ölmischung,*** **Zitrone, Lavendel** und ***Melaleuca alternifolia*** in etwa 15 Tropfen reinem Kokosöl gemischt. Ich benutzte diese Mischung zwei- bis dreimal täglich auf Kathrins Wirbelsäule, die Fußsohlen und auf jeder Windpocke. Am Ende des zweiten Tages hatte sie etwa zehn weitere Pocken. Wir setzten unsere Anwendung gewissenhaft fort. Am Abend des dritten Tages bildeten sich bereits die ersten Krusten.

Die ganze Zeit über war mein Kind ihr normales, aufgewecktes Selbst. Sie lachte und genoss meine Aufmerksamkeit; und es gab KEIN Jucken, bereits nach der allerersten Anwendung meiner Windpocken-Ölmischung. Ernsthaft, erstaunlich! Das Kind hatte nur etwa fünfzehn Pocken, Ende. Ohne zu jucken! Das ist bemerkenswert!

Am vierten Tag waren alle Pocken verkrustet und fielen langsam ab, und das Kind konnte wieder in die Schule gehen. Kathrin hatte nur zwei Tage gefehlt! Sie kam am Mittwochabend mit Windpocken nach Hause, die am Sonntag alle abgefallen waren.

Normalerweise müssen Kinder mit Windpocken eine Woche bis vierzehn Tage zu Hause bleiben und das Bett hüten. Die armen Kinder leiden unglaublich unter diesem unerträglichen Juckreiz. Manchmal kratzen sie sich am Türstock oder sie reiben den Rücken auf der Matratze hin und her, so dass unschöne Narben entstehen können, die sie ihr Leben lang mit sich tragen werden. Wir haben es ohne Juckreiz in vier Tagen geschafft.

Diese ätherischen Öle haben die Windpocken zwar nicht verhindert, aber sie haben meinem Mädchen das Leben sehr erleichtert. Meine kleine Hausbehandlung mit ätherischen Ölen kostete weniger als die Hälfte von dem, was ein einziger Arztbesuch gekostet hätte.

Wie Lavendelöl bei Windpocken hilft

Die Erfahrung einer Großmutter:
Kürzlich hatten beide meiner Enkelkinder Pocken, einer unmittelbar nach dem anderen. Sie sind achtzehn Monate und dreieinhalb Jahre alt. Sobald wir sicher waren, was sie hatten, beschlossen wir, **Lavendelspray** zu benutzen. Wir waren überzeugt, dass das Mittel die Symptome der Windpocken lindern konnte.

Keines der Kinder kratzte sich oder schien unbehaglich zu sein, obwohl sie ziemlich gut mit Pocken bedeckt waren. Wir hatten das Lavendelspray dreimal täglich angewendet, dann zweimal und schließlich nur mehr vor dem Schlafengehen. Innerhalb einer Woche waren alle Pocken verkrustet, und nach ein paar Tagen waren sie völlig verschwunden.

Abgesehen davon, dass die Kinder ein wenig ruhiger und nicht so energetisch wie üblich waren, schienen sie kaum von den Windpocken belästigt gewesen zu sein.

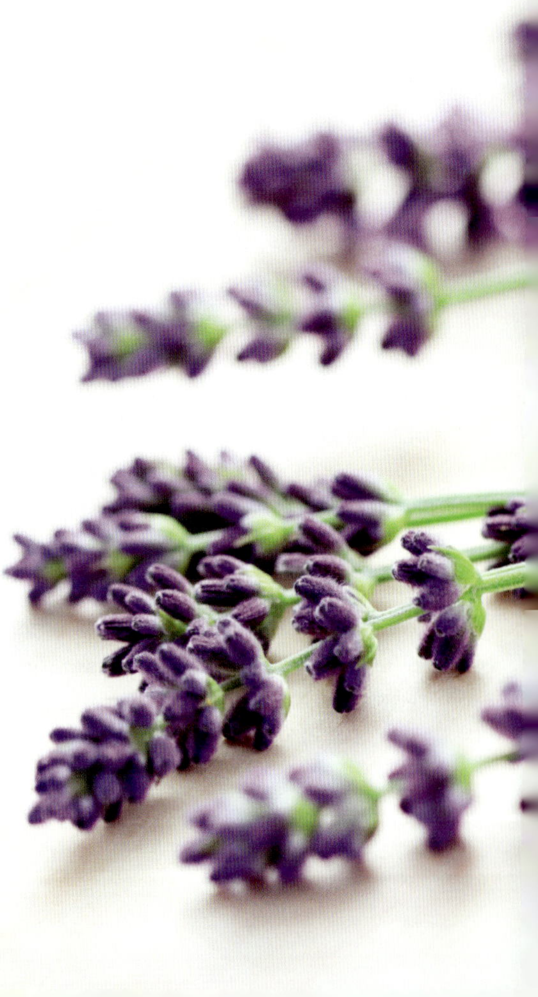

11 Jugendliche und ihre Probleme

Kleine Kinder – kleine Probleme, große Kinder – große Probleme. In diesem Kapitel zeigen ätherische Öle, wie sie mit den Herausforderungen der Jugendlichen umgehen und sie bei Themen wie Liebeskummer, den ersten Regelschmerzen, Suchtverhalten oder jugendlicher Akne tatkräftig unterstützen.

Geschichten, die unsere Jugend bewegen

Akne und das Teebaumöl

„Mein Sohn Peter ist gestresst", klagt eine Patientin der Heilpraktikerin ihr Leid. „Sein Gesicht ist von Mitessern übersät. Sie sind entzündet und lassen sich nicht verbergen." Aus dem Regal mit vielen Ölfläschchen nimmt die Therapeutin das Teebaumöl, auch *Melaleuca* genannt, und erklärt der Mutter: „Wir haben gute Erfolge mit dem Teebaumöl bei jungen Leuten mit Pickeln. Ein Tropfen, auf die entzündeten Stellen aufgetragen, hilft oft schnell und gründlich, die bakterielle Infektion zu klären und die Entzündungen abklingen zu lassen. Auch die Überproduktion der Talgdrüsen geht mit der Anwendung des Öls zurück, wenn ein hormonelles Gleichgewicht gefunden ist."

Peters Mitschüler bemerkten bald den Unterschied und wollten wissen, wie auch sie mit ihrem Akneproblem fertig werden könnten. Man konnte geradezu zusehen, wie Peters Hautbild immer schöner wurde.

Wissenschaftler der *Boston University School of Medicine* untersuchten die Effektivität des Teebaumöls (*Melaleuca alternifolia*) bei jugendlicher Akne und stellten wesentliche antibakterielle Eigenschaften im Öl fest. Auch verglichen sie das natürliche Teebaumöl mit dem rezeptpflichtigen Aknemittel Benzoylperoxid und stellten fest, „dass beide Verbindungen eine ähnliche Wirkung aufweisen".*

* Bassett IB, et al., A comparative study of tea-tree oil versus benzoylperoxide in the treatment of acne. *Med J Aust. 1990 Oct 15; 153(8):455-8.*

Anwendung ätherischer Öle bei Akne:

- ***Melaleuca alternifolia*** ist genauso effektiv wie Benzoylperoxid.
- **Geranie, Vetiver, Sandelholz, Lavendel, Zitronengras, Zedernholz, *Eucalyptus radiata*, Orange** und **Basilikum** werden ebenso bei Akne angewandt.
- 1 Tropfen auf die entzündeten Stellen auftragen und öfter wiederholen.

Hier ist eine Geschichte, die dir zeigt, was ätherische Öle unter „Wundheilungsprozess" verstehen. Sie stammt aus dem Buch *Duftmedizin – Ätherische Öle und ihre therapeutische Anwendung*.

Wie du offene Wunden mit Lavendelöl reinigen kannst

Der Sommertag war herrlich. Albert strahlte mit der Sonne um die Wette. Er holte stolz sein neues Mofa aus der Garage, schwang sich mit seinen schlanken, braungebrannten Beinen auf sein neues Spielzeug und dachte: „Das Leben ist gut!" Er war letzte Woche siebzehn Jahre alt geworden. Jetzt war der junge Mann gerade dabei, „erwachsen" zu werden.

„Heute ist der Tag", lachte er in sich hinein. „Heute teste ich das Gefährt!" Er fuhr eine kurze Strecke hinüber zum Fluss. Auf der menschenleeren, leicht hügeligen Schotterstraße, am Ufer entlang, wollte er Ralleyfahren üben. „Was werden meine Freunde sagen", schoss es ihm durch den Kopf. Er ließ die Drehzahlen seines Mofas aufheulen. Rauchwolken qualmten aus seinem blitzblanken Chrom-Auspuff. Er riss die Lenkstange hoch, das Hinterrad quietschte, ganz wie bei einem richtigen Motorrennen. Die wilde Fahrt begann.

Die sandige Straße wirbelte Staubwolken in die Luft. Albert erhöhte sein Tempo – immer höher, immer schneller. Da begann das Mofa zu schlingern, und bevor er sich versah, schlitterte er unter seinem Mofa über die Schotterstraße, bis er endlich zum Stehen kam. Nach dem ersten Schock begann er den Schaden abzuschätzen. Seine Beine waren eine einzige blutige, mit Staub und Schotter verschmutzte Wunde. Das schöne neue Mofa hatte auch seinen Glanz verloren.

Der Rallye-Fahrer schob sein Mofa mit einiger Mühe heimwärts. Die Mutter war die Erste, die das Unglück sah. Beim Anblick der Wunde rief sie bestürzt aus: „Da müssen wir unbedingt zum Arzt!" „Ich will nicht ins Krankenhaus und auch nicht zum Arzt", beharrte Albert.

„Wie kann eine so verschmutzte Wunde gereinigt werden, ohne dass eine Entzündung entsteht?", grübelte die Mutter. „Gibt es ein natürliches Mittel in meiner Hausapotheke, das auch in einer solch dramatischen Situation helfen könnte?" Der Vater runzelte die Stirn und mahnte: „Ist es nicht verantwortungslos, tatenlos zuzusehen? Da hat es schon leichtere Fälle gegeben, wo letztendlich das Bein abgenommen werden musste."

Doch die Mutter war mit ihrem Erste-Hilfe-Köfferchen schon zur Stelle. Sie holte das Lavendelöl heraus, denn sie wusste: „Das

Lavendelöl ist *das* Mittel der Wahl, um eine Wunde zu reinigen und den Heilungsprozess einzuleiten." Sie versorgte den Sohn also mit Lavendelöl, das sie großzügig in die Wunde tropfte. Der junge Mann schlief daraufhin erschöpft ein.

„Wie sieht die Wunde aus?" Die Eltern konnten es am nächsten Morgen kaum abwarten, ihren Sohn zu sehen. Sie waren auf das Schlimmste gefasst. „Ist das möglich!", riefen Vater und Mutter fast gleichzeitig aus, als sie ungläubig das verletzte Bein sahen. Der Kies und die Verunreinigung waren alle an der Oberfläche herausgekommen! „Ich hole ein Tuch", rief die Mutter. „Wir müssen die Verunreinigung praktisch nur noch wegwischen!"

Albert hat seine Lektion gelernt. Während er den Kotflügel seines Mofas ausklopfte, dachte er dankbar: „Es hat sich Gott sei Dank nichts entzündet. Ich bin mit einem 'blauen Auge' noch einmal davongekommen!" Nach einer Woche war alles wieder verheilt, und es blieb auch keine Narbe zurück.

Lavendel ist ein wahres Erste-Hilfe-Öl, das in keiner Hausapotheke fehlen sollte. Bitte verwende immer „echtes Lavendelöl" – (*Lavandula angustifolia*). Wenn du „irgendein" Lavendelöl nimmst, könnte das schlimme Folgen haben und sogar zu Verbrennungen führen, wie ich dir in einer anderen Geschichte an anderer Stelle erzählt habe.

Anwendung ätherischer Öle bei Wunden:

- **Lavendelöl** (*Lavandula angustifolia*) zur Reinigung und Wundheilung unverdünnt in die offene Wunden tropfen oder verdünnt rund um die Wunde auftragen. Ein **Lavendelhydrolat** kann auch verwendet werden.
- **Immortelle** und **Zistrose** können Blutungen effektiv stoppen.

Die ersten Regelschmerzen: Wie das Salbeiöl hilft

Als Mama oder junge Frau kennst du dieses Problem genau wie ich: Beginnender Regelschmerz. Junge Mädchen werden davon oft ganz plötzlich überrascht.

Die dreizehn Jahre alte Melanie bekam in der Klasse Bauchschmerzen. Als sie draußen am menschenleeren Gang auf die Schultoilette ging, musste sie sich vor Schmerz krümmen. Sie hielt ihre Arme fest an ihren Bauch gepresst. Ihr Gesicht war schmerzverzerrt. Sie wollte zur Toilette, aber ein Stechen – als würde eine eiserne Hand ihre Gedärme erbarmungslos zermalmen – riss durch ihren Körper.

Sie war dreizehn Jahre alt und bekam ihre Regelblutung.

Nach einiger Zeit – einer gefühlten Ewigkeit – ließen die Schmerzen im Bauch etwas nach, und sie ging mitgenommen wieder ins Klassenzimmer zurück. Sie hatte Angst vor der nächsten Attacke, die jederzeit nochmals auftreten konnte. Immer zur Zeit der Regel traten diese Bauchkrämpfe plötzlich und unerwartet auf, um dann wieder zu verschwinden. Aber bis sie verschwanden, kostete es Melanie jede Menge Energie und Durchhaltevermögen.

Das muss aber nicht sein. Man kann Menstruationsschmerzen mit ätherischen Ölen wie **Salbei** oder **Fenchel** behandeln, die dafür sorgen, dass der Hormonhaushalt wieder in Balance kommt. Reibe eines der Öle – verdünnt mit reinem Pflanzenöl – auf deine Fußsohlen und den Unterbauch. Du kannst auch eine warme Kompresse oder eine Wärmflasche auf den Bauch legen.

Anwendung ätherischer Öle bei Regelschmerzen:

Ätherische Öle wie **Salbei, Muskatellersalbei, Fenchel** oder **Geranie** sowie **Mandarine, Ingwer, Jasmin** oder **Rose** werden mit reinem Pflanzenöl vermischt und sanft auf den Bauch gerieben. Eine warme Kompresse (ein warmes feuchtes Tuch) oder eine Wärmflasche auf den Bauch gelegt, vertieft diese Anwendung noch und wirkt krampflösend und beruhigend.

Diese besonderen Öle haben die Fähigkeit, hormonähnlich zu wirken und eine hormonelle Disharmonie auszugleichen. Schmerzen von PMS (Prämenstruelles Syndrom) sowie schneidende Bauchkrämpfe unserer Teenager können mit Hilfe ätherischer Öle gelindert und beseitigt werden. Sie beruhigen nicht nur die körperlichen Beschwerden, die ein hormonelles Ungleichgewicht hervorrufen kann. Diese ätherischen Öle vermitteln Geborgenheit und Trost auf unserem Weg durch die Lebenszyklen, halten unsere Emotionen im Gleichklang und schenken Zufriedenheit.

Zistrose oder **Immortelle** sind zwei ätherische Öle, die bei starker Regelblutung helfen. Man reibt das Öl verdünnt mit reinem Pflanzenöl auf den Bauch.

- **Fenchelöl** mit seiner östrogenausgleichenden Wirkung ist ein beliebtes Öl bei Menstruationsbeschwerden. (Nicht für Epileptiker geeignet.)
- **Geranie** ist ein hormonausgleichendes Öl, das Periodenschmerzen und andere Menstruationsbeschwerden lindert.
- **Ingwer** hilft bei Muskelschmerzen und Bauchkrämpfen.
- **Jasmin Absolue** lindert Regelbeschwerden und wirkt aufrichtend und nervenberuhigend.
- **Mandarine** wirkt entspannend und ist besonders in dieser Zeit ein Stimmungsaufheller.
- **Muskatellersalbei** entwickelt östrogenähnliche Eigenschaften und entspannt sowohl die Muskeln als auch den Geist.
- **Rose** wirkt mit ihrem lieblichen und tröstenden Duft entspannend, ausgleichend und harmonisierend.
- **Salbei** ist ein hormonregulierendes ätherisches Öl, das Menstruationsbeschwerden lindert und Östrogen-, Progesteron- und Testosterondefizite ausgleicht.

Gruppenzwang: Dein Kind will auch „dazugehören"

Bestürzt hörte die Mutter ihrer Freundin zu, wie sie schockiert erzählte: „Stelle dir vor, sie haben Jona im Schulhof Drogen angeboten! Eine Gruppe von Jugendlichen treibt ihre Geschäfte in der Schule. Dazu gehört auch Marco, der Typ, der wie ein Punk aussieht, du weißt schon, der mit dem schrägen Haarschnitt und dem Piercing in der Nase." Besorgt fügte sie noch hinzu: „Du musst auf deinen Alexander aufpassen!"

Als der Vater abends heimkam, erzählte die Mutter sofort von diesem Gespräch. „Wir müssen mit Alexander reden!", drängte sie. Nach dem Abendessen begann der Vater mit ernster Miene und einem feierlichen Ton: „Sohn, wir beide haben heute ein Männergespräch." Dem Jungen schoss das Blut in den Kopf: „Wie hat er das herausbekommen? Es war doch nur eine Zigarette. Und das bisschen Alkohol!" Alexander folgte unsicher seinem Vater ins Wohnzimmer, der sich vor dem gemütlich prasselnden Kaminfeuer in einen tiefen Lehnsessel niederließ. Alexander setzte sich und der Vater begann:

„Alexander, wir Menschen haben den inneren Drang, immer „dabei zu sein", bei allen möglichen Späßen unter Schulkameraden mitzumachen und uns in die Gruppe von Freunden und Kollegen zu integrieren. Wir wollen nicht als Außenseiter dastehen. Wir wollen gesehen und anerkannt sein. Das ist ein Grundbedürfnis des Menschen." Prüfend blickte er über den Brillenrand seinen Sohn an, der eher gelangweilt dasaß und so tat, als hörte er zu. „Wann kommt die Moralpredigt endlich", dachte der Vierzehnjährige bei sich.

Der Vater fuhr fort: „Ich möchte nicht, dass du ein Mitläufer bist, der alles ungeprüft mitmacht und sich im Herdentrieb sicher und unerkannt fühlt. Wir sind verantwortlich für alle unsere Handlungen. Ob es sich um Rauchen, Alkohol, Sex oder Drogen handelt, du bist verantwortlich für alles, was du tust. Frage dich stets: Bin ich bereit, den Preis für meine Handlung zu bezahlen?" Jetzt horchte Alexander auf: „Ich muss einen Preis bezahlen? Echt? Daran hab ich noch nie gedacht", ging es dem Jungen durch den Kopf. „Welchen Preis?", fragte er.

„Der Preis, den du eines Tages – noch nicht jetzt, denn dein Körper ist noch kräftig und kämpft ums Überleben – für das Rauchen bezahlst, können zum Beispiel eine kranke Lunge oder Atembeschwerden bis hin zum Lungenkrebs sein. Natürlich denkst du heute nicht an Krankheit. Aber die Bezahlung für Schäden, die du heute mutwillig oder unwissentlich deinem Körper zufügst, wird einmal fällig." Alexander stutzte. Man sah aus seinem erstaunten Gesicht, dass er solche Gedanken noch nie erwogen hatte. „Weißt du eigentlich, dass Rauchen die Aura des Menschen durchlöchert und dadurch negativen Strömen Zutritt in sein Leben gewährt?" Alexander schaute betroffen.

„Genauso ist es mit Alkohol", sagte der Vater. „Schau dir den Hannes an. Er ist ein fescher junger Mann, kräftig, ein Schwarm aller jungen Mädchen. Doch er ist alleine. Welches

Mädchen will schon einen Besoffenen zum Mann, der jede Nacht bei der Tür hereintorkelt, stinkend vom Wirtshaus und ohne ein Gehirn. Er säuft sich das Gehirn weg. Wenn er dich anschaut, sieht er mit stierem Blick wie durch dich hindurch. Bei der Arbeit ist er unbrauchbar, kann sich nicht konzentrieren, macht Fehler und wird gekündigt. Bald sitzt er alleine zu Hause und lebt von der Sozialhilfe. So willst du doch nicht enden? Du brauchst einen klaren Kopf und keine trüben Sinne." Der Vater musterte seinen Jungen, der betreten schaute.

„Drogen sind noch einmal gefährlicher, denn sie sind ein auf Rosen gebetteter Weg ins Elend und Unglück. Sie gaukeln irreale Erfahrungen aus den niederen Astralwelten vor und laden negative Kräfte ein, die du nur schwer wieder loswerden kannst. Wir setzen unseren Verstand aufs Spiel." Prüfend blickte er den Jungen an, dann fuhr er fort: „Was aber das Schlimmste daran ist: Die meisten jungen Menschen beginnen aus Langeweile damit. Sie flüchten sich in eine andere Welt, um ihr Bewusstsein zu erweitern. So glauben sie, dieser Welt entfliehen zu können, die für sie langweilig und bedeutungslos geworden ist. Doch nach diesem Drogenrausch fallen sie immer wieder in diese leere, einsame Welt zurück."

„Und weißt du", sagte der Vater: „Langeweile selbst ist schon ein Verbrechen gegen die Kreativität der Seele. Kreativität ist ein himmlisches Geschenk, und die innere Kreativität ist der natürliche Weg, um das Bewusstsein zu erweitern."

Alexander schaute seinen Vater an. Der sagte bedeutungsvoll: „Einfach NEIN sagen, dazu gehört eine gehörige Portion Mut und Stärke sowie eine starke Willenskraft. Nur eine starke Persönlichkeit schafft es, das Für und Wider abzuwägen, den Preis für eine Handlung zu erkennen und sich dann bewusst dafür oder dagegen zu entscheiden. Es gibt für unser Handeln Konsequenzen. Verstehst du das?" Der Junge nickte.

„Die absehbaren Konsequenzen für einen Kettenraucher sind Lungenkrankheit und ein Raucherbein. Das ist, wenn sie dir den Fuß abnehmen, der ganz schwarz geworden ist, weil kein Sauerstoff den Fuß mehr versorgen kann. Für Alkoholiker sieht die Zukunft auch nicht gerade rosig aus. Sie leiden meist unter einem Leberschaden und zunehmender Demenz; und was Drogenabhängige anbelangt, das kannst du dir nicht einmal vorstellen."

Der Junge riss entsetzt die Augen auf. Der Gedanke einer Amputation oder als Alkoholiker in einer Kneipe zu enden und von Sozialhilfe zu leben, schockierte ihn. Diese düsteren Bilder verfehlten ihre Wirkung nicht. Sie drangen bis zu seinem innersten Kern durch, das war nicht zu übersehen. Nach einer Pause sagte Alexander zögernd: „Aber Papa, die Jungs in der Schule, meine Freunde, sind so cool. Die Coolen sind alle in einer Gruppe und rauchen und trinken ab und zu ein Bier." Der Vater nickte: „Ja! Und du möchtest gerne dazugehören."

„Wie soll ich da Willenskraft und Stärke zeigen? Was soll ich tun, wenn keine Freunde mehr übrig bleiben. Alle machen das ja so", suchte Alexander nach einer Lösung. Da sagte der Vater: „Warte, ich hole dir etwas." Er kam mit einem Köfferchen zurück. Als er es aufmachte, kamen lauter bunte Fläschchen zum Vorschein. Es waren an die dreißig Stück. Der Junge sagte neugierig: „Ah, das sind deine Öle, wonach dein Arbeitszimmer immer so schön riecht."

Der Vater reichte ihm ein Fläschchen und sagte aufmunternd: „Halte dir das einmal unter die Nase und sage mir, wonach es riecht." Nach einem tiefen Atemzug antwortete Alexander: „Papa, das riecht nach Wald." „Richtig! Ich bin stolz auf dich. Das ist **Fichte**. Das holzige Aroma des Fichtenbaumes belebt die Sinne, beruhigt den Geist und entspannt den Körper. Es kann Sorgen und Ängste, die uns blockieren, lösen und uns Harmonie und Sicherheit schenken."

„Und das ist **Balsamtanne**", reichte der Vater dem Jungen ein anderes Ölfläschchen. Während Alexander daran roch, musste er lächeln. Es erinnerte ihn an den weihnachtlichen Tannenduft. Der Vater erklärte: „Das Tannenöl wird in den tiefsten Wintertagen bei eisiger Kälte geerntet, um die volle Wirkung der Balsamtanne ins Fläschchen zu bringen. Wenn man daran riecht, wirkt es zutiefst beruhigend und schenkt eine friedvolle Gelassenheit. Es macht Mut und verleiht eine besondere Stärke, selbst in den größten Versuchungen und Zweifeln." Alexander nickte anerkennend.

Er griff nach einem anderen Fläschchen. Es war **Weihrauch**. „Und was kann das?", schaute er seinen Papa an. „Weihrauch ist ein heiliges Öl. Es lässt uns unseren Ursprung erahnen und hilft uns, in Verbindung mit unserer göttlichen Bestimmung zu bleiben. Es verleiht ungeahnte Kräfte, einen eisernen Willen und großes Vertrauen in seine eigene Stärke." Staunend roch Alexander daran und fühlte, wie sich ein starker Arm schützend um seine Schultern legte – die uralte Kraft des Weihrauchöls!

„Rieche einmal **Zimt**! Es erinnert an Omas Zimtsterne", schlug der Vater vor. Alexander kam aus dem Staunen nicht mehr heraus. „Und was kann Zimtöl?", fragte er interessiert. „Zimt ist ein starkes Öl mit großer Kraft. Es wehrt Infektionskrankheiten ab und unterstützt das Immunsystem. Trotz seines kräftig würzigen Aromas ist das Zimtöl warm und schützend. Sein Duft schenkt Wohlbefinden und Geborgenheit und vermittelt Sicherheit." Vater und Sohn saßen beisammen und rochen an den Fläschchen.

Dann sagte der Vater: „Jetzt muss deine Nase aber langsam taub sein, und du kannst nichts mehr aufnehmen. Suche dir zwei Öle aus, und wenn du in deinem Freundeskreis eine Entscheidung treffen musst, nimm eines davon und rieche einfach daran. Wenn du Schutz und Kraft während des Tages brauchst, kannst du je 1 Tropfen davon auf deine Fußsohlen reiben. Das Öl wird dich beschützen und dich leiten, das Richtige zu tun." Er lächelte und sagte noch:

„Stelle dir vor, du bist in der Gruppe mit Freunden, die rauchen und ab und zu ein Bier trinken. Du bist erst vierzehn. Das ist viel zu jung. Aber du möchtest mitmachen. Überlege einmal, was es ist, das du dir wirklich wünschst und wovon du denkst, dass Alkohol es dir geben könnte." Der Junge dachte nach und sagte schließlich: „Papa, es ist das Gefühl, cool zu sein, in der Gruppe mit aufgenommen zu sein. Ich möchte mich groß und stark fühlen und imponieren."

Der Papa sagte: „Wenn du an deinem Ölfläschchen riechst, werden die Düfte dir das gleiche Gefühl geben, als würdest du rauchen oder Alkohol trinken." Alexander war verblüfft. „Stelle dir all diese schönen Gefühle vor, die du haben möchtest: Cool sein. Im Kreise deiner Freunde geschätzt und anerkannt sein. Dich stark fühlen und deine Entscheidungen in deine eigene Hand nehmen. Frei sein!" Alexander grinste. „So verbindet dein Gehirn diese Bilder und Gefühle mit einem angenehmen Duft und nicht mit beißendem Zigarettenrauch und üblem Alkoholgeruch."

Der Junge staunte. Nach längerem Überlegen traf er seine Wahl und hielt dem Papa zwei Ölfläschchen hin. „Die beiden Öle sind cool", freute sich der Vater. „Probiere es die nächsten Tage damit aus. Immer wenn du den Drang verspürst, den anderen zu gefallen, mitzugehen und zu rauchen oder wenn du auch nach der Flasche greifen möchtest, dann nimm dir eines der Öle und rieche daran. Schau einmal, ob die duftenden Öle dir eher das Gefühl von Stärke und Mut geben, als wenn du an einer Zigarette ziehen oder an der Bierflasche hängen würdest."

Dann fügte er lächelnd hinzu: „Ich verlange nicht, dass es auf Anhieb klappt, aber ich wünsche mir, du würdest es mit mir versuchen."

Alexander nahm die Fläschchen dankbar und steckte sie in seine Hosentasche. Dann umarmte er seinen Vater liebevoll, als hätte er in ihm einen Retter gefunden. Unbewusst hatte er ja schon immer das Gefühl, dass das Qualmen und das Saufgelage nicht der richtige Weg für ihn sein konnten. Natürlich wusste er, dass Alkohol und Zigaretten nicht gut für die Gesundheit sind, aber der starke Sog der Gemeinschaft war einfach stärker. Doch nun hatte er das gute Gefühl, einen Ausweg gefunden zu haben. Und er drückte seinen Vater ganz fest an sich.

Diese ätherischen Öle unterstützen die Willenskraft und die Stärkung der Persönlichkeit

Ätherische Öle fördern Mut und Stärke, Willenskraft und Unterscheidungsvermögen. Zu diesen Ölen gehören:

- **Fichte**, das duftende Nadelholzöl, das ausgleichend und stärkend auf die Emotionen wirkt.
- **Weihrauch** hebt das Bewusstsein, stärkt den Willen und wirkt stabilisierend auf Körper, Emotionen und Geist.
- **Balsamtanne** hat einen zutiefst beruhigenden Effekt auf die Emotionen und

regt den Geist zu neuen Höhenflügen an.

- **Ylang Ylang** gleicht männliche und weibliche Energien aus, wirkt entspannend und harmonisierend.
- **Zistrose** erhellt das Gemüt und stabilisiert die Nerven, um dem Leben beherzt zu begegnen.
- **Bergamotte** wirkt Aufregungen, Angstzuständen und Stress entgegen und erhellt das Gemüt.
- **Zimt** hat ein warmes, würziges Aroma, das Wohlbefinden und Geborgenheit vermittelt und Sicherheit schenkt.

Ein Rezept für Mut, Willenskraft und Stärke

- 15 Tr. Fichte
- 7 Tr. Weihrauch
- 6 Tr. Rainfarn
- 2 Tr. Balsamtanne
- 2 EL reines Pflanzenöl

Anwendung:

Die ätherischen Öle mit dem reinen Pflanzenöl (etwa 50:50) vermischen, einatmen und auf Nacken, Herz und Fußsohlen reiben. Jedes Öl, das mit Intention bewusst angewendet wird, wirkt umso intensiver und nachhaltiger zum Wohl des Anwenders.

Diese sechs ätherischen Öle unterstützen die Reinigung der Leber

Ätherische Öle sind dafür bekannt, gezielt in das Gehirn des Menschen einzudringen und emotionale Abhängigkeiten anzusprechen. Gleichzeitig reinigen und stärken sie die Organe, besonders das Entgiftungsorgan Leber von Umwelt- und Suchtgiften. Folgende ätherische Öle unterstützen uns im Kampf gegen die Sucht:

- **Deutsche Kamille** wirkt beruhigend bei Entzugserscheinungen und beruhigt die Nerven.
- **Thymian** wirkt stark reinigend und desinfizierend aufgrund seines hohen Thymolgehalts.
- **Gewürznelke:** 1 Tr. Nelkenöl auf die Zunge gegeben, vergällt dir das Rauchen, denn die Zigarette schmeckt widerlich.
- Ein ***Reinigungsöl*** bestehend aus *Melaleuca alternifolia*, Zitronella, Lavandin und Rosmarin wirkt reinigend und hilft beim Ausleiten der Gifte.
- **Ledum** ist ein „Leberöl", das die Leber schützt und gründlich reinigt.
- Eine ***Leberölmischung*** aus **Kamille, Ledum, Karottensamen** und **Selleriesamen** hilft beim Reinigen und Entgiften der Leber, denn die negativen Emotionen, die in der Leber gespeichert werden, können zu Krankheiten führen.

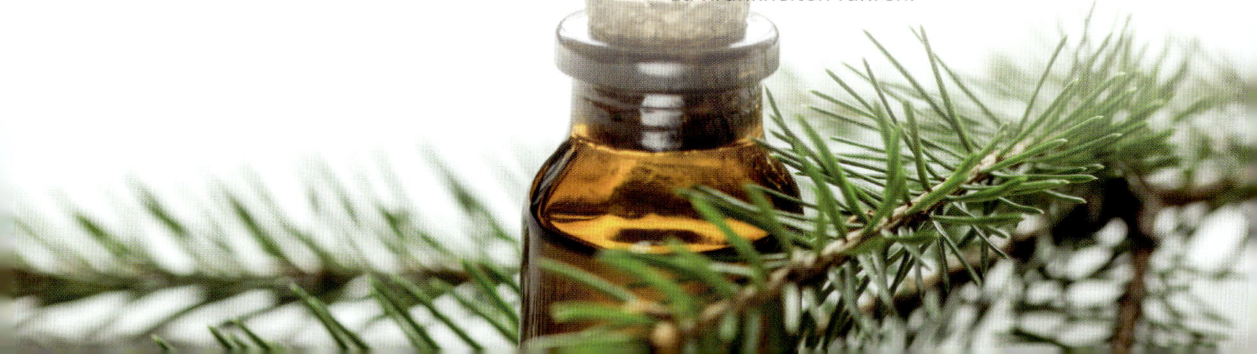

Ätherische Öle zur Alkoholentwöhnung

- Rosmarin
- Fenchel
- Wacholder
- Gewürznelke

Anwendung:

Diese Öle direkt einatmen oder im Aroma-Diffuser vernebeln.

Ein Rezept gegen Sucht

- 1 Tr. Deutsche Kamille
- 2 Tr. Immortelle
- 9 Tr. Orange
- 3 Tr. Rosmarin

Anwendung:

Den Duft dieser Ölmischung direkt aus dem Fläschchen einatmen oder im Aroma-Diffuser vernebeln.

Das Handy-Syndrom

Wie unsere Kinder unwissentlich zu Zombies werden und warum ätherische Öle ihre einzige Chance sind

„Niklas, jetzt leg doch das Handy einmal weg und sprich mit mir", sagte die Mutter genervt. Ihr zwölfjähriger Junge war ein netter, freundlicher Kerl, doch er hatte eine unangenehme Eigenschaft: Wo er auch war, in Gesellschaft oder alleine in seinem Zimmer, tippte er unaufhörlich an seinem Handy herum. Entweder schrieb er Nachrichten an seine Freunde oder er spielte irgendwelche Spiele. Er sah weder Tag noch Nacht, geschweige denn die sonnendurchfluteten Wälder und die funkelnden Lichter, die an jenem schönen Urlaubstag an der Oberfläche des Bergsees tanzten.

Niklas reagierte nicht. Er war versunken und in seiner eigenen Scheinwelt gefangen. Die Mutter polterte los: „Jetzt leg doch einmal dein Handy weg! Wir machen doch diesen Ausflug zusammen! Genieß die Umgebung und die Natur." „Ja, Mama, gleich", kam es dumpf von Niklas zurück. Seine Stimme mutete wie ein stählener Roboter an. Es war eine automatische Antwort, denn alles, was die Mutter sagte, eilte wie das monotone, dumpfe Geratter eines Güterzugs an ihm vorbei ins Leere.

Sein Gehirn nahm diesen Gedanken gar nicht ernst; denn nach fünf Minuten tippten seine Finger immer noch wie gehetzt und in höchster Alarmbereitschaft – wie bei einem spannenden Tischfußball-Match – auf seinem elektronischen Gerät herum. Von Zeit zu Zeit gab das Handy einen Klingelton von sich, entweder eine Nachricht, die er sofort beantworten musste, oder er war wieder vertieft in sein Computerspiel mit den immer gleichen monotonen Tönen, die seinen Geist benebelten. Sein rechter und linker Daumen flogen nur so über das kleine Display. Die Fingerfertigkeit war beeindruckend.

Die Mutter hatte bereits ihren mitgebrachten Proviant verzehrt, doch Niklas` Brot lag immer noch unberührt da. Noch einmal ermahnte die Mutter den Jungen, doch ihre Resignation war in ihrer Stimme nicht zu überhören. „Ich gebe auf", sagte sie bei sich. „Das ist aussichtslos."

Ätherische Öle, die unsere Kinder aus ihrer Handy-Scheinwelt wieder in die Gegenwart bringen

Genervte Eltern und Großeltern wissen sich oft nicht zu helfen. Sie lieben ihre Kinder, aber das stereotype Verhalten der Jugendlichen, das von einem Computer gelenkt zu sein scheint, ist unerträglich. Kein gutes Zureden, keine Strafsanktionen scheinen zu fruchten. Die Kinder sind wie besessen auf dieses Handy, das sie wie eine Wildkatze in den Klauen gefangen hält und ihren Geist zu ersticken droht.

Eigenes Denken und die Gott gegebene Kreativität sind wie ausgeschaltet. Mitteilungen an die Fangemeinde – wie „What's up, dude? Geil. Äh, voll fett, Digger. Ey Alder, gehen wir nachher Edeka?" – sind die traurige Bilanz, für die kostbare Zeit investiert wird. Man könnte entgegenhalten: „Aber Konzentration, Reaktionsfähigkeit und Fingerfertigkeit sind eine positive Auswirkung von Handyspielen. Doch leider gewinnt die Sucht – wie eine Droge, der man nach kurzer Zeit nicht mehr widerstehen kann – die Oberhand.

Es mutet an, als würden die Kinder wie von Geisterhand, von einer elektrischen Stromleitung erfasst, in ein Scheinuniversum gezogen. Es ist ein Sog, dem sie sich von selbst nicht entziehen können. Es ist eine Sucht und entwickelt sich zusehends zu einem pathogenen Erscheinungsbild.

Hier helfen die Düfte ätherischer Öle wie **Lavendel, Weihrauch** oder **Pfefferminze**, die im Inneren der Gedächtniszentrale die Fesseln der Sucht behutsam und unbemerkt lösen. Was kein gutes Zureden bewirkt, können ätherische Öle fast wie nebenbei herbeiführen. Man stellt einen Aroma-Diffuser auf und vernebelt die Öle wie zufällig in den Raum. Jedes ätherische Öl hat Zugang zum bewussten und unbewussten Teil unseres Gehirns und geht sogleich an die Arbeit, Leben und Glück zu forcieren und schädliches Suchtverhalten sanft, aber nachhaltig abzuleiten.

Das Ergebnis ist ein Kind, das neue, fruchtbarere Interessen entwickelt und sich aktiv am Leben beteiligt, anstatt passiv am Handy zu hängen. Es ist ein Kind, das selbst denkt und sich nicht von Maschinen denken und lenken lässt. Eine starke Persönlichkeit, die Eigenverantwortung liebt und das Leben zu seinem Spielball macht, nicht umgekehrt zum Spielball des Lebens wird.

Alle ätherischen Öle und Rezepte, die oben unter **Sucht** angeführt sind, helfen auch hier. Aber auch alle anderen Öle, die nicht namentlich genannt sind, haben eine reinigende, klärende, heilende Wirkung auf Geist und Emotionen, die sich schließlich im Leben und Denken deines Kindes wiederfinden wird. Die Vielfalt der Natur bietet eine große Auswahl an Düften, so dass sich jeder Mensch sein Lieblingsöl aussuchen kann.

Wenn die erste Liebe zerbricht

Wie Rosenöl einer Mutter hilft, das Herz ihres Sohnes zu erreichen

Jakob war ein fröhlicher Junge, der zu jedem Spaß aufgelegt war, mit seinen Freunden sich so manchen Scherz erlaubte und sich nicht selten dadurch in Bedrängnis gebracht hatte. Als er heranwuchs, wurde er zum Schwarm der Mädchen, denn er war gutaussehend und charmant. Jeder liebte ihn. In der Schule wurde er geachtet, weil er gescheit war und seine Fähigkeiten zum Nutzen aller einsetzte. Andere Mütter beglückwünschten seine Mama: „Wenn mein Sohn nur ein bisschen etwas von deinem hätte", sagten sie anerkennend. Die Mutter war stolz auf ihren Sohn.

Aber in letzter Zeit hatte sich ein Wandel in ihm vollzogen. Von heute auf morgen ging er nicht mehr aus, kümmerte sich nicht um die Schule, und seine Freunde fragten vergebens nach ihm. Er war für niemanden zu sprechen. Oft saß er stundenlang in seinem Zimmer und grübelte. Wenn die Mutter rief: „Das Essen ist fertig", war die stete Antwort. „Hab keinen Hunger." Die Mutter machte sich Sorgen, aber es war aus dem Jungen nichts herauszubekommen. Er war wortkarg und wurde immer einsamer. Alle Bemühungen, ihren Sohn aufzuheitern oder wenigstens zum Reden zu bewegen, schlugen fehl.

Sie konnte sich mit ihren Sorgen nicht an ihren Mann wenden. Auch er beobachtete bekümmert die unerklärliche Veränderung seines Sohnes und polterte in seiner gewohnt scharfen Art los: „Er soll sich zusammenreißen!" Er wollte sich Jakob einmal vornehmen und eine strenge Aussprache mit ihm haben. Der Vater war also nicht jemand, mit dem sie ihre Sorgen teilen und ihn um Rat fragen konnte und der sie unterstützte. Sie waren nicht gerade ein Team – und sie litt auch darunter.

Eines Abends setzte sich die Mutter müde und niedergeschlagen in ihren Lehnstuhl, der zum Nachdenken einladend in der vertrauten Ecke ihres Zimmers stand. Sie hatte ihren Aroma-Diffuser – ihre „kleine Öllampe", wie sie das Gerät liebevoll nannte – eingeschaltet. Ein bezaubernder Rosenduft hing tröstlich im Raum, als sie mit sorgenvoller Stirn und bangem Herzen an ihren Jungen dachte. Ihre Gedanken drehten sich immer wieder gebetsmühlenartig im Kreis, als sie vor sich hin döste: „Mein Gott, was soll ich jetzt machen? Er isst nicht, er trinkt nicht. Er redet nicht mehr mit mir." Müde schlief sie ein.

Während sie schlief, hatte sie einen Traum. Es war ein Albtraum! Sie sah ihren Jungen ein schwindelerregend hohes Gebäude hinaufsteigen und ganz oben am offenen Fenster stehen bleiben. Gerade als er sich aus dem Fenster stürzen wollte, schreckte sie mit einem gellenden Aufschrei aus dem Traum. „Selbstmord!", zuckte es durch ihr Gehirn. Mit einem Sprung war sie an der Zimmertür ihres Sohnes und öffnete sie leise unter Herzklopfen. „Er schläft!", entlud sich ein Welle der Erleichterung. „Er schläft! Es war alles nur ein böser Traum." Sie war beruhigt.

Am nächsten Morgen, es war Sonntag, ging sie zu ihrem Jungen und sagte: „Jakob, ich hatte gestern einen Albtraum mit dir. Ich weiß nicht mehr ein und aus." Dann erzählte sie ihm diesen Traum und bat ihn händeringend: „Sag mir, was los ist. Du warst früher nicht so verschlossen. Was ist passiert, dass du so geworden bist?" Da öffnete sich der Junge ihr, als er das Leid und die Angst seiner Mutter fühlte.

„Mama, ich habe dieses Mädchen kennengelernt. Wir haben uns geliebt und waren ein Herz und eine Seele. Sie war diejenige, die ich mir immer gewünscht habe. Wir haben uns gegenseitig versprochen, aufeinander zu warten, bis wir alt genug sind, um zu heiraten." Die Mutter lauschte ergriffen. „Sie hat eine andere Religion, und ihre Eltern waren strikt dagegen, dass sie jemanden wie mich zum Freund hat." Eine bittere Träne rollte über seine Wange. „Sie musste beim Leben ihrer Mutter schwören, dass sie mich niemals mehr wiedersehen wird." Die Mutter nahm den Jungen in ihre Arme, und sie weinten beide. Schließlich fasste Jakob sich: „Ich komme da einfach nicht darüber hinweg. Ich wollte mich nicht umbringen, aber es war mir schon danach."

Sie saßen noch lange beisammen, und die Mutter beruhigte ihn mit tröstenden Worten. Sie bot ihm an, ihn zu einer Beratung anzumelden, um diesen schmerzhaften Verlust aufzuarbeiten, um wieder zurück ins Leben zu finden. „Das Leben geht weiter. Wir machen das Beste daraus!", sagte sie bestimmt und mit einem aufmunternden Lächeln. „Komm, jetzt essen wir einmal etwas Gutes."

Als die Mutter an jenem Abend wieder in ihrem vertrauten Lehnstuhl saß, dachte sie dankbar: „Mein Rosenöl hat mir geholfen. Sein Duft hat mir Inspiration gegeben und mir diesen Albtraum beschert. Ohne diese Inspiration hätte ich keinen Zugang zu meinem Jungen gefunden." Sie lächelte: „Ein Bann ist gebrochen. Jetzt wird alles wieder gut."

Ätherische Öle, die uns bei seelischem Schmerz und tiefer Traurigkeit die Hand reichen:

Ätherische Öle sind liebevolle Begleiter für Menschen, die einen schweren Verlust erlitten, einen geliebten Menschen verloren haben oder sich in der dunklen Nacht der Emotionen befinden. Mit einem Aroma-Diffuser in den Raum vernebelt, aus dem Fläschchen direkt eingeatmet oder auf das wunde Herz gerieben, schenken sie Inspiration in hoffnungslosen Situationen. Sie erleichtern das Annehmen und Tragen der Lasten und lindern Schmerzen und tiefe Verwundungen. Ihr Duft inspiriert und heilt.

Ätherische Öle haben durch ihren Duft einen direkten Zugang zu unserem limbischen System – dem Sitz der Emotionen – im Gehirn. Dadurch können Düfte auf unsere Gefühle direkt einwirken. Sie gehen geradewegs dorthin, wo uns der Schuh drückt, räumen auf, brechen Blockaden und bringen Ordnung ins Leben zurück.

Was geschehen ist, können wir nicht ungeschehen machen. Wir können einen geliebten Menschen, der uns verlassen hat, nicht wieder zurückbringen. Aber wir können die Mittel der Natur ergreifen, um uns selbst wieder aufzurichten. Wenn das Herz auch bricht und bittere Tränen die Wangen herunterrollen, wird der Rosenduft aus dem Fläschchen die Bitterkeit aus den Tränen nehmen. Wir weinen zwar immer noch, aber nun sind es mildere Tränen, die nach und nach versiegen werden. Ätherische Öle sind bestrebt, unsere Balance und Lebensfreude wiederherzustellen.

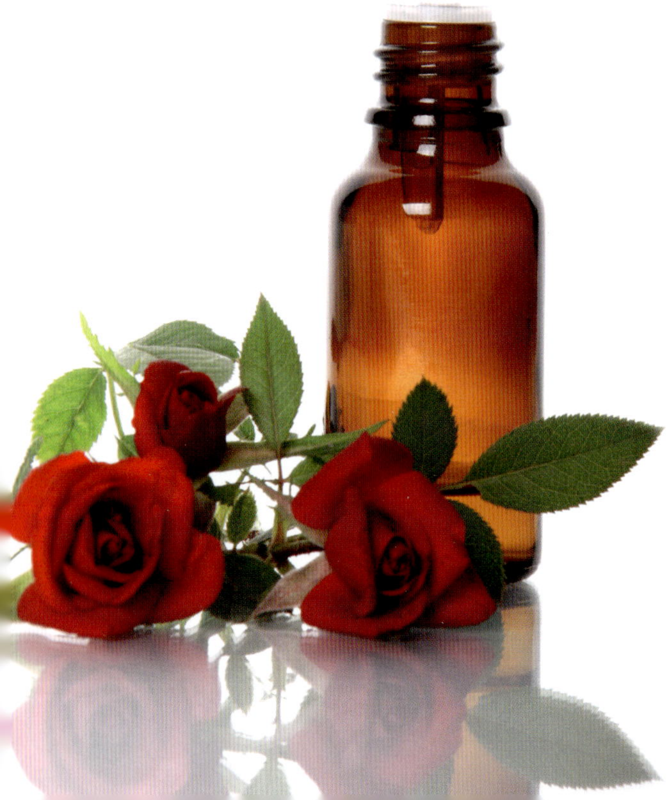

Ätherische Öle in der größten seelischen Not:

Die **Rose** hat eine der höchsten Schwingungsenergien aller Substanzen auf dieser Welt. Sie berührt ein wundes Herz wie der tröstliche Kuss eines Kindes für seine Mama. Sie bringt Freude und Liebe über die Nase zum Gehirn und in das Erinnerungszentrum. Dort schlummern unsere unerfüllten Träume, herzzerreißenden Verluste, verschmähten Lieben und emotionalen Traumata. Dort singt der Duft das Lied der Liebe so lange, bis sich die traurigen Gefühle langsam, aber sicher an die hohen Schwingungen ätherischer Öle gewöhnen und schließlich angleichen.

Während sich das auf ganz natürliche Weise und ohne unser Zutun vollzieht, werden die Altlasten des leidvollen Lebens entladen, sozusagen hinausgeworfen, so als würden sich tiefe Seufzer vom Grund des Herzens wie eine Fontäne entladen. Freude, Friede, Liebe sind das Ergebnis eines Herzens, das geläutert durch die Schwingungen der Liebe sieht. Rosenduft öffnet das Herz für die Liebe. Die **Rose** ist nicht umsonst das „Symbol der Liebe".

Andere ätherische Öle, die das Herz beruhigen und den seelischen Schmerz lindern helfen, sind **Balsamtanne, Bergamotte, Geranie, Mandarine, Sandelholz, Weihrauch und Zedernholz**.

TABELLEN 12

Ätherische Öle in einem raschen Überblick! Finde *die beliebtesten Kinderöle* und ihre Wirkung auf einen Blick sowie *Ätherische Öle für die Gefühle* und die häufigsten *Kinderkrankheiten von A bis Z*, damit du deinem Kind bei Bedarf rasch helfen kannst.

Tabelle der fünfzig beliebtesten Kinderöle

Angelika (*Angelica archangelica*)	Würzig, erdig und bitter aromatisch Stabilisierend und beruhigend *Engelswurz – Das Öl der inneren Mitte*
Baldrian (*Valeriana officinalis*)	Charakteristischer Geruch Beruhigend und ausgleichend *Das Öl für tiefe Ruhe und Entspannung*
Basilikum (*Ocimum basilicum*)	Würzig, frisch und süßlich Aufmunternd, entspannend und nervenstärkend *Basilikum, das „Königskraut"*
Bergamotte (*Citrus bergamia*)	Süß und herb Belebend und entspannend *Das Öl der Ausgeglichenheit und Lebensfreude*
Copaiba (*Copaifera reticulata*)	Süß und balsamig Erdend, tröstend, hautfreundlich, muskelentspannend *Der milde, starke Entzündungshemmer*
Dill (*Anethum graveolens*)	Süß und würzig Krampflösend *Das Öl, das Glück bringt*
Elemi (*Canarium luzonicum*)	Erdig und zitronenartig Stärkend und ausgleichend *Das Öl des Friedens und der Ruhe*
Eukalyptus (*Eucalyptus globulus*)	Frisch, balsamisch und stark Desinfizierend und konzentrationsfördernd *Das Öl für Freundschaft und Treue*

Fenchel (*Foeniculum vulgare*)	Anissartig und mentholhaltig Beruhigend und krampflösend *Das Öl der Erneuerung und Verjüngung*
Fichte (*Picea mariana*)	Balsamisch und würzig Schleimlösend und anregend *Das Schutzöl*
Geranie (*Pelargonium graveolens*)	Rosen- und zitrusähnlich Ausgleichend und stimmungsaufhellend *Das Öl für Glück und Erfolg*
Gewürznelke (*Syzygium aromaticum*)	Herb und würzig Schmerzstillend und entspannend *Gewürznelke, das Sinnbild der Liebe*
Grapefruit (*Citrus paradisi*)	Würzig und warm Entgiftend und beruhigend *Das Öl der Freude und Zufriedenheit*
Grüne Minze (*Mentha spicata*)	Kühl und erfrischend minzig Anregend und vitalisierend *Das Öl der Klarheit*
Immortelle (*Helichrysum italicum*)	Warm, holzig und balsamisch Blutstillend und nervenberuhigend *Das Öl der Unsterblichkeit*
Ingwer (*Zingiber officinale*)	Warm und würzig Wärmend und energetisierend *Das Öl für das Streben nach Perfektion*
Jasmin Absolue (*Jasminum officinale*)	Blumig und süß Anregend und aphrodisierend *Das Öl der Liebe und Weiblichkeit*
Kamille, deutsche (*Matricaria recutita*) **Kamille, römische** (*Chamaemelum nobile*)	Blumig süß und mild würzig Beruhigend, schmerzstillend, ein Kinderöl *Das Öl der Kraft, gepaart mit Bescheidenheit*
Kiefer (*Pinus sylvestris*)	Balsamisch und frisch würzig Schmerzstillend und entspannend *Das Öl tiefer Erholung und Stärkung*
Koriander (*Coriandrum sativum*)	Würzig und herb Krampflösend und entspannend *Das Öl, das den Geist klärt*
Lavendel (*Lavandula angustifolia*)	Süß, sonnengereift, krautig Entspannend und anregend *Das Öl der Kommunikation*
Limette (*Citrus latifolia*)	Süß und mild zitronenartig Belebend und erfrischend *Das würzige Öl des Südens*
Majoran (*Origanum majorana*)	Herb und würzig Schmerzstillend, wundheilend und tröstend *Das Öl für Lebensglück*

Melisse (*Melissa officinalis*)	Frisch, zitronenartig, balsamisch Aktivierend und ausgleichend *Das Öl des Lichtes*
Muskatellersalbei (*Salvia sclarea*)	Blumig und warm Entspannend und aphrodisierend *Das Öl der Inspiration und Kreativität*
Myrrhe (*Commiphora myrrha*)	Balsamisch und würzig Desinfizierend und reinigend *Das Öl für Könige*
Orange (*Citrus x sinensis*)	Fruchtig und erfrischend Krampflösend und anregend *Das Gute-Laune-Öl*
Oregano (*Origanum vulgare*)	Würzig und herb Antimikrobiell und anregend *Das Öl der Demut und Losgelöstheit*
Palmarosa (*Cymbopogon martinii*)	Rosenähnlich und süßlich blumig Stärkend, reinigend und klärend *Das Tor zum „inneren Kind"*
Palo Santo (*Bursera graveolens*)	Minzig, zitronenartig und mystisch Knochenregenerierend und immunstimulierend *Das „heilige Holz"*
Patschuli (*Pogostemon cablin*)	Exotisch und erotisch Wundheilend und aphrodisierend *Das Öl der Lebenskraft*
Pfefferminze (*Mentha piperita*)	Minzig und frisch Kühlend und schmerzlindernd *Das Öl der Klarheit und Erkenntnis*
Rose (*Rosa damascena*)	Blumig und frisch Anhebend und lindernd *Rose, die Königin der Blumen*
Rosmarin (*Rosmarinus officinalis*)	Balsamisch, herb und würzig Anregend und konzentrationsfördernd *Das Öl der Liebe und Treue (Hochzeitsblume)*
Salbei (*Salvia officinalis*)	Balsamisch, frisch und herb Antibakteriell und belebend *Das Öl des ewigen Lebens*
Sandelholz (*Santalum album*)	Exotisch, warm und samtig süß Erdend und stabilisierend *Das Öl der Lebenskraft*
Teebaum (*Melaleuca alternifolia*)	Herb, balsamisch und würzig Antibakteriell und ausgleichend *Das Öl der Lebensfreude*
Thymian (*Thymus vulgaris*)	Balsamisch, herb und würzig Antimikrobiell und konzentrationsfördernd *Das Öl der Tapferkeit*

Vetiver (*Vetiveria zizanoides*)	Schwer, erdig und zitronenartig Beruhigend und stabilisierend (besonders für Kinder) *Das Öl der Ruhe und Gelassenheit*
Wacholder (*Juniperus communis*)	Würzig, balsamisch und süß herb Schmerzlindernd, stärkend und ausgleichend *Das Öl für Überlebenskraft*
Weihrauch (*Boswellia carteri*)	Balsamisch süß und frisch Ausgleichend und erdend *Das Öl der Könige*
Ylang Ylang (*Cananga odorata*)	Blumig und lieblich süß Hautpflegend und aphrodisierend *Das Öl der „Blume der Blumen" und der Weiblichkeit*
Ysop (*Hyssopus officinalis*)	Würzig und süß Klärend und reinigend *Das Öl der Reinheit und Demut*
Zedernholz (*Cedrus atlantica*)	Holzig, warm und balsamisch Harmonisierend und klärend *Das Öl der Kraft, Ausdauer und Würde*
Zimt (*Cinnamomum verum*)	Exotisch und süß Wärmend und inspirierend *Das Öl mit der Kraft des Feuers*
Zistrose (*Cistus ladanifer*)	Warm und balsamisch Antiviral, antibakteriell und aphrodisierend *Die Rose von Sharon, Sinnbild für ein langes Leben*
Zitrone (*Citrus limon*)	Frisch und fruchtig Reinigend und erfrischend *Das Öl der Klarheit und Reinheit*
Zitronengras (*Cymbopogon flexuosus*)	Aromatisch, zitronenartig mit einem Hauch von Rosenduft Reinigend und entspannend *Das immergrüne Öl der Zuverlässigkeit*
Zypresse (*Cupressus sempervirens*)	Balsamisch, herb und würzig Anregend und krampflösend *Das ewigwährende Öl, das „ewiges Leben" symbolisiert*

Ätherische Öle zur Unterstützung unserer Emotionen

Emotionale Anwendung	Ätherische Öle
Angst	Bergamotte, Geranie, Kamille, Majoran, Muskatellersalbei, Wacholder, Zypresse
Ärger, Zorn	Bergamotte, Kamille, Lavendel, Majoran, Myrrhe, Orange, Weihrauch, Zedernholz, Zitrone
Depression	Geranie, Grapefruit, Lavendel, Orange, Sandelholz, Weihrauch, Ylang Ylang, Zitrone

Eifersucht	Bergamotte, Eukalyptus, Majoran, Orange, Rosmarin, Thymian, Weihrauch, Zitrone
Entmutigung	Bergamotte, Fichte, Geranie, Lavendel, Orange, Wacholder, Weihrauch, Zedernholz, Zitrone
Enttäuschung	Fichte, Geranie, Ingwer, Lavendel, Muskatellersalbei, Orange, Wacholder, Weihrauch
Frustration	Ingwer, Kamille, Lavendel, Muskatellersalbei, Wacholder, Weihrauch, Zitrone
Furcht, Sorge	Kamille, Lavendel, Orange, Ylang Ylang
Gleichgültigkeit	Geranie, Jasmin, Majoran, Orange, Pfefferminze, Sandelholz, Thymian, Weihrauch
Groll	Jasmin, Rainfarn, Rose
Konzentration	Basilikum, Lavendel, Orange, Pfefferminze, Wacholder, Zedernholz, Zypresse, Zitrone
Missbrauch	Geranie, Sandelholz, Ylang Ylang
Niedergeschlagenheit	Bergamotte, Geranie, Ingwer, Muskatellersalbei, Orange, Rose, Sandelholz, Zypresse
Panik	Bergamotte, Kamille, Lavendel, Majoran, Myrrhe, Thymian, Weihrauch, Wintergrün
Reizbarkeit	Alle Öle AUSSER Eukalyptus, Pfeffer, Pfefferminze
Schock	Basilikum, Immortelle, Kamille, Myrrhe, Rosmarin CT cineol, Ylang Ylang
Schuld	Fichte, Geranie, Kamille, Majoran, Wacholder, Weihrauch, Zypresse, Zitrone
Stimmungsschwankungen	Bergamotte, Fenchel, Geranie, Lavendel, Muskatellersalbei, Salbei, Wacholder
Trauer	Bergamotte, *Eucalyptus globulus*, Kamille, Lavendel, Wacholder, Muskatellersalbei
Unruhe	Bergamotte, Geranie, Lavendel, Majoran, Muskatellersalbei, Weihrauch, Zedernholz
Vergesslichkeit	Basilikum, Kamille, Pfefferminze, Rosmarin CT cineol, Thymian, Weihrauch, Zedernholz
Verwirrung	Fichte, Geranie, Ingwer, Pfefferminze, Wacholder, Weihrauch, Zedernholz, Zypresse
Verzweiflung	Fichte, Geranie, Lavendel, Muskatellersalbei, Weihrauch, Zedernholz, Zitrone
Zwanghaftigkeit	Geranie, Immortelle, Lavendel, Majoran, Muskatellersalbei, Salbei, Sandelholz, Zypresse

(Quelle: Essential Oils Integrative Medical Guide)

Tabelle der häufigsten Kinderprobleme von A bis Z

Epileptiker MEIDEN Basilikum, Birke oder Wintergrün, Estragon, Fenchel, Muskatnuss, Rosmarin CT cineol, Salbei und Ysop. (Siehe *Richtlinien zur sicheren Anwendung*, Kapitel 2.)

Beschwerdebild:	Anwendung: **Vernebeln – Einreiben – Einnehmen (Nahrungsergänzung)** Wähle dein Lieblingsöl aus der Liste aus.
Ablenkbarkeit	Zitrusöle (Grapefruit, Limette, Mandarine, Orange, Zitrone), Pfefferminze, Wacholder
Abschürfungen	Lavendel, Immortelle, Zistrose
ADS, ADHS	Kamille, Mandarine, Orange, Vetiver, Zitrone, Zypresse
Adoption	Bergamotte, Fichte, Kamille, Lavendel, Majoran, Muskatellersalbei, Orange, Rose, Wacholder, Weihrauch
Akne	*Melaleuca alternifolia, Eucalyptus radiata*, Geranie, Lavendel, Orange, Sandelholz, Vetiver, Zedernholz, Zitronengras
Albträume	Bergamotte, Fichte, Kamille, Lavendel, Rose, Weihrauch
Alkoholentwöhnung	Fenchel, Gewürznelke, Rosmarin, Wacholder
Allergien	Lavendel, Pfefferminze und Zitrone gemeinsam verwenden
Angina	Copaiba, Ingwer, Kamille, Lavendel, Melisse, Salbei
Angst	Bergamotte, Fichte, Kamille, Lavendel, Majoran, Muskatellersalbei, Orange, Rose, Wacholder, Weihrauch
Antibiotika, natürliche	*Antimikrobielle Ölmischung* (Eukalyptus, Nelke, Rosmarin, Zimt, Zitrone), Lavendel, Oregano, Wacholder, Weihrauch, Zitrone
Asthma	Balsamtanne, *Eucalyptus radiata*, Fichte, Lavendel, Pfefferminze, Wacholder, Weihrauch
Atemwegsinfektion	Balsamtanne, *Eucalyptus radiata*, Lavendel, Pfefferminze, Vetiver, Wacholder, Weihrauch
Autismus	Beruhigend: Balsamtanne, Lavendel, Mandarine, Vetiver, Weihrauch Anregend: Basilikum, Pfefferminze, Rosmarin, Sandelholz, Zedernholz, Zitrone
Baby Soor	Lavendel, Kamille, Teebaumöl
Bettnässen	Salbei, Sandelholz, Weihrauch, Zypresse
Bindehautentzündung	Lavendel, Rosmarin, Teebaum, Zitrone
Blähungen	Fenchel, Römische Kamille, Pfefferminze
Blasen/Nierenentzündung	Kamille, Lavendel, Salbei, Thymian, Weihrauch, Zitronengras
Durchfall	Pfefferminze, Zitrone
Ekzeme, Neurodermitis	Kamille, Lavendel, Ledum, Rosmarin, Teebaumöl, Wacholder, Zitrone
Entgiftung	Geranie, Immortelle, Deutsche und Römische Kamille, Kardamom, Karottensamen, Ledum, Mandarine

Energie und Lebenskraft	Fichte, Pfefferminze, Zitrone
Entzündung	Lavendel, *Eucalyptus globulus, Melaleuca alternifolia,* Weihrauch
Epilepsie	Jasmin, Muskatellersalbei
Erbrechen	Fenchel, Ingwer, Pfefferminze, Zitrone
Erkältungen	*Antimikrobielle Ölmischung, Eucalyptus radiata*, Pfefferminze, Teebaum, Thymian, Weihrauch, Zitrone
Fieber	Grüne Minze, Pfefferminze, Teebaum (*Melaleuca alternifolia, Melaleuca ericifolia*)
Fokus und Konzentration	Pfefferminze, Rosmarin, Zitrone
Gedächtnisleistung	Pfefferminze, Rosmarin, Salbei, Zitrone
Gelbsucht, Baby	Lavendel, Geranie, Kamille, Ledum, Thymian
Grippe	*Antimikrobielle Ölmischung,* Basilikum, *Eucalyptus radiata*, Pfefferminze, Teebaumöl
Gruppenzwang	Balsamtanne, Bergamotte, Fichte, Weihrauch, Ylang Ylang, Zimt, Zistrose
Halsentzündung	*Antimikrobielle Ölmischung, Eucalyptus radiata*, Pfefferminze, Rosmarin, Zitrone, Zypresse
Handy-Syndrom	Immortelle, Deutsche Kamille, Orange, Rosmarin
Hautprobleme	Copaiba, Lavendel, Myrrhe, Sandelholz, Weihrauch, Ylang Ylang, Zistrose
Heuschnupfen	Lavendel, Zitrone und Pfefferminze gemeinsam verwenden
Husten und Bronchitis	*Antimikrobielle Ölmischung,* Balsamtanne, *Eucalyptus radiata*, Lavendel, Pfefferminze, Vetiver, Wacholder, Weihrauch
Immunsystem	*Antimikrobielle Ölmischung, Eukalyptus globulus*, Fenchel, Salbei, Thymian, Weihrauch, Zitrone
Keuchhusten	Lavendel, Oregano, Rosmarin, Salbei, Thymian, Teebaum, Zitronengras
Leberreinigung	Geranie, Immortelle, Deutsche und Römische Kamille, Kardamom, Karottensamen, Ledum, Mandarine
Lernschwierigkeiten	Fichte, Rainfarn, Weihrauch
Liebeskummer	Geranie, Grapefruit, Lavendel, Orange, Rose, Sandelholz, Weihrauch, Ylang Ylang
Lungenentzündung	*Antimikrobielle Ölmischung, Eucalyptus globulus, Eucalyptus polypractea, Eucalyptus radiata,* Oregano, Thymian, Zimt
Mandelentzündung	Copaiba, Kamille, Salbei, Zitrone
Masern	*Eucalyptus globulus*, Deutsche Kamille, Lavendel, Teebaum
Missbrauch	Fichte, Geranie, Jasmin, Mandarine, Orange, Neroli, Sandelholz, Ylang Ylang, Zitronengras
Mittelohr-entzündung	*Antimikrobielle Ölmischung, Eucalyptus radiata*, Immortelle, Lavendel, Rosmarin, Teebaum, Thymian
Mobbing	Baldrian, Balsamtanne, Fichte, Weihrauch
Mumps	*Antimikrobielle Ölmischung, Eucalyptus radiata,* Thymian
Mut	Bergamotte, Geranie, Kamille, Majoran, Muskatellersalbei, Wacholder, Zypresse
Nägelbeißen	Bergamotte, Geranie, Kamille, Lavendel, Melisse, Weihrauch
Nasennebenhöhlen-entzündung	*Antimikrobielle Ölmischung, Eucalyptus radiata, Eucalyptus ericifolia*, Nelke, Pfefferminze, Rosmarin, Thymian, Zimt, Zitrone

Prellungen und Schwellungen	Balsamtanne, Immortelle, Geranie, Lavendel, Weihrauch, Wintergrün, Zitronengras
Regelschmerzen	Fenchel, Geranie, Ingwer, Jasmin, Mandarine, Muskatellersalbei, Rose, Salbei, *Verdauungsöl*
Röteln	Kamille, Lavendel, Teebaum
Scharlach	Ingwer, Lavendel, Pfefferminze, Zitrone
Scheidung	Balsamtanne, Geranie, Lavendel, Mandarine, Zitrone
Schlafstörung	Baldrian, Kamille, Lavendel, Mandarine, Orange
Schmerz, physischer	Balsamtanne, Fichte, Kiefer, Immortelle, Oregano, Pfefferminze
Schmerz, emotionaler	Balsamtanne, Geranie, Kamille, Rose, Sandelholz, Weihrauch, Zedernholz
Schnupfen	*Antimikrobielle Ölmischung, Eucalyptus globulus, Eucalyptus radiata,* Rosmarin, Teebaum, Thymian, Zitrone
Schreibaby	Balsamtanne, Lavendel, Mandarine, Weihrauch
Selbstversunkenheit	Pfefferminze, Rosmarin, Zitrone, Zypresse
Sterbebegleitung und Trauerarbeit	Bergamotte, Geranie, Jasmin, Römische Kamille, Mandarine, Muskatellersalbei, Orange, Rose, Ylang Ylang, Zitrone
Stimmungsschwan-kungen	Bergamotte, Fenchel, Geranie, Lavendel, Muskatellersalbei, Salbei, Wacholder
Stress	Lavendel, Kamille, Majoran, Mandarine, Weihrauch, Zitrone
Sucht	Gewürznelke, Immortelle, Deutsche Kamille, Ledum, Orange, Rosmarin, Thymian
Trauma	Baldrian, Fichte, Geranie, Immortelle, Sandelholz, Rose, Rosmarin CT cineol, Weihrauch
Übergenauigkeit	Römische Kamille, Lavendel, Mandarine, Melisse, Zedernholz
Übelkeit	Fenchel, Ingwer, Pfefferminze, Zitrone
Übergewicht	Grapefruit, Pfefferminze, Zitrone
Unfruchtbarkeit	Anis, Fenchel, Geranie, Muskatellersalbei, Salbei
Unruhe	Balsamtanne, Bergamotte, Geranie, Lavendel, Majoran, Muskatellersalbei, Zedernholz
Verbrennung	Balsamtanne, Immortelle, Lavendel, Melisse
Verletzung	Römische Kamille, Lavendel
Verstopfung	Fenchel, Ingwer, Pfefferminze, *Verdauungsöl*
Verträumtheit	Melisse, Vetiver, Zitrusöle (Grapefruit, Limette, Mandarine, Orange, Zitrone), Zypresse
Windeldermatitis	Römische Kamille, Lavendel
Windpocken, Feuchtblattern	*Antimikrobielle Ölmischung,* Lavendel, Teebaum
Wunde, offene	Römische Kamille, Lavendel, *Reinigungsöl*
Wutausbrüche	Bergamotte, Kamille, Lavendel, Majoran, Myrrhe, Orange, Zedernholz
Zahnen	*Antimikrobielle Ölmischung,* Copaiba, Lavendel, Nelke
Zerstreutheit	Melisse, Vetiver, Zeder, Zypresse

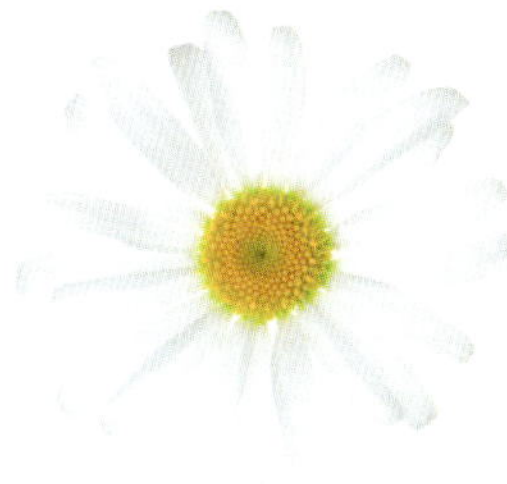

Kinder sind wie Blumen. Beide sind authentisch.
In ihrer Reinheit und Direktheit erkennen sie sich gegenseitig intuitiv.
Kinder lieben ätherische Öle, und ätherische Öle „lieben" Kinder!

Leichtigkeit und überschäumende Lebensfreude spiegeln sich in beiden wider. Die bunte Natur mit ihrer Vielfalt an Formen und Farben überschüttet unsere Kinder gleichsam mit heilsamen Geschenken; und Kinder nehmen in ihrer Spontaneität und Offenheit diese Geschenke ganz selbstverständlich an und reagieren oft unglaublich schnell auf die Wirkungen ätherischer Öle.

Düfte begleiten Kinder durch ihr ganzes Leben. Schon bei der Zeugung eilt die Samenzelle der Eizelle zielsicher entgegen, angezogen und geleitet von ihrem Maiglöckchen-Duft, um neues Leben zu erwecken. Auf ihrem Lebensweg durch die Zeit schenken Düfte den Kindern Halt und Zuversicht, Mut, Vertrauen und Inspiration mit dem einen Ziel, ihren Geist für das Höchste zu beflügeln.

Daher lege ich mit Liebe und Dankbarkeit
das Wissen um die Kraft ätherischer Öle
in die treuen Hände der Mütter und Väter
und an das Herz jedes Erziehungsberechtigten.

Besonders aber empfehle ich es unseren Kindern.

Möge die Hausapotheke der Natur
das Leben unserer Kinder
erleichtern und erfreuen
und ungemein bereichern!

Es ist meine Hoffnung, dass mit dem Buch *Duftmedizin für Kinder* ein Umdenken geschieht und fortan jedes „100% reine ätherische Öl", das es heute zu kaufen gibt, grundsätzlich ein nach **therapeutischem Standard** hergestelltes ätherisches Öl sein wird. Wir Eltern fordern das Beste für unsere Kinder! Falls du Fragen hast, melde dich zu einer kostenlosen Beratung unter **duftmedizin.org** (Kontakt) an. Ich berate dich persönlich gerne und umfassend.

Bezugsquellen:

Ätherische Öle höchster Qualität:

Dieses Buch weist ausdrücklich auf die Qualitätsunterschiede herkömmlicher ätherischer Öle sowie auf die Gefahren hin, synthetische und unsachgemäß hergestellte Öle zu verwenden. In der Arbeit mit ätherischen Ölen mit Kindern ist es unerlässlich, ausschließlich qualitativ hochwertige und nach therapeutischem Standard hergestellte Öle zu nutzen, die garantieren, dass alle Produkte frei von künstlichen Chemikalien, rein und nach höchstem Standard hergestellt sind.
www.duftmedizin.at

Mit Geschichten zum Erfolg

Geschichten machen die Kraft und Bedeutung von ätherischen Ölen in unserem Leben auf wunderbare Art und Weise sichtbar. Alireza Zokaifar gehört als professioneller Geschichtenerzähler und Coach zu den Ausnahmetalenten Deutschlands.
www.alireza-zokaifar.de

Über die Autorin

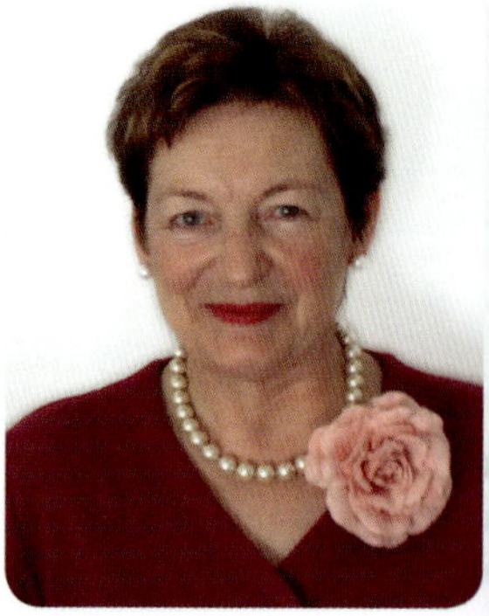

Maria L. Schasteen ist ärztlich geprüfte Aromapraktikerin und schaut auf eine über zwanzigjährige Erfahrung mit ätherischen Ölen zurück. Sie ist Autorin unzähliger Therapeuteninformationen und trainiert weltweit ein Team von Gleichgesinnten in der Anwendung hochwirksamer ätherischer Öle. Sie bringt auf ihrer Autorenseite in Facebook, auf ihrer Homepage sowie auf LinkedIn regelmäßig inspirierende Beiträge zum Thema *Aromatherapie*.

Kontakt:
Maria L. Schasteen
info@mariaschasteen.com

www.mariaschasteen.com

www.facebook.com/mariaschasteen
www.linkedin.com/in/mariaschasteen

Literaturhinweis

Current Essential Oil Clinical Research, Vol. 1 and 2, Shawn Peterson Ph.D, M.B.A., Tonja Peterson, Ph.D., M.B.A, USA, 2014

Essential Oils Integrative Medical Guide, D. Gary Young, ND, Essential Science Publishing, USA, 2003

Medizinische Datenbank: www.pubmed.gov

The Essential Survival Guide to Medical Preparedness, Rebecca Potter, MH & Col. Edward Behling, Christopher Publications, USA, 2015

Interessante Internet-Adressen:

Dr. Käte Niederkirchner, ADHS
www.doktor-kaete.de

Dr. Andrew Wakefield, *Autismus und Impfungen*
www.impfen-nein-danke.de/wakefield

Dr. Eric Zielinski
www.drericz.com

Dr. James Maskell, Autor des Buches *Evolution of Medicine*
http://goevomed.com

Humanistische Aktion
www.humanistische-aktion.de

Aroma-Essence
www.aroma-essence.com/de

Zentrum der Gesundheit
www.zentrum-der-gesundheit.de

Index

Duftmedizin

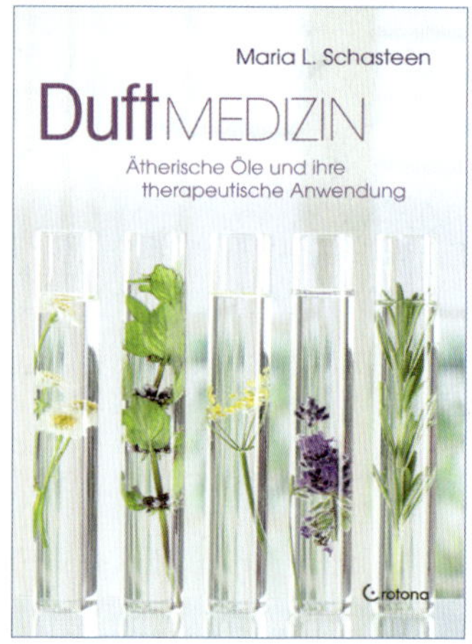

Dieses Buch entwickelt die uralte Aromatherapie weiter zu einem neuen Ansatz des energetischen Heilens. Pflanzendüfte wirken nicht nur angenehm oder beruhigend, sie verbessern nicht nur die Raumatmosphäre, sondern sie können, wissend eingesetzt, eine nachhaltig heilsame Wirkung ausüben.
Maria Schasteen, aufbauend auf einer jahrzehntelangen Erfahrung als Aromatherapeutin, weist den Weg in einen neuen Heilungskosmos, der bisher ungekannte Möglichkeiten für eine alternative Energiemedizin aufzeigt.
Die „Duft-Medizin" öffnet ein Tor in seelische Innenwelten, in denen auf eine wunderbare, bisher noch nicht erschlossene Weise Heilung erfolgen kann!

Maria L. Schasteen: Duftmedizin
ISBN 978-3-86191-074-9

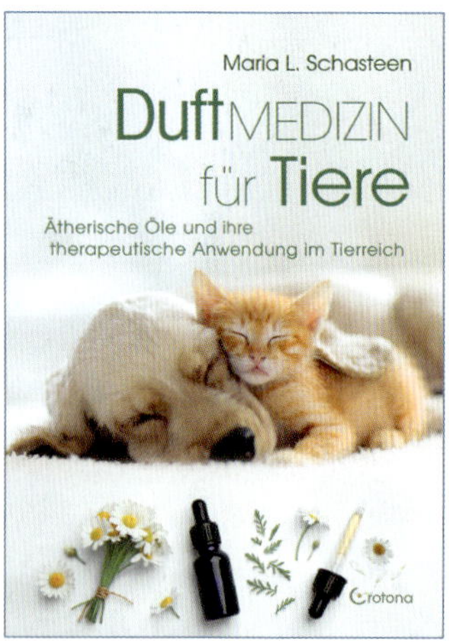

Die Heilkraft der Aromatherapie bewährt sich auch im Einsatz für erkrankte Tiere. Die ätherischen Pflanzendüfte wirken nicht nur angenehm oder beruhigend auf das Tierreich, sondern sie können, achtsam eingesetzt, eine nachhaltig heilsame Kraft ausüben.
Da die Tiere häufig ihre Menschen spiegeln, stellen die reinen ätherischen Öle ein wunderbares Mittel dar, um innere Prozesse zu verstehen und auf der äußeren Ebene eine heilende Wirkung zu entfalten.
Maria Schasteen weist mit diesem liebevollen Handbuch den Weg in einen neuen Heilungskosmos, der Menschen und Tiere gleichermaßen umschließt.
Die „Duftmedizin" öffnet ein Tor zu den Innenwelten unserer Haustiere, wodurch auf eine liebevolle Weise Heilung erfolgen kann!

Maria L. Schasteen: Duftmedizin für Tiere
Ätherische Öle und ihre Anwendung im Tierreich
ISBN 978-3-86191-079-4

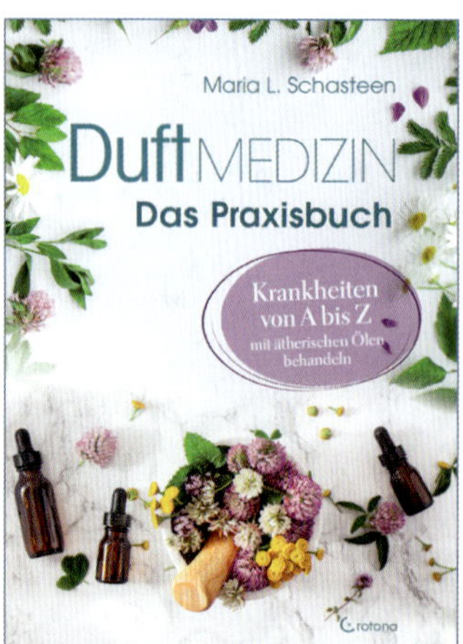

Schnell und einfach das richtige ätherische Öl finden und gezielt einsetzen.
Von Allergien bis Zahnschmerzen werden die Krankheiten dargestellt und das entsprechende Öl dazu aufgeführt.
Das Nachschlagewerk, um schnell und sicher das richtige Öl für die entsprechenden Befindlichkeiten auszuwählen.

Maria L. Schasteen: Duftmedizin – Das Praxisbuch
Krankheiten von a bis Z mit ätherischen Ölen behandeln
ISBN 978-3-86191-259-0

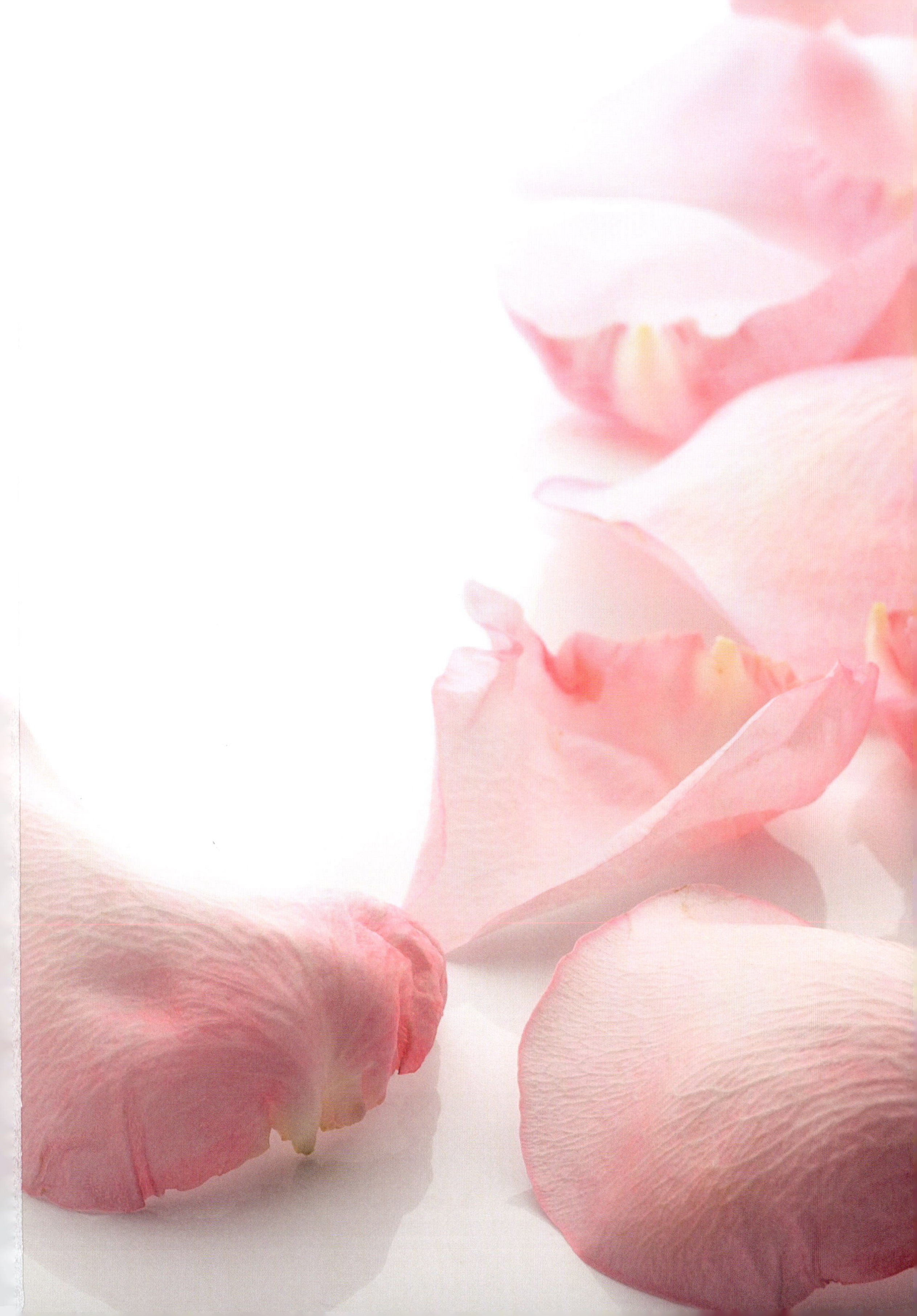

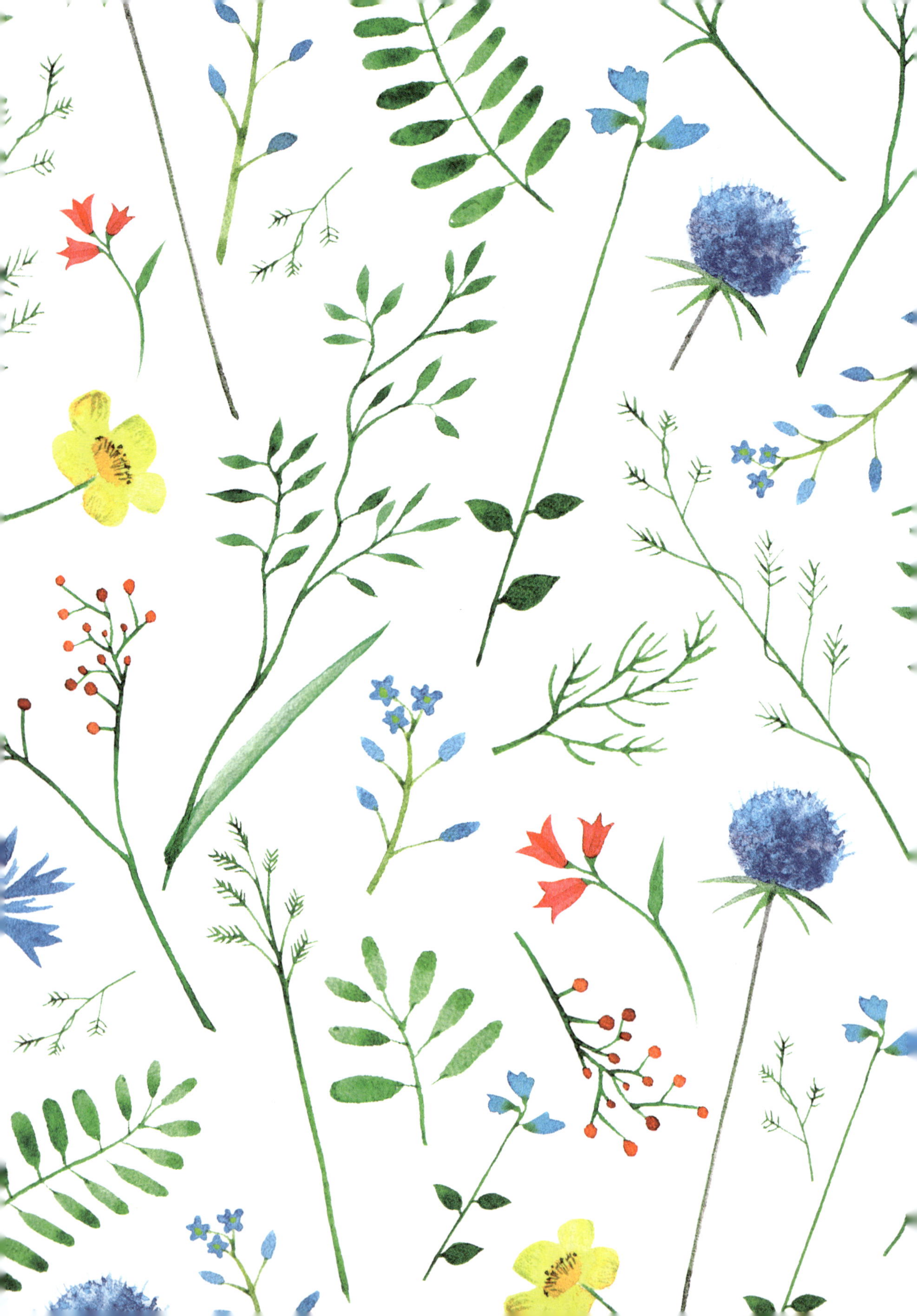